PPRA e PCMSO em Serviços de Saúde

Marcos Guimarães Paiva

Médico especialista em medicina do trabalho e infectologia.
Ex-professor de Doenças Infecciosas e Parasitárias da
Faculdade de Medicina de Barbacena (MG). Pós-graduado
em Higiene Ocupacional e em Epidemiologia e Saúde Pública.
Auditor-Fiscal do Trabalho. Presidente do Departamento de
Medicina do Trabalho da Associação Médica de Barbacena.

PPRA e PCMSO em Serviços de Saúde

EDITORA LTR®
SÃO PAULO

EDITORA LTDA.

Rua Jaguaribe, 571
CEP 01224-001
São Paulo, SP – Brasil
Fone: (11) 2167-1101

Produção Gráfica e Editoração Eletrônica: Peter Fritz Strotbek
Projeto de Capa: Fabio Giglio
Impressão: Prol Gráfica e Editora
LTr 4486.8
Janeiro, 2012

Visite nosso site:
www.ltr.com.br

Dados Internacionais de Catalogação na Publicação (CIP)
(Câmara Brasileira do Livro, SP, Brasil)

Paiva, Marcos Guimarães
PPRA e PCMSO em serviços de saúde / Marcos Guimarães Paiva. — São Paulo : LTr, 2012.

Bibliografia.
ISBN 978-85-361-1974-8

1. Direito do trabalho 2. Higiene do trabalho 3. Medicina do trabalho 4. Previdência Social — Leis e legislação 5. Programa de Controle Médico de Saúde Ocupacional 6. Programa de Prevenção de Riscos Ambientais I. Título.

11-12708 CDU-34:331.47
-34:331.471

Índices para catálogo sistemático:

1. PCMSO : Programa de Controle Médico de Saúde Ocupacional : Direito do trabalho 34:331.47

2. PPRA : Programa de Prevenção de Riscos Ambientais : Higiene do Trabalho : Direito do trabalho 34:331.471

Dedicatória

Aos meus filhos Estênio, Êmeri e Emanoel, pelo carinho e pela compreensão quanto aos momentos preciosos de convivência que perdi com eles devido ao trabalho e estudos.

Agradecimentos

Agradeço a todos os colegas da área de saúde e higiene ocupacionais que deram sugestões, todas de grande valia, para tornar mais completo este livro.

Sumário

Sumário

Lista das Abreviaturas e Siglas

ACGIH	*American Conference of Governmental Industrial Hygienists*
AIHA	*American Industrial Hygiene Association*
ALT	aminotransferase glutâmico-pirúvica (transaminase pirúvica, alanino-aminostransferase)
Anti-HBc IgM	Anticorpo da classe IgM contra o antígeno "c" (*core*[1]) do vírus da hepatite B
Anti-HBs	Anticorpo contra o antígeno de superfície do vírus da hepatite B
Anvisa	Agência Nacional de Vigilância Sanitária
ASO	Atestado de saúde ocupacional
AST	Aminotransferase glutâmico-oxalacética (transaminase oxalacética, aspartato-aminotransferase)
BAAR	Bacilo álcool-ácido resistente
BCG	Bacilo de Calmette-Guérin (vacina contra tuberculose)
ELISA	*Enzyme linked immunosorbent assay* (ensaio imunoenzimático)
EPI	Equipamentos de proteção individual
FUNDACENTRO	Fundação Jorge Duprat Figueiredo de Segurança e Medicina do Trabalho
HBcAg	Antígeno "c" (*core*) do vírus da hepatite B
HBeAg	Antígeno "e" do vírus da hepatite B
HBsAg	Antígeno de superfície do vírus da hepatite B
HEPA	*High efficiency particulate air*
HIV	Vírus da imunodeficiência humana
IBUTG	Índice de Bulbo Úmido Termômetro de Globo
$\overline{\text{IBUTG}}$	IBUTG médio ponderado para uma hora
IgG	Imunoglobulina G
IGHN	Imunoglobulina humana normal
IgM	Imunoglobulina M
IGHAHB	Imunoglobulina hiperimune anti-hepatite B
LEO	Limite de exposição ocupacional
$\overline{\text{M}}$	Taxa de metabolismo média ponderada para uma hora
mSv	milisievert

(1) Núcleo viral.

MTE .... Ministério do Trabalho e Emprego
NEN .... Nível de Exposição Normalizado
NHO .... Norma de Higiene Ocupacional
NIOSH .... *National Institute for Occupational Safety and Health*
NR .... Norma Regulamentadora
OIT .... Organização Internacional do Trabalho
OMS .... Organização Mundial de Saúde
OSHA .... *Occupational Safety and Health Administration*
PCMSO .... Programa de Controle Médico de Saúde Ocupacional
PCR .... *Polymerase chain reaction* (reação em cadeia de polimerase)
PEP .... (Quimio)Profilaxia pós-exposição ocupacional
PFF .... Peça semifacial filtrante
PPD .... *Purified protein derivative* (derivado proteico purificado)
PPRA .... Programa de Prevenção de Riscos Ambientais
SIF .... Serviço de Inspeção Federal
spp[2] .... *Species plurales*
Sv .... Sievert
tbn .... temperatura de bulbo úmido natural
tg .... temperatura de globo
TLV-C® .... *Threshold Limit Value-Ceiling* (valor limite de limiar, valor-teto)
UT .... Unidades de tuberculina
UTI .... Unidade de Tratamento Intensivo (UTI)
VHA .... Vírus da hepatite A
VHB .... Vírus da hepatite B
VHC .... Vírus da hepatite C
VZIG .... Imunoglobulina hiperimune antivaricela-zóster

(2) A abreviação *spp* vem após um nome de um gênero, indicando todas as espécies deste.

Apresentação

"Todo o mundo é composto de mudanças,
tomando sempre novas qualidades."

Luís de Camões (1524?-1580), *Lírica*

As várias perguntas que temos ouvido, ao longo dos anos, sobre Programa de Prevenção de Riscos Ambientais (PPRA) e Programa de Controle Médico de Saúde Ocupacional (PCMSO), e, nos últimos quatro anos, sobre a implementação da Norma Regulamentadora (NR) 32, nos motivaram a escrever este livro.

Para lhe dar uma feição didática e prática, elaboramos um modelo para cada um dos dois programas citados. Para tanto, tomamos como exemplo um hospital de porte médio (sem citar todas as funções e produtos químicos utilizados, o que seria enfadonho para um livro). Naturalmente, os modelos não devem ser copiados *ipsis litteris*, e, como se sabe, o Ministério do Trabalho e Emprego (MTE) não impõe nenhum(3). Cada serviço de saúde tem suas particularidades e exige propostas diferentes. O profissional, ao elaborar seus programas, poderá, se quiser, utilizar os modelos propostos, fazer as adaptações adequadas a cada caso e acrescentar o necessário e o que sua criatividade, senso de observação e conhecimento científico permitirem.

Nos modelos são propostas de forma incisiva, a título de exemplo, ações a serem implementadas, o que pode torná-los instrumentos para melhorar as condições de trabalho, desde que, é claro, os profissionais de saúde e segurança do trabalho, os dirigentes e os trabalhadores da área de saúde não adotem uma postura meramente contemplativa diante dos riscos ocupacionais.

Após a apresentação, cada modelo é seguido de uma análise. Esta não contém muitas informações teóricas — que devem ser buscadas em textos próprios — para não fugir da proposta do livro, mas tão somente o indispensável para o entendimento do modelo.

O PPRA, como aqui concebido, deverá conter as seguintes partes, apresentadas neste livro em capítulos separados (respectivamente, capítulos 1, 2 e 3):

— documento-base;

— desenvolvimento;

— estrutura.

Depois de elaborado e tendo iniciada sua implementação, será seguido pela análise global (capítulo 4) — não por outro Programa —, a ser feita pelo menos uma vez a cada período de 12 meses.

(3) Desnecessário dizer que os modelos, bem como os exemplos de ações que possam ser implementadas em serviços de saúde, representam tão somente a opinião do autor.

Por sua vez, o PCMSO será constituído:

— do Programa propriamente dito (capítulo 6);

— de todos os documentos complementares contidos no capítulo 8.

Os termos aqui utilizados são os mesmos das NRs, ainda que, vez ou outra, se mostrem inadequados. Para nomear os riscos ocupacionais, foram utilizados os termos contidos na Portaria n. 25, de 29 de dezembro de 1994, do MTE, evitando-se, porém, o emprego daqueles de sentido vago (como "outras situações causadoras de stress físico ou psíquico"). Considerou-se *risco biológico* a probabilidade da exposição ocupacional a agentes biológicos, conforme a NR-32 (subitem 32.2.1).

Críticas dos leitores serão sempre bem-vindas, seja porque viram no livro "novas qualidades", seja porque identificaram novos ou velhos defeitos.

O Autor

E-mail: marcos.paiva@barbacena.com.br

"Aprender é a única coisa de que a gente nunca se cansa, nunca tem medo e nunca se arrepende."

Leonardo da Vinci (1452-1519)

Introdução

"Um objetivo sem um plano é apenas um desejo."
Citado por Suzana Herculano-Houzel
(*Folha de S. Paulo*, caderno *Equilíbrio* — 7.1.2010)

A NR-32 abrange as empresas que prestam serviços de assistência à saúde, quer ambulatoriais — consultas, de urgência ou não, por médicos ou outros profissionais, como dentistas, psicólogos, nutricionistas, entre outros; ambulatórios para pequenas cirurgias; exames médicos complementares, como laboratoriais, de imagem, audiometrias, espirometrias, eletroencefalogramas, eletrocardiogramas e outros para complementação diagnóstica (endoscopias e medicina nuclear, por exemplo) —, quer hospitalares. Engloba ainda clínicas de imunizações; farmácias e drogarias; serviços de remoção de pacientes; complementação terapêutica — como quimioterapia, diálise e tratamentos fisioterápico e fonoterápico —; bancos de sangue; fabricação de derivados do sangue e de soros e vacinas; eliminação de micro-organismos nocivos por meio de esterilização em produtos agrícolas, livros, equipamentos médico-hospitalares e outros; e assistência social, prestada em residências coletivas e particulares.

Numa definição bem simples, *programa* é uma exposição escrita daquilo que se pretende executar.

O PPRA é, essencialmente, um programa de Higiene Ocupacional, de prevenção de agravos à saúde relacionados ao trabalho. Exige **ações pró-ativas** para evitar que os agentes nocivos presentes no ambiente laboral causem danos nos trabalhadores.

O PCMSO contempla ações para controle da saúde dos trabalhadores. Mas não deve se restringir à mera execução de exames médicos, pois, igualmente de caráter preventivo, obrigatoriamente será implementado com atitudes também pró-ativas.

Os dois programas devem estar articulados entre si, cada um subsidiando o outro naquilo que for pertinente.

Os erros mais frequentes na elaboração e implementação dos programas são os seguintes:

Quanto ao PPRA:

— NR-9

- Tão somente elaborá-lo, muitas vezes porque a fiscalização exigiu, guardando-o numa gaveta e não implementá-lo de fato.

- Elaboração de Programas sucessivos a cada ano, às vezes por profissionais diferentes, *sem qualquer continuidade entre eles.* Em outras palavras, inexistência de análise global. Esta, após a elaboração do PPRA, deverá ser feita pelo menos anualmente, para mostrar a evolução das iniciativas da empresa para preservar a saúde e a integridade física de seus trabalhadores.

• Inexistência de antecipação de riscos diante de projetos para novas instalações, métodos ou processos de trabalho. Assim que se mostrar necessária, já existindo um PPRA, fazê-la e constar em uma análise global.

• Deixar de contemplar todos os riscos e setores da empresa.

• Falta de propostas para intervenções no ambiente de trabalho, isto é, de *medidas de proteção coletiva*. É comum a menção apenas a treinamentos e uso de EPIs.

• Falta de participação dos trabalhadores na sua elaboração e no desenvolvimento de suas ações. São eles que se defrontam com os riscos; assim, nada mais justo e adequado do que ouvi-los a respeito.

• Falta de informações aos trabalhadores acerca dos riscos ocupacionais.

• Inexistência de dados indicativos de possível comprometimento da saúde decorrente do trabalho na empresa. Quando não encontrados, constar no Programa.

• Falta de articulação com outras NRs, principalmente com as 7 e 32. É comum, por exemplo, haver incoerência entre os riscos abordados no PPRA e no PCMSO.

• Inexistência, no planejamento anual, de metas, prioridades, estratégia, metodologia de ação, periodicidade e forma de avaliação do desenvolvimento do Programa.

• Menção a prioridades e/ou metas identificadas, por exemplo, como 1, 2 etc., mas sem definir o que isso significa.

• Identificação incorreta, ou sua ausência, da trajetória dos agentes nocivos no ambiente de trabalho.

• Diante do reconhecimento de um agente nocivo, falta de caracterização da exposição. A existência de um agente não implica, obrigatoriamente, exposição ocupacional.

• Inexistência de avaliações quantitativas quando necessárias, o que significa um Programa incompleto, ainda que nele estejam programadas para realização futura. Ou emprego de metodologia errada para sua execução ou falta de critérios estatísticos na sua execução e interpretação.

• Inexistência de critérios e mecanismos de avaliação da eficácia das medidas de controle implantadas.

• Inexistência de controle sistemático das situações com exposição ocupacional acima dos níveis de ação.

• Inexistência e critérios para monitoramento da exposição ocupacional e das medidas de controle.

• Programa inacessível a todos os trabalhadores ou à fiscalização do MTE. Às vezes permanece em um escritório de contabilidade (para que, afinal?); em outras, o

Programa, ou parte dele, está disponível apenas em meio eletrônico, o que naturalmente restringe o acesso ao documento.

• Falta de registros que comprovem a efetiva implementação.

— **NR-32**

• Falta de identificação dos riscos biológicos mais prováveis.

• Incluir todos os micro-organismos que têm sido isolados no estabelecimento como riscos biológicos, como se fosse de fato provável a exposição ocupacional a todos eles.

• Na identificação dos riscos, falta de abordagem das fontes de exposição, reservatórios, vias de transmissão e de entrada, transmissibilidade, patogenicidade e virulência dos agentes biológicos, estudos epidemiológicos ou dados estatísticos e informações científicas disponíveis.

• Inexistência de avaliação do local de trabalho e do trabalhador.

• Restringir a avaliação dos riscos biológicos aos agentes transmitidos pelo contato com sangue.

• Não contemplar todas as funções expostas a riscos biológicos; é comum, por exemplo, considerar que o técnico em radiologia não esteja exposto a eles.

• Falta do Plano de Proteção Radiológica, que deve fazer parte do PPRA.

• Na elaboração e implementação, não considerar as atividades desenvolvidas pela Comissão de Controle de Infecção Hospitalar (CCIH).

Quanto ao PCMSO:

— **NR-7**

• Tão somente elaborá-lo, muitas vezes porque a fiscalização exigiu, guardando-o numa gaveta e não implementá-lo de fato.

• Elaboração do Programa por um médico que não conhece o estabelecimento.

• Realização de exames médicos "avulsos", isto é, desconectados de um PMCSO.

• Falta de visitas periódicas do médico que executa o Programa ao serviço de saúde. O profissional fica apenas em seu consultório, fazendo exames clínicos e emitindo atestados, sem cuidar de ações preventivas *in loco*.

• Falta de articulação com outras NRs, principalmente com as 9, 17 e 32. É comum, por exemplo, haver incoerência entre os riscos abordados no PPRA e no PCMSO.

• Inexistência de dados epidemiológicos da população de trabalhadores. Quando existem, deixar de considerá-los para embasar a escolha das ações de saúde a serem implementadas.

• Inexistência, no Programa, de caráter de prevenção, rastreamento e diagnóstico precoce dos agravos à saúde relacionados ao trabalho.

• Inexistência de abordagem dos riscos ergonômicos.

• Realização de exame admissional depois de o trabalhador ter assumido suas atividades.

• Realização de exames médicos periódicos, clínicos e complementares, com intervalos superiores ao exigido.

• Realização de exames complementares sem observar todos os critérios necessários. Por exemplo, realização de exames audiométricos em cabines das quais não se sabe se os níveis de pressão sonora em seu interior são adequados.

• Falta de emissão de Atestado de Saúde Ocupacional (ASO) quando da realização de audiometria tonal seis meses após a admissão.

• Quando necessário, falta de relatório anual ou existência de relatório abarcando período superior ou inferior a doze meses ou sem conter todos os itens exigidos.

• Realização exaustiva e excessiva de exames complementares que não contribuem para conferir caráter preventivo ao Programa.

• Falta de eficácia. Na verdade, para ser eficaz, o Programa deve se articular com as demais NRs, utilizar o instrumental clínico-epidemiológico na abordagem da relação entre saúde e trabalho, prever ações que permitam prevenção primária e diagnóstico precoce de agravos à saúde relacionados ao trabalho e, naturalmente, não conter erros na sua elaboração e implementação.

• Programa inacessível a todos os trabalhadores ou à fiscalização do MTE. Às vezes permanece em um escritório de contabilidade (para que, afinal?); em outras, o Programa, ou parte dele, está disponível apenas em meio eletrônico, o que naturalmente restringe o acesso ao documento.

• Falta de registros que comprovem a efetiva implementação.

— **NR-32**

• Falta de reconhecimento e a avaliação dos riscos biológicos.

• Inexistência de identificação nominal dos trabalhadores, com função e local em que desempenham suas atividades e o risco a que estão expostos.

• Inexistência de programa de vacinação.

• Na elaboração e implementação, não considerar as atividades desenvolvidas pela CCIH.

• Inexistência de procedimentos a serem adotados com relação a exposição acidental a agentes biológicos.

• Inexistência de procedimentos para diagnóstico, acompanhamento e prevenção da soroconversão, no caso de exposição acidental aos agentes biológicos.

• Falta de abordagem das medidas necessárias para descontaminação do local de trabalho e do tratamento médico de emergência para os trabalhadores, no caso de exposição acidental aos agentes biológicos.

Parte I

Programa de Prevenção de Riscos Ambientais (PPRA)

Capítulo 1
PPRA: Documento-Base – Proposta de Um Modelo

"Não prever é já lamentar."

Leonardo da Vinci (1452-1519)

TÍTULO: PROGRAMA DE PREVENÇÃO DE RISCOS AMBIENTAIS: DOCUMENTO-BASE	Data: 1º.2.2010

Status das revisões

N. DE PÁGS.	REV.	DATA	RESUMO DAS REVISÕES
	0	1º.2.2010	Emissão inicial

Elaboração: ....

Responsáveis pela implementação: ....

Sumário

(4) Anexo é um material não elaborado pelo próprio autor de um texto, de uma monografia, de um livro etc.

1. Introdução

O presente documento-base surge da necessidade de implantação do Programa de Prevenção de Riscos Ambientais (PPRA), em conformidade com as NRs 9 e 32.

O Programa aborda as etapas relativas ao gerenciamento dos riscos ambientais que possam afetar a saúde e a integridade física dos trabalhadores.

A NR-9 considera riscos ambientais os agentes físicos, químicos e biológicos existentes nos ambientes de trabalho que, em função de sua natureza, concentração ou intensidade e tempo de exposição, sejam capazes de causar danos à saúde dos trabalhadores. Estes devem conhecer suas tarefas e os riscos a elas inerentes para que trabalhem com segurança.

Durante a elaboração deste documento, foram entrevistados trabalhadores de todos os setores e os membros da CIPA e da CCIH. As ações desenvolvidas por essas duas comissões também foram consideradas.

2. Identificação da empresa

RAZÃO SOCIAL:

ENDEREÇO:

CNAE:

ATIVIDADE ECONÔMICA PRINCIPAL:

GRAU DE RISCO (NR-4):

HORÁRIO DE TRABALHO: Variável de acordo com os setores (ver anexo ao final)

N. DE TRABALHADORES:

Caracterização do estabelecimento: Trata-se de hospital de construção horizontal e que presta assistência médica sob regime ambulatorial — para urgências e emergências médicas — e de internação. Não conta com serviço próprio de laboratório de análises clínicas e não administra quimioterapia antineoplásica. A planta baixa e o memorial descritivo das instalações estão anexos a este PPRA.

3. Responsabilidade

3.1. Do empregador

— Estabelecer, implementar e assegurar o cumprimento do PPRA como atividade permanente da empresa.

— Informar aos trabalhadores, de maneira apropriada e suficiente, os riscos ambientais em seus locais de trabalho e os meios adequados para se proteger contra eles.

— Garantir aos trabalhadores a interrupção imediata de suas atividades, com a comunicação do fato ao superior hierárquico, quando presente situação de grave e iminente risco para sua saúde ou integridade física.

— Executar ações integradas com outros empregadores, caso sejam realizadas simultaneamente atividades em um mesmo local, visando à proteção de todos os trabalhadores.

— Incentivar a participação dos trabalhadores para contribuir na elaboração do PPRA e no desenvolvimento de suas ações.

— Levar em consideração os Mapas de Riscos Ambientais para fins de planejamento e execução do PPRA, em todas as suas fases.

3.2. Dos trabalhadores

— Colaborar e participar na implantação e execução do PPRA.

— Seguir as orientações recebidas nos treinamentos previstos no PPRA.

— Comunicar à chefia imediata todas as ocorrências de condições de trabalho que, a seu julgamento, possam implicar riscos à saúde.

— Cumprir as normas de segurança e saúde ocupacional.

4. Metas e objetivos

4.1. Metas (gerais)

— Desenvolver uma ampla avaliação nos locais de trabalho para caracterizar a exposição da cada trabalhador.

— Evitar agravos à saúde dos trabalhadores.

4.2. Objetivos

— Informar aos trabalhadores os riscos ambientais a que estão expostos.

— Atender às exigências da NR-9 e da NR-32.

— Criar uma cultura de prevenção nos trabalhadores e empresários.

— Eliminar improvisações.

— Estabelecer uma metodologia de abordagem e análise dos agentes nocivos no ambiente do trabalho.

5. Prioridades

Após as etapas de antecipação e reconhecimento dos riscos, as prioridades *para implementar a avaliação e as medidas de controle* obedecerão ao que se segue neste e no próximo item.

Tais prioridades podem ser **técnicas** ou **por prazo de realização** (eventualmente, também econômicas).

Este PPRA adota a seguinte definição de prioridades:

a) **técnicas:** levam em consideração as condições de risco grave, crítico, moderado e leve, conforme explicado a seguir:

Prioridade 1 — condições de risco grave

— exposição ocupacional a agentes carcinogênicos;

— concentração ou intensidade dos agentes acima do valor-teto;

— teor de oxigênio inferior a 18%, em volume, para asfixiantes simples;

— registros médicos indicando ocorrência generalizada de agravos à saúde devido à exposição ocupacional;

Prioridade 2 — condições de risco crítico

— referências técnicas indicando que o agente pode causar sérios danos à saúde;

— agente com limite de exposição ocupacional média ponderada ou valor-teto muito baixo;

— concentração ou intensidade acima do limite de exposição ocupacional, porém abaixo do valor-teto;

Prioridade 3 — condições de risco moderado

— referências técnicas indicando que o agente apresenta um risco moderado à saúde (exemplo: manuseio de substâncias de absorção cutânea, como solventes, sem uso de proteção);

— concentração ou intensidade do agente cima do nível de ação, porém abaixo do limite de exposição ocupacional;

— agente com limite de exposição ocupacional média ponderada muito alto ou que não possua valor-teto;

Prioridade 4 — condição de risco leve

— concentração ou intensidade do agente abaixo do nível de ação;

— outras situações não incluídas nas prioridades anteriores.

b) por prazo de realização: levam em consideração as condições de risco já definidas:

Prioridade por prazo de realização	Prioridades técnicas (condições de risco)	Prazo de realização
1	1	imediato
2	2	imediato
3	3	1 a 3 meses
4	4	até 12 meses

6. Estratégia e metodologia de ação

O PPRA foi elaborado com base no desenvolvimento das etapas previstas num programa de Higiene Ocupacional, que consistem em antecipação, reconhecimento, avaliação, monitoramento e controle dos riscos ambientais existentes no ambiente de trabalho.

6.1. Fase de antecipação

O diretor da empresa, identificado no final deste documento, será o responsável por analisar, quando necessário, novos projetos de trabalho ou alterações em processos ou ambientes de trabalho já existentes.

6.2. Reconhecimento dos riscos

A estratégia e metodologia de ação consistirão em:

— consultar dados da empresa sobre saúde e segurança do trabalho — levantamentos ambientais anteriores, mapas de risco, controles médicos, análises de acidentes, entre outros — da empresa;

— levantamento de todas as funções e do número de trabalhadores existentes;

— estudo dos postos de trabalho;

— entrevistas com os trabalhadores.

6.3. Fase de avaliação

As avaliações necessárias serão realizadas com base nas NRs 15 e 32 e em outras normas (Fundação Jorge Duprat Figueiredo de Segurança e Medicina do Trabalho — FUNDACENTRO, *American Conference of Governmental Industrial Hygienists* — ACGIH, *National Institute for Occupational Safety and Health* — NIOSH e *Occupational Safety and Health Administration* — OSHA, entre outras), desde que permitidas pela legislação brasileira.

Para a estimativa de riscos avaliados **quantitativamente,** desde que aplicável o conceito de nível de ação para o agente, serão utilizadas as categorias de riscos a seguir, amplamente aceitas em Higiene Ocupacional:

Consideração técnica de exposição	Situação da exposição
Abaixo de 10% do LEO	Irrelevante
Entre 10 e 50% do LEO	Baixa
Entre 50 e 100% do LEO	Moderada
Acima de 100% do LEO	Excessiva

LEO = limite de exposição ocupacional

Para riscos avaliados **qualitativamente,** será utilizado o seguinte modelo de estimativa de risco (Norma UNE 81905:1997 EX/*Asociación Española de Normalización e Certificación*, 1997):

		Consequências		
		Levemente danoso	**Danoso**	**Extremamente Danoso**
Probabilidade	**Baixa**	Risco trivial	Risco tolerável	Risco moderado
	Média	Risco tolerável	Risco moderado	Risco importante
	Alta	Risco moderado	Risco importante	Risco intolerável

O modelo acima será aplicado também para o agente calor. Ademais, será considerado risco intolerável se o limite de tolerância para calor for ultrapassado.

A Norma citada adota as seguintes definições:

a) Probabilidade:

— **alta:** o dano ocorrerá sempre ou quase sempre;

— **média:** o dano ocorrerá em algumas ocasiões;

— **baixa:** o dano ocorrerá algumas vezes.

No entanto, neste PPRA adotamos uma adaptação:

— **alta:** a ocorrência do dano é muito provável e já houve registros nos últimos três anos;

— **média:** a ocorrência do dano é provável, porém nunca houve registros nos últimos três anos;

— **baixa:** a ocorrência do dano é improvável; nunca houve registro.

Os registros devem incluir casos de doenças relacionadas ao trabalho e — ainda que não tenha havido danos aparentes — de exposição acidental a agentes biológicos e, para os técnicos em radiologia, de exposição a radiação não acidental com dose efetiva[5]

(5) Dose efetiva é a média aritmética ponderada das doses equivalentes de radiação nos diversos órgãos. Os fatores de ponderação dos tecidos foram determinados de tal modo que a dose efetiva represente o mesmo detrimento (dano) de uma exposição uniforme de corpo inteiro. A unidade de dose efetiva é o joule por quilograma, denominada *sievert* (Sv).

mensal a partir de 0,2 mSv (milisieverts)[6] *e acidental.* Assim, se, nos últimos três anos, ocorreu algum caso de exposição acidental a agentes biológicos em determinado setor, a probabilidade será considerada alta. O mesmo raciocínio se aplica se houve exposição acidental a radiação ou exposição em que a leitura do dosímetro individual mostre 0,3 mSv ou mais.

b) Consequências (a Norma citada tem as mesmas definições da BS 8800: 1996):

— **levemente danoso:** lesões superficiais, cortes e machucados menores, irritação nos olhos proveniente de poeira, irritações, desconfortos temporários, dor de cabeça;

— **danoso:** lacerações, queimaduras, fraturas menores, choque, transtornos musculoesqueléticos, dermatites, asma brônquica, surdez e doenças que provocam incapacidades menores permanentes;

— **extremamente danoso:** amputações, fraturas maiores e/ou múltiplas, intoxicações, câncer ocupacional, doenças agudas que encurtam a vida ou fatais.

As avaliações *quantitativas* serão realizadas de acordo com o seguinte critério de prioridade:

Prioridade	Descrição
Baixa	Não é necessária avaliação da exposição.
Média	A avaliação da exposição pode ser necessária, porém não é prioritária. No entanto, será prioritária quando necessário se verificar a eficácia das medidas de controle.
Alta	A avaliação quantitativa é prioritária para determinar a exposição e verificar a necessidade ou não de melhorar ou implantar medidas de controle.

A aplicação das prioridades descritas acima será em função dos graus de risco definidos pela *American Industrial Hygiene Association* (AIHA):

Grau de risco	Descrição	Prioridade a ser aplicada
0	Fatores do ambiente ou elementos materiais que não constituem nenhum incômodo ou risco para a saúde ou integridade física	Baixa
1	Fatores do ambiente ou elementos materiais que constituem um incômodo sem ser uma fonte de risco para a saúde ou integridade física	Baixa
2	Fatores do ambiente ou elementos materiais que constituem um incômodo, podendo ser de baixo risco para a saúde ou integridade física	Baixa
3	Fatores do ambiente ou elementos materiais que constituem um risco para a saúde e integridade física, cujos valores ou importância estão notavelmente próximos dos limites regulamentares	Média (quando não prioritária) ou alta (quando prioritária)
4	Fatores do ambiente ou elementos materiais que constituem um risco para a saúde e integridade física, com uma probabilidade elevada de acidente ou doença	Alta

(6) 0,2 mSv é o valor considerado para nível de registro (isto é, o valor a partir do qual deve ser realizado o registro numérico da dose efetiva) de acordo com a Norma 3.01 da CNEN e a Portaria n. 453/98 do Ministério da Saúde. Valores inferiores ao nível de registro são considerados como zero, pois não têm importância para a proteção radiológica.

Essa tabela da AIHA será igualmente utilizada para se estabelecerem as prioridades para avaliações *qualitativas.*

6.4. Medidas de controle

Serão adotadas medidas de controle necessárias para a eliminação, minimização ou controle dos riscos ambientais sempre que forem verificadas uma ou mais das seguintes situações:

— identificação, na fase de antecipação, de risco potencial à saúde;

— constatação, na fase de reconhecimento, de risco evidente à saúde;

— quando, através do controle médico de saúde, ficar caracterizado o nexo causal entre danos observados na saúde dos trabalhadores e a situação de trabalho a que eles ficam expostos;

— quando os resultados das avaliações quantitativas da exposição dos trabalhadores forem superiores aos níveis de ação, ou aos limites de tolerância — respeitando-se os valores-teto, quando for o caso —, quando os primeiros não forem aplicáveis, previstos na NR-15 — Atividades e Operações Insalubres. Quando esta não fizer menção ao agente, a referência será os valores de limites de exposição adotados pela ACGIH ou aqueles que venham a ser estabelecidos em negociação coletiva de trabalho, desde que mais rigorosos do que os critérios técnicos legais estabelecidos.

As prioridades técnicas para implementação de medidas de controle serão assim determinadas:

a) para riscos avaliados qualitativamente e para o agente calor:

Risco estimado*	Prioridade	Descrição
Trivial ou tolerável	Baixa	Não é necessário implantar medidas de controle; manter as medidas já existentes
Moderado	Média	É necessário implantar medidas de controle ou manter as medidas já existentes
Importante	Alta	É necessário implantar medidas de controle ou melhoria nas medidas já existentes
Intolerável	Muito alta	É necessário implantar medidas de controle ou melhoria nas medidas já existentes e adotar medidas provisórias imediatamente

* Ver estimativa do risco no subitem 6.3.

b) para riscos avaliados quantitativamente:

Situação da exposição*	Prioridade	Descrição
Irrelevante ou baixa	Baixa	Não é necessário implantar medidas de controle; manter as medidas já existentes
Moderada	Média	É necessário implantar medidas de controle ou manter as medidas já existentes
Excessiva	Alta	É necessário implantar medidas de controle ou melhoria nas medidas já existentes e, se ainda não foi feito, adotar medidas provisórias imediatamente

* Ver descrição no subitem 6.3.

A adoção de medidas de controle deve obedecer à seguinte hierarquia:

1. medidas de caráter coletivo;

2. medidas administrativas;

3. medidas de caráter individual.

As *medidas de caráter coletivo* visam a:

— eliminar ou reduzir a utilização ou formação de agentes prejudiciais à saúde;

— prevenir a liberação ou disseminação desses agentes no ambiente de trabalho;

— reduzir os níveis ou a concentração desses agentes no ambiente de trabalho.

As *medidas administrativas* consistem em organizar o trabalho de modo a eliminar ou reduzir a exposição aos riscos ambientais.

As *medidas de caráter individual* são aquelas que regulamentam a aquisição, distribuição e utilização dos equipamentos de proteção individual (EPIs). Serão adotadas quando ficar comprovada a inviabilidade técnica da adoção de medidas de proteção coletiva e/ou administrativas ou quando essas medidas não forem suficientes ou encontrarem-se em fase de estudo, planejamento ou implantação, ou ainda em caráter complementar ou emergencial.

A utilização de EPI adequado no âmbito do Programa deverá considerar as normas legais e administrativas em vigor e envolverá, no mínimo:

— seleção de EPIs adequados tecnicamente aos riscos a que os trabalhadores estão expostos e às atividade exercidas, considerando-se a eficiência necessária para o controle da exposição aos riscos e o conforto oferecido, segundo avaliação do trabalhador usuário;

— programa de treinamento dos trabalhadores quanto a sua correta utilização e orientação sobre as limitações de proteção que oferecem;

— estabelecimento de normas ou procedimentos para promover o fornecimento, o uso, a guarda, a higienização, a conservação, a manutenção e a reposição de EPI, visando a garantir as condições de proteção originalmente estabelecidas.

7. Forma do registro, manutenção e divulgação dos dados

Será mantido um registro de dados, estruturado de forma a constituir um histórico técnico e administrativo do desenvolvimento do Programa, arquivados em uma ou mais pastas identificadas como "PPRA".

Os dados ficarão mantidos por um período de pelo menos 20 anos, ficando sempre disponíveis aos trabalhadores interessados ou seus representantes e para as autoridades competentes.

A divulgação será feita utilizando-se palestras, treinamentos e quadro de avisos. Todas as divulgações serão documentadas e os comprovantes arquivados.

8. Periodicidade e forma de avaliação do desenvolvimento do PPRA

A periodicidade será, no máximo, anual; no entanto, os prazos estipulados no cronograma (item 9, a seguir) serão verificados a cada mês para se constatar se foram ou não respeitados. O Programa será também reavaliado sempre que houver uma mudança nas condições de trabalho que possa alterar a exposição aos agentes biológicos e quando a análise de acidentes e incidentes assim o determinar.

A forma de avaliação do desenvolvimento será a verificação do cumprimento das metas específicas estabelecidas (indicando os reajustes necessários caso estas não tenham sido atingidas por completo) e o estabelecimento de novas metas e prioridades.

9. Cronograma

O prazo para o desenvolvimento das etapas do PPRA, mencionadas no subitem 9.3.1 da NR-9, é o seguinte:

Etapas	Mês-limite
Antecipação dos riscos(1)	Sempre que necessário
Reconhecimento dos riscos(1)	Fevereiro de 2010
Estabelecimento de prioridades e metas de avaliação e controle(1)	Fevereiro de 2010
Avaliação dos riscos e da exposição dos trabalhadores(1)	Fevereiro de 2010
Implantação das medidas de controle e avaliação de sua eficácia(2)	Ver cronograma específico
Monitoramento da exposição aos riscos(2)	Permanente
Registro e divulgação dos dados(2)	Permanente (com cronograma específico quando necessário)

(1) Etapas descritas em "PPRA: desenvolvimento", mais à frente.

(2) Etapas descritas em "PPRA: estrutura", mais à frente. No documento, encontra-se um cronograma específico para implementação de ações, com estabelecimento de metas e prioridades e outros itens pertinentes.

......................., 1º de fevereiro de 2010.

____

....

____

....

Capítulo 2
PPRA: Desenvolvimento – Proposta de Um Modelo

"Mede o que é mensurável e torna mensurável o que não o é."
Galileu Galilei (1564-1642)

1. Desenvolvimento

São abordados aqui os seguintes itens, atendendo ao prescrito pelos subitens 9.3 e 32.2.2, respectivamente das NRs 9 e 32:

— antecipação dos riscos;

— reconhecimento dos riscos;

— avaliação dos riscos e da exposição dos trabalhadores;

— estabelecimento de prioridades e metas de avaliação e controle;

— monitoramento da exposição aos riscos;

— registro e divulgação dos dados.

Na elaboração deste documento, contou-se com a participação dos membros da CIPA e da CCIH e de diversos trabalhadores, especialmente durante o reconhecimento e avaliação dos riscos.

1.1. Antecipação dos riscos

Não foi necessária no momento, pois não ocorreu nenhuma das situações previstas no subitem 9.3.2 da NR-9. Se detectada, a administração do estabelecimento será responsável para garantir que seja feita.

1.2. Reconhecimento dos riscos e avaliação dos riscos e da exposição dos trabalhadores

Essas duas etapas — reconhecimento e avaliação — foram feitas simultaneamente. Os dadosobtidos encontram-se nas planilhas a seguir.

Após a última planilha, estão os itens sobre exposição a riscos biológicos exigidos pela NR-32.

Tendo em vista a natureza das tarefas, não foram considerados como fatores de riscos ocupacionais os medicamentos administrados[7] aos pacientes e o antisséptico (álcool etílico) utilizado nas aplicações parenterais. No hospital não existe serviço de quimioterapia.

Setor de trabalho	Função	Trabalhadores expostos		Planilha
		masc.	fem.	
Administração	Auxiliar administrativo(a)	2	3	1
	Diretor	1	—	2
	...	...	...	...
	...	...	...	...
	...	...	...	...
Almoxarifado	Almoxarife	1	—	3
Ambulatório de Pronto Atendimento	Auxiliar administrativo(a)	2	2	4
	Técnico(a) de enfermagem	2	6	5
	Médico(a) plantonista	7	7	6
	...	...	...	...
Central de Esterilização	Técnico(a) de enfermagem	2	6	8
	...	...	...	...
Internação — Clínica Médica	Técnico(a) de enfermagem	30	18	8
	...	...	...	...
Internação — Clínica Pediátrica	Técnico(a) de enfermagem	15	25	09
	...	...	...	...
Lavanderia	Auxiliar de lavanderia	—	7	10
	...	...	...	...
Limpeza e Higienização	Auxiliar de limpeza e higienização	4	18	11
	...	...	...	...
	...	...	...	...
Nutrição e Dietética	Copeira	—	8	12
	Cozinheira	—	4	13
	Nutricionista	1	—	14
Radiologia	Técnico(a) em radiologia	6	3	15
	...	...	...	...
Unidade de Tratamento Intensivo (UTI)	Técnico(a) de enfermagem	4	4	16
	Médico(a) plantonista	10	4	17
...	...	...	...	...
	...	...	...	...

(7) Em algumas situações, os medicamentos poderão se constituir em fatores de risco.

Planilha 1

Data:

Setor: Administração	**Função:** Auxiliar administrativo(a)
N. de trabalhadores expostos na função: 5	**Carga horária:** 44 horas semanais

Caracterização das atividades: Receber, digitar, expedir e arquivar documentos; preparar a relação de cobranças e pagamentos efetuados.

Riscos ambientais	Avaliação qualitativa	Avaliação quantitativa	Caracterização do tipo de exposição	Fontes geradoras
Físicos	Não detectados	—	—	—
Químicos	Não detectados	—	—	—
Biológicos	Não detectados	—	—	—

Riscos	Trajetória e meios de propagação	Metodologia de avaliação	Possíveis danos à saúde (literatura técnica)	Danos à saúde encontrados (dados da empresa)
Não detectados	—	—	—	Nenhum

Medidas de controle já existentes: desnecessárias (com referência apenas a riscos ambientais).

EPIs indicados para a função

Descrição	CA	Indicação
Calçado de segurança		Geral

Planilha 2

Data:

Setor: Administração	**Função:** Diretor
N. de trabalhadores expostos na função: 1	**Carga horária:** 40 horas semanais

Caracterização das atividades: Atender às solicitações dos trabalhadores; validar procedimentos; autorizar compras; autorizar a implementação de ações para corrigir inadequações; participar da elaboração de treinamentos; planejar, organizar e supervisionar serviços técnico-administrativos e utilização de recursos humanos, materiais e financeiros; analisar os resultados de implantação de novos métodos.

Riscos	Avaliação qualitativa	Avaliação quantitativa	Caracterização do tipo de exposição	Fontes geradoras
Físicos	Não detectados	—	—	—
Químicos	Não detectados	—	—	—
Biológicos	Não detectados	—	—	—

Riscos	Trajetória e meios de propagação	Metodologia de avaliação	Possíveis danos à saúde (literatura técnica)	Danos à saúde encontrados (dados da empresa)
Não detectados	—	—	—	Nenhum

Medidas de controle já existentes: desnecessárias (com referência apenas a riscos ambientais).

EPIs indicados para a função

Descrição	CA	Indicação
Calçado de segurança		Geral

Planilha 3

Data:

Setor: Almoxarifado	**Função:** Almoxarife
N. de trabalhadores expostos na função: 1	**Carga horária:** 40 horas semanais

Caracterização das atividades: Receber requisição de materiais e medicamentos; receber, conferir, separar e distribuir materiais e medicamentos requisitados aos setores; fazer controle de estoque; efetuar cotação de materiais e medicamentos para compras; verificar validade de produtos.

Riscos	Avaliação qualitativa	Avaliação quantitativa	Caracterização do tipo de exposição	Fontes geradoras
Físicos	Não detectados	—	—	—
Químicos	Não detectados	—	—	—
Biológicos	Não detectados	—	—	—

Riscos	Trajetória e meios de propagação	Metodologia de avaliação	Possíveis danos à saúde (literatura técnica)	Danos à saúde encontrados (dados da empresa)
Não detectados	—	—	—	Nenhum

Medidas de controle já existentes: desnecessárias (com referência apenas a riscos ambientais).

EPIs indicados para a função

Descrição	CA	Indicação
Calçado de segurança		Geral

Planilha 4

Data:

Setor: Ambulatório de Pronto Atendimento	**Função:** Auxiliar administrativo(a)
N. de trabalhadores expostos na função: 4	**Carga horária:** 44 horas semanais (12 x 36)*

Caracterização das atividades: Recepcionar pacientes e encaminhá-los para atendimento médico; preencher fichas de identificação e formulários de convênios de assistência médica e encaminhá-los ao setor de faturamento; elaborar planilhas de custos de atendimento a clientes particulares e encaminhá-las à portaria para cobrança; prestar informações ao público.

Riscos	Avaliação qualitativa	Avaliação quantitativa	Caracterização do tipo de exposição	Fontes geradoras
Físicos	Não detectados	—	—	—
Químicos	Não detectados	—	—	—
Biológicos	Não detectados	—	—	—

Riscos	Trajetória e meios de propagação	Metodologia de avaliação	Possíveis danos à saúde (literatura técnica)	Danos à saúde encontrados (dados da empresa)
Não detectados	—	—	—	Nenhum

* Jornada de 12 horas em dias alternados.

Medidas de controle já existentes: desnecessárias (com referência apenas a riscos ambientais).

EPIs indicados para a função

Descrição	CA	Indicação
Calçado de segurança		Geral

Planilha 5

Data:

Setor: Ambulatório de Pronto Atendimento	**Função:** Técnico(a) de enfermagem
N. de trabalhadores expostos na função: 8	**Carga horária:** 44 horas semanais (12 x 36)

Caracterização das atividades: Receber os pacientes encaminhados ao setor; auxiliar o médico durante os atendimentos; verificar sinais vitais; fazer procedimentos de enfermagem, como curativos, administração de medicamentos, nebulização etc.; encaminhar os pacientes para o setor adequado após a liberação do médico; registrar dados colhidos durante a assistência e todos os procedimentos executados em formulário próprio; descartar os resíduos conforme as diretrizes do "Plano de Gerenciamento de Resíduos de Serviços de Saúde".

Riscos	Avaliação qualitativa	Avaliação quantitativa	Caracterização do tipo de exposição	Fontes geradoras
Físicos	Não detectados	—	—	—
Químicos	Não detectados	—	—	—
Biológicos	Micro-organismos	—	Habitual; estimativa de risco: ver abaixo	Pacientes, fômites[8] e material utilizado durante a assistência

Riscos	Trajetória e meios de propagação	Metodologia de avaliação	Possíveis danos à saúde (literatura técnica)	Danos à saúde encontrados (dados da empresa)
Micro-organismos*	Onidirecional[9]; dispersão aérea e por materiais contaminados	Qualitativa**	Infecções diversas	Exposição acidental a agentes biológicos (sem soroconversão)

* Relacionados no subitem "Identificação dos riscos biológicos mais prováveis".

** Descrição nos subitens "Identificação dos riscos biológicos mais prováveis" e "Avaliação do local de trabalho e do trabalhador".

Matriz de estimativa de risco (ver subitem 6.3 do documento-base)

Riscos	Probabilidade	Consequências	Categoria do risco
Micro-organismos	Média	Extremamente danoso	INTOLERÁVEL

(8) Fômites: roupas e objetos de uso dos pacientes ou de portadores e que possam estar contaminados.

(9) Do latim *omnis* (todo, todos; tudo) + direcional (que indica direção, sentido), isto é, em todas as direções.

Medidas de controle já existentes

Coletiva: ventilação natural; limpeza e desinfecção concorrente (esta sempre que necessária) e terminal; descarte adequado de materiais perfurocortantes e de outros resíduos; precauções-padrão, de contato, para gotículas e para aerossóis(10);
Administrativas: ordens de serviço; inspeção durante a execução das tarefas, com correção de desvios; documentos contendo as rotinas de trabalho; sinalização;
Individuais: capacitação (inicial e continuada) sobre exposição a agentes biológicos; uso de EPIs; vacinação.

EPIs indicados para a função

Descrição	CA	Indicação
Calçado de segurança		Uso geral.
Jaleco*	—	Uso geral.
Luvas de procedimento		Quando houver possibilidade de contato com sangue e outros fluidos corpóreos, com mucosas ou com áreas de pele não íntegra (ferimentos, escaras, feridas cirúrgicas e outros) dos pacientes.
Luvas estéreis		Nas mesmas situações descritas para luvas de procedimento, mas quando houver necessidade de proteger também o paciente durante procedimentos invasivos e assépticos.
Respirador PFF2		Durante assistência a pacientes com doenças transmitidas por aerossóis.
Gorro**		Para proteção os cabelos da contaminação por aerossóis e de respingos de sangue e outros fluidos corpóreos.
Óculos de segurança, de ampla visão, com proteção lateral e válvulas para ventilação		Para proteção dos olhos quando houver possibilidade de respingo de sangue e outros fluidos corpóreos.
Protetor facial		Nas mesmas situações descritas para óculos de segurança, mas quando houver possibilidade de respingos de sangue em maior volume.

* Vestimenta de trabalho, sem CA.
** Pode ser lavável ou descartável. A lavagem deve ser precedida de desinfecção com hipoclorito de sódio a 1,0%.

Planilha 6

Data:

Setor: Ambulatório de Pronto Atendimento	**Função:** Médico(a) plantonista
N. de trabalhadores expostos na função: 14	**Carga horária:** 12 horas semanais (plantões)

Caracterização das atividades: Prestar assistência médica (casos de urgência e emergência); fazer anotações nos prontuários médicos; prescrever medicamentos e procedimentos; solicitar exames complementares e pareceres de outros colegas; fazer glicemia capilar; encaminhar pacientes para internação quando necessário.

(10) Resumidamente, as precauções são as seguintes: **padrão** — higienização das mãos; uso de jaleco, luvas e óculos de segurança (ou máscara cirúrgica, de acordo com cada caso); descarte adequado de material perfurocortante; **de contato** — higienização das mãos; uso de jaleco e luvas; quarto privativo para pacientes com doenças infectocontagiosas; **para aerossóis primários (gotículas)** — higienização das mãos; uso de máscara cirúrgica (profissionais e pacientes quando fora do quarto); quarto privativo para pacientes com doenças infectocontagiosas; **para aerossóis secundários** — higienização das mãos; uso de máscara PFF2 pelos profissionais e de máscara cirúrgica pelos pacientes quando fora do quarto; quarto privativo para pacientes com doenças infectocontagiosas.

Riscos	Avaliação qualitativa	Avaliação quantitativa	Caracterização do tipo de exposição	Fontes geradoras
Físicos	Não detectados	—	—	—
Químicos	Não detectados	—	—	—
Biológicos	Micro-organismos	—	Habitual; estimativa de risco: ver abaixo	Pacientes, fômites e material utilizado durante a assistência

Riscos	Trajetória e meios de propagação	Metodologia de avaliação	Possíveis danos à saúde (literatura técnica)	Danos à saúde encontrados (dados da empresa)
Micro-organismos*	Onidirecional; dispersão aérea e por materiais contaminados	Qualitativa**	Infecções diversas	Exposição acidental a agentes biológicos (sem soroconversão)

* Relacionados no subitem "Identificação dos riscos biológicos mais prováveis".

** Descrição nos subitens "Identificação dos riscos biológicos mais prováveis" e "Avaliação do local de trabalho e do trabalhador".

Matriz de estimativa de risco (ver subitem 6.3 do documento-base)

Riscos	Probabilidade	Consequências	Categoria do risco
Micro-organismos	Média	Extremamente danoso	INTOLERÁVEL

Medidas de controle já existentes

Coletivas: ventilação natural; limpeza e desinfecção concorrente (esta sempre que necessária) e terminal; descarte adequado de materiais perfurocortantes e de outros resíduos; precauções-padrão, de contato, para gotículas e para aerossóis;
Administrativas: ordens de serviço; inspeção durante a execução das tarefas, com correção de desvios; documentos contendo as rotinas de trabalho; sinalização;
Individuais: capacitação (inicial e continuada) sobre exposição a agentes biológicos; uso de EPIs; vacinação.

EPIs indicados para a função: os mesmos descritos na planilha 5.

Planilha 7

Data:

Setor: Central de Esterilização	**Função:** Técnico(a) de enfermagem
N. de trabalhadores expostos na função: 8	**Carga horária:** 44 horas semanais (12 x 36)

Caracterização das atividades: Receber, conferir e anotar a quantidade e espécie de materiais a serem esterilizados; limpar, desinfetar e separar os materiais; executar os processos de esterilização de acordo com procedimentos adequados; estocar materiais esterilizados; distribuir material para os diversos setores; controlar o processo de esterilização utilizando testes padronizados.

Riscos		Avaliação qualitativa	Avaliação quantitativa	Caracterização do tipo de exposição	Fontes geradoras
Físicos	Calor		$\overline{\text{IBUTG}}$*: 27,0°C	Habitual; consideração técnica da exposição: ver abaixo	Estufas, autoclaves
	Ruído		NEN** = 76,0 dB(A); dose: 28,7%	Habitual; consideração técnica da exposição: ver abaixo	Autoclave
Químicos	Hipoclorito de sódio a 1%		—	Intermitente***; estimativa de risco: ver abaixo	Manuseio do produto
Biológicos	Micro-organismos		—	Habitual; estimativa de risco: ver abaixo	Materiais a serem esterilizados

* $\overline{\text{IBUTG}}$: Índice de Bulbo Úmido Termômetro de Globo médio ponderado para uma hora. O resultado apresentado refere-se ao valor mais alto obtido nas avaliações (ver abaixo).

** NEN: Nível de Exposição Normalizado. O resultado apresentado refere-se ao valor mais alto obtido nas avaliações (ver abaixo).

*** Intermitente: que apresenta interrupções ou suspensões; não contínuo.

Riscos	Trajetória e meios de propagação	Metodologia de avaliação	Possíveis danos à saúde (literatura técnica)	Danos à saúde encontrados (dados da empresa)
Calor	Onidirecional; propagação em meios aéreo, sólido e líquido e por radiação (que não necessita de um meio físico)	Quantitativa (NR-15 e NHO 06*)	Fadiga, exaustão, desidratação, câimbras do calor; choque térmico, doenças das glândulas sudoríparas, alterações cardiovasculares	Nenhum
Ruído	Onidirecional; propagação em meio aéreo e sólido	Quantitativa (NR-15 e NHO 01**)	Perda auditiva (temporária, permanente); trauma acústico; estresse; hipertensão arterial; alterações cardiovasculares; irritabilidade; fadiga; prejuízo da comunicação verbal; redução da capacidade de trabalho; maior dificuldade para fazer tarefas que exigem mais concentração e atenção para detalhes	Nenhum
Micro-organismos***	Onidirecional; dispersão aérea e por materiais contaminados	Qualitativa****	Infecções diversas	Nenhum
Hipoclorito de sódio a 1%	Sem propagação no meio ambiente (não ocorre formação de aerodispersoides); sem contato cutâneo com os trabalhadores	Qualitativa	Em casos de respingos: irritação da pele, olhos ou mucosas; dermatite de contato	Nenhum

* Norma de Higiene Ocupacional (NHO) 06, da FUNDACENTRO (Procedimento Técnico. Avaliação da Exposição Ocupacional ao Calor).

** Norma de Higiene Ocupacional (NHO) 01, da FUNDACENTRO (Procedimento Técnico. Avaliação da Exposição Ocupacional ao Ruído).

*** Relacionados no subitem "Identificação dos riscos biológicos mais prováveis".
**** Descrição nos subitens "Identificação dos riscos biológicos mais prováveis" e "Avaliação do local de trabalho e do trabalhador".

Matriz de estimativa de risco (ver subitem 6.3 do documento-base)

Riscos	Probabilidade	Consequências	Categoria do risco
Micro-organismos	Média	Extremamente danoso	IMPORTANTE
Calor	Baixa	Danoso	TOLERÁVEL
Hipoclorito de sódio a 1%	Baixa	Levemente danoso	TRIVIAL

Risco	LEO	Consideração técnica da exposição	Situação da exposição
Ruído	85,0 dB(A)	Entre 10 e 50% do LEO	BAIXA

Avaliação da exposição ao ruído

Foi utilizado um audiodosímetro de marca..., modelo..., de tipo 2, calibrado de acordo com as especificações do fabricante, com o microfone preso na vestimenta do trabalhador, sobre o ombro, dentro da zona auditiva. Após a medição, não houve variação quando aferida a calibração.

A avaliação compreendeu 100% da jornada efetiva de trabalho. Os dados obtidos estão anexos a este PPRA, sob a forma de histogramas. Estes mostram as datas e os períodos das avaliações.

O medidor foi ajustado com os seguintes parâmetros:

— circuito de ponderação: A;

— circuito de resposta: lento (*slow*);

— critério de referência (*criterion level*): 85 dB(A);

— nível limiar de integração (*threshold level*): 80 dB(A);

— faixa de medição mínima: 80 a 115 db(A);

— incremento de duplicação de dose (*exchange rate*): 5 (q = 5);

— indicação de ocorrência de níveis superiores a 115 dB(A).

Grupo homogêneo: os oito trabalhadores do setor, todos técnicos de enfermagem. Foi avaliada a exposição de sete deles, escolhidos aleatoriamente, em jornadas típicas de trabalho. Os resultados obtidos foram os seguintes:

Trabalhador (data da avaliação)	Nível de exposição normalizado (NEN)	Dose (%)
..... (___ / ___ / ___)	75,5 dB(A)	26,8
..... (___ / ___ / ___)	76,0 dB(A)	28,7
..... (___ / ___ / ___)	75,2 dB(A)	25,7
..... (___ / ___ / ___)	75,6 dB(A)	27,2
..... (___ / ___ / ___)	75,2 dB(A)	25,7
..... (___ / ___ / ___)	75,8 dB(A)	27,9
..... (___ / ___ / ___)	75,6 dB(A)	27,2

Conclusão: O NEN encontra-se abaixo do nível de ação para todos os trabalhadores.

Avaliação da sobrecarga térmica

Foi feita pelo índice IBUTG (Índice de Bulbo Úmido Termômetro de Globo), calculado a partir da equação **IBUTG = 0,7 tbn + 0,3 tg** — pois se trata de ambiente interno sem carga solar —, em que:

tbn = temperatura de bulbo úmido natural;

tg = temperatura de globo.

Foi utilizado um termômetro digital, portátil, marca..., modelo..., de classe A (precisão ± 0,1°C), que determina os parâmetros acima (tbn e tg).

Grupo homogêneo: os oitos trabalhadores do setor, todos técnicos de enfermagem. Foi avaliada a exposição de sete deles, escolhidos aleatoriamente, em jornadas típicas de trabalho, no local onde permanece cada trabalhador, à altura da região do corpo mais atingida. Os resultados obtidos foram os seguintes:

<table>
<tr><th>Trabalhador (data da avaliação)</th><th>Local</th><th>Tempo de exposição (minutos)</th><th>tg (°C)</th><th>tbn (°C)</th><th>IBUTG (°C)</th><th>$\overline{\text{IBUTG}}$* (°C)</th></tr>
<tr><td rowspan="2">..
(___/___/___)</td><td>Autoclaves e estufas</td><td>15</td><td>34,6</td><td>30,7</td><td>31,9</td><td rowspan="2">27,0</td></tr>
<tr><td>Bancadas e outros locais</td><td>45</td><td>29,6</td><td>23,4</td><td>25,3</td></tr>
<tr><td rowspan="2">..
(___/___/___)</td><td>Autoclaves e estufas</td><td>15</td><td>34,3</td><td>30,2</td><td>31,4</td><td rowspan="2">26,7</td></tr>
<tr><td>Bancadas e outros locais</td><td>45</td><td>29,7</td><td>23,1</td><td>25,1</td></tr>
<tr><td rowspan="2">..
(___/___/___)</td><td>Autoclaves e estufas</td><td>15</td><td>34,4</td><td>30,2</td><td>31,5</td><td rowspan="2">26,8</td></tr>
<tr><td>Bancadas e outros locais</td><td>45</td><td>29,6</td><td>23,3</td><td>25,2</td></tr>
<tr><td rowspan="2">..
(___/___/___)</td><td>Autoclaves e estufas</td><td>15</td><td>34,5</td><td>30,6</td><td>31,8</td><td rowspan="2">26,8</td></tr>
<tr><td>Bancadas e outros locais</td><td>45</td><td>29,4</td><td>23,3</td><td>25,1</td></tr>
<tr><td rowspan="2">..
(___/___/___)</td><td>Autoclaves e estufas</td><td>15</td><td>34,6</td><td>30,7</td><td>31,9</td><td rowspan="2">27,0</td></tr>
<tr><td>Bancadas e outros locais</td><td>45</td><td>29,6</td><td>23,4</td><td>25,3</td></tr>
<tr><td rowspan="2">..
(___/___/___)</td><td>Autoclaves e estufas</td><td>15</td><td>34,7</td><td>30,9</td><td>32,0</td><td rowspan="2">26,8</td></tr>
<tr><td>Bancadas e outros locais</td><td>45</td><td>29,4</td><td>23,4</td><td>25,1</td></tr>
<tr><td rowspan="2">..
(___/___/___)</td><td>Autoclaves e estufas</td><td>15</td><td>34,7</td><td>30,7</td><td>31,9</td><td rowspan="2">27,0</td></tr>
<tr><td>Bancadas e outros locais</td><td>45</td><td>29,8</td><td>23,5</td><td>25,4</td></tr>
</table>

* $\overline{\text{IBUTG}}$: IBUTG médio ponderado para uma hora.

Taxa de metabolismo (de acordo com a NR-15):

<table>
<tr><th>Local</th><th>Tipo de atividade</th><th>Regime de trabalho</th><th>Taxa de metabolismo (kcal/h)</th><th>$\overline{M}$</th><th>$\overline{IBUTG}$ máximo permissível (ºC)</th></tr>
<tr><td>Auto-claves e estufas</td><td>Atividade moderada: de pé, trabalho moderado em máquina, com alguma movimentação</td><td rowspan="2">15 minutos, ao alcance das fontes de calor (autoclaves e estufas); 45 minutos, em ambiente térmico mais ameno, fora do alcance das fontes de calor, exercendo atividade leve**</td><td>220</td><td rowspan="2"></td><td rowspan="2">30,5</td></tr>
<tr><td>Bancadas e outros locais</td><td>Atividade leve: de pé, trabalho leve em bancada, principalmente com os braços</td><td>150</td></tr>
</table>

* $\overline{M}$: taxa de metabolismo média para uma hora.

** A base de cálculo de 60 minutos é representativa de toda a jornada.

Conclusão: O limite de tolerância não foi ultrapassado para nenhum dos trabalhadores.

Medidas de controle já existentes

Medidas de controle já existentes:
Coletivas: ventilação exaustora; limpeza e desinfecção (esta sempre que necessária); lava-olhos; uso de recipientes de plásticos e com tampa para imersão dos materiais a serem esterilizados; descarte adequado de materiais perfurocortantes e de outros resíduos; precauções-padrão, de contato, para gotículas e para aerossóis;
Administrativas: ordens de serviço; inspeção durante a execução das tarefas, com correção de desvios; documentos contendo as rotinas de trabalho; sinalização;
Individuais: capacitação (inicial e continuada) sobre exposição a agentes biológicos; uso de EPIs; vacinação.

EPIs indicados para a função

<table>
<tr><th>Descrição</th><th>CA</th><th>Indicação</th></tr>
<tr><td>Calçado de segurança</td><td></td><td rowspan="2">Uso geral</td></tr>
<tr><td>Luvas de procedimento</td><td></td></tr>
<tr><td>Luvas para proteção térmica de cano longo</td><td></td><td>Tarefas envolvendo água quente, autoclave e estufa</td></tr>
<tr><td>Gorro*</td><td></td><td>Para proteção dos cabelos da contaminação por aerossóis e de respingos de sangue e outros fluidos corpóreos</td></tr>
<tr><td>Avental impermeável* (de polietileno ou polipropileno)</td><td></td><td>Manuseio de hipoclorito de sódio a 1%</td></tr>
<tr><td>Luvas de borracha</td><td></td><td rowspan="2"></td></tr>
<tr><td>Óculos de segurança, de ampla visão, com proteção lateral e válvulas para ventilação</td><td></td></tr>
</table>

* Podem ser laváveis ou descartáveis. A lavagem deve ser precedida de desinfecção com hipoclorito de sódio a 1,0%.

Planilha 8

Data:

Setor: Internação — Clínica Médica	**Função:** Técnico(a) de enfermagem
N. de trabalhadores expostos na função: 48	**Carga horária:** 44 horas semanais (12 x 36)

Caracterização das atividades: Receber os pacientes encaminhados ao setor; auxiliar os médicos durante os atendimentos; verificar sinais vitais; fazer procedimentos de enfermagem, como curativos, administração de medicamentos, nebulização etc.; encaminhar os pacientes para o setor adequado após a liberação do médico; registrar dados colhidos durante a assistência e todos os procedimentos executados em formulário próprio; descartar os resíduos conforme as diretrizes do "Plano de Gerenciamento de Resíduos de Serviços de Saúde".

Riscos	Avaliação qualitativa	Avaliação quantitativa	Caracterização do tipo de exposição	Fontes geradoras
Físicos	Não detectados	—	—	—
Químicos	Não detectados	—	—	—
Biológicos	Micro-organismos	—	Habitual; estimativa de risco: ver abaixo	Pacientes, fômites e material utilizado durante a assistência

Riscos	Trajetória e meios de propagação	Metodologia de avaliação	Possíveis danos à saúde (literatura técnica)	Danos à saúde encontrados (dados da empresa)
Micro-organismos*	Onidirecional; dispersão aérea e por materiais contaminados	Qualitativa**	Infecções diversas	Exposição acidental a agentes biológicos (sem soroconversão); tuberculose pulmonar

* Relacionados no subitem "Identificação dos riscos biológicos mais prováveis".

** Descrição nos subitens "Identificação dos riscos biológicos mais prováveis" e "Avaliação do local de trabalho e do trabalhador".

Matriz de estimativa de risco (ver subitem 6.3 do documento-base)

Riscos	Probabilidade	Consequências	Categoria do risco
Micro-organismos	Alta	Extremamente danoso	INTOLERÁVEL

Medidas de controle já existentes

Coletivas: ventilação natural; quarto de isolamento para pacientes com doenças infectocontagiosas; limpeza e desinfecção concorrente (esta sempre que necessária) e terminal; descarte adequado de materiais perfurocortantes e de outros resíduos; precauções-padrão, de contato, para gotículas e para aerossóis;
Administrativas: ordens de serviço; inspeção durante a execução das tarefas, com correção de desvios; documentos contendo as rotinas de trabalho; sinalização;
Individuais: capacitação (inicial e continuada) sobre exposição a agentes biológicos; uso de EPIs; vacinação.

EPIs indicados para a função: os mesmos descritos na planilha 5.

Planilha 9

Data:

Setor: Internação — Clínica Pediátrica	**Função:** Técnico(a) de enfermagem
N. de trabalhadores expostos na função: 40	**Carga horária:** 44 horas semanais (12 x 36)

Caracterização das atividades: Receber os pacientes encaminhados ao setor; auxiliar o médico durante os atendimentos; verificar sinais vitais; fazer procedimentos de enfermagem, como curativos, administração de medicamentos, nebulização etc.; encaminhar os pacientes para o setor adequado após a liberação do médico; registrar dados colhidos durante a assistência e todos os procedimentos executados em formulário próprio; descartar os resíduos conforme as diretrizes do "Plano de Gerenciamento de Resíduos de Serviços de Saúde".

Riscos	Avaliação qualitativa	Avaliação quantitativa	Caracterização do tipo de exposição	Fontes geradoras
Físicos	Não detectados	—	—	—
Químicos	Não detectados	—	—	—
Biológicos	Micro-organismos	—	Habitual; estimativa de risco: ver abaixo	Pacientes, fômites e material utilizado durante a assistência

Riscos	Trajetória e meios de propagação	Metodologia de avaliação	Possíveis danos à saúde (literatura técnica)	Danos à saúde encontrados (dados da empresa)
Micro-organismos*	Onidirecional; dispersão aérea e por materiais contaminados	Qualitativa**	Infecções diversas	Exposição acidental a agentes biológicos (sem soroconversão); sepse

* Relacionados no subitem "Identificação dos riscos biológicos mais prováveis".

** Descrição nos subitens "Identificação dos riscos biológicos mais prováveis" e "Avaliação do local de trabalho e do trabalhador".

Matriz de estimativa de risco (ver subitem 6.3 do documento-base)

Riscos	Probabilidade	Consequências	Categoria do risco
Micro-organismos	Alta	Extremamente danoso	INTOLERÁVEL

Medidas de controle já existentes

Coletiva: ventilação natural; quarto de isolamento para pacientes com doenças infectocontagiosas; limpeza e desinfecção concorrente (esta sempre que necessária) e terminal; descarte adequado de materiais perfurocortantes e de outros resíduos; precauções-padrão, de contato, para gotículas e para aerossóis;

Administrativas: ordens de serviço; inspeção durante a execução das tarefas, com correção de desvios; documentos contendo as rotinas de trabalho; sinalização;

Individuais: capacitação (inicial e continuada) sobre exposição a agentes biológicos; uso de EPIs; vacinação.

EPIs indicados para a função: os mesmos descritos na planilha 5.

Planilha 10

Data:

Setor: Lavanderia	**Função:** Auxiliar de lavanderia
N. de trabalhadores expostos na função: 7	**Carga horária:** 44 horas semanais

Caracterização das atividades: Recolher e transportar a roupa suja até a lavanderia; processar a roupa suja para lavá-la; processar a roupa limpa (passar, fazer pequenos reparos, armazenar) e distribuí-la para os setores do estabelecimento.

Riscos	Avaliação qualitativa	Avaliação quantitativa	Caracterização do tipo de exposição	Fontes geradoras
Físicos	Calor	IBUTG: 25,6ºC*	Habitual; consideração técnica da exposição: ver abaixo. Obs.: somente na área limpa.	Calandras, máquinas de lavar, secadoras
	Ruído	NEN = 76,8 dB(A)*; dose: 32,1%	Habitual; consideração técnica da exposição: ver abaixo	Máquinas de lavar, secadoras
Químicos	Hipoclorito de sódio	—	Consideração técnica da exposição: ver abaixo (obs.: somente na área suja)	Manuseio dos produtos durante o processo de lavagem
	Sabão em pó (alquilbenzenossulfonatos de sódio de cadeia linear), com aditivo alcalino	—		
	Neutralizantes	—		
	Amaciantes	—		
Biológicos	Micro-organismos	—	Habitual; estimativa de risco: ver abaixo	Pacientes e roupas a serem lavadas

*O resultado apresentado refere-se ao valor mais alto obtido nas avaliações (ver abaixo).

Riscos	Trajetória e meios de propagação	Metodologia de avaliação	Possíveis danos à saúde (literatura técnica)	Danos à saúde encontrados (dados da empresa)
Calor	Onidirecional; propagação em meios aéreo, sólido e líquido e por radiação (que não necessita de um meio físico)	Quantitativa (NR-15 e NHO 06)	Fadiga, exaustão, desidratação, câimbras do calor; choque térmico, doenças das glândulas sudoríparas, alterações cardiovasculares	Nenhum
Ruído	Onidirecional; propagação em meio aéreo e sólido	Quantitativa (NR-15 e NHO 01)	Perda auditiva (temporária, permanente); trauma acústico; estresse; hipertensão arterial; alterações cardiovasculares; irritabilidade; fadiga; prejuízo da comunicação verbal; redução da capacidade de trabalho; maior dificuldade para fazer tarefas que exigem mais concentração e atenção para detalhes	Nenhum

Riscos	Trajetória e meios de propagação	Metodologia de avaliação	Possíveis danos à saúde (literatura técnica)	Danos à saúde encontrados (dados da empresa)
Hipoclorito de sódio, sabão, detergente em pó, neutralizantes, amaciantes	Sem propagação no meio ambiente (não ocorre formação de aerodispersoides); sem contato cutâneo com os trabalhadores	Qualitativa	Em casos de respingos: irritação da pele, olhos ou mucosas; dermatite de contato	Nenhum
Micro-organismos*	Onidirecional; dispersão aérea e por materiais contaminados	Qualitativa**	Infecções diversas	Nenhum

* Relacionados no subitem "Identificação dos riscos biológicos mais prováveis".

** Descrição nos subitens "Identificação dos riscos biológicos mais prováveis" e "Avaliação do local de trabalho e do trabalhador".

Matriz de estimativa de risco

Riscos	Probabilidade	Consequências	Categoria do risco
Calor	Baixa	Danoso	TOLERÁVEL
Micro-organismos	Média	Extremamente danoso	IMPORTANTE
Hipoclorito de sódio, sabão em pó, neutralizantes, amaciantes	Baixa	Levemente danoso	TRIVIAL

Risco	LEO	Consideração técnica da exposição	Situação da exposição
Ruído	85,0 dB(A)	Entre 10 e 50% do LEO	BAIXA

Avaliação da exposição ao ruído

Foi feita conforme descrito na planilha 7, com o mesmo audiodosímetro.

A avaliação compreendeu 100% da jornada efetiva de trabalho. Os dados obtidos estão anexos a este PPRA, sob a forma de histogramas. Estes mostram as datas e os períodos das avaliações.

Foram detectados dois grupos homogêneos: um, constituído de duas trabalhadoras que trabalham na calandra; outro, também com duas trabalhadoras, que fazem tarefas nas máquinas de lavar e nas secadoras. Os resultados obtidos foram os seguintes:

1º grupo (calandra)

Trabalhadora (data da avaliação)	Nível de exposição normalizado (NEN)	Dose (%)
.... (___/___/___)	76,2 dB(A)	29,5
.... (___/___/___)	76,8 dB(A)	32,1

2º grupo (máquinas de lavar e secadoras)

Trabalhadora (data da avaliação)	Nível de exposição normalizado (NEN)	Dose (%)
.... (___/___/___)	75,4 dB(A)	26,4
.... (___/___/___)	75,8 dB(A)	27,9

Conclusão: O NEN encontra-se abaixo do nível de ação para todos os trabalhadores.

Avaliação da sobrecarga térmica

Foi feita pelo índice IBUTG, conforme explicado na planilha 7.

Foram detectados dois grupos homogêneos: um, constituído de duas trabalhadoras que trabalham na calandra; outro, também com duas trabalhadoras, que fazem tarefas nas máquinas de lavar e nas secadoras. Foi avaliada a exposição de ambas as trabalhadoras em cada grupo em jornadas típicas de trabalho, no local onde permanece cada trabalhadora, à altura da região do corpo mais atingida. Os resultados obtidos foram os seguintes:

1º grupo — calandra: trata-se de trabalho intermitente com pausas no próprio local de prestação do serviço; tipo de atividade: moderada (de pé, trabalho moderado em máquina, com alguma movimentação)

Trabalhadora (data da avaliação)	Tempo de exposição (minutos)*	tg (ºC)	tbn (ºC)	IBUTG (ºC)
.... (___/___/___)	60	29,0	24,1	25,6
.... (___/___/___)	60	28,8	24,0	25,4

** A base de cálculo de 60 minutos é representativa de toda a jornada.

2º grupo — máquinas de lavar e secadoras: trata-se de trabalho intermitente com pausas no próprio local de prestação do serviço; tipo de atividade: moderada (de pé, trabalho moderado em máquina, com alguma movimentação)

Trabalhadora (data da avaliação)	Tempo de exposição (minutos)*	tg (ºC)	tbn (ºC)	IBUTG (ºC)
.... (___/___/___)	60	26,5	22,0	23,1
.... (___/___/___)	60	26,7	22,2	23,5

** A base de cálculo de 60 minutos é representativa de toda a jornada.

Conclusão: Consta no Quadro 1 da NR-15 que, para atividade moderada, é permitido o trabalho contínuo para IBUTG de até 26,7ºC. Como esse valor não foi atingido, para nenhuma das trabalhadoras expostas, o limite de tolerância não foi ultrapassado.

Medidas de controle já existentes

Coletivas: ventilação exaustora (geral e na calandra); quarto de isolamento para pacientes com doenças infectocontagiosas; acondicionamento da roupa suja em saco íntegro e fechado, de plástico, de uso único, ou de tecido; manipulação mínima da roupa; limpeza e desinfecção do recipiente de sustentação dos sacos com a roupa suja; recipientes fechados com tampa, disponíveis nas unidades, para acondicionar roupa suja de banheiro e de leitos; uso de carro exclusivo, identificado, para transporte de roupa suja; lavagem e desinfecção diária, após o último recolhimento do dia, do carro de transporte; proibição de trabalhadores do setor de entrar em quartos de isolamento (recebem a roupa suja na porta); limpeza e desinfecção (esta sempre que necessária); descarte adequado de materiais perfurocortantes e de outros resíduos;
Administrativas: ordens de serviço; inspeção durante a execução das tarefas, com correção de desvios; documentos contendo as rotinas de trabalho; sinalização;
Individuais: capacitação (inicial e continuada) sobre exposição a agentes biológicos; uso de EPIs; vacinação.

EPIs indicados para a função

Descrição*	CA	Indicação
luvas de borracha, de cano longo (não usar luvas de látex, cirúrgicas ou de procedimento, pois são frágeis)		Para coleta, transporte e processamento de roupa suja**
avental impermeável de manga longa		
botas		
gorro ou toucas		
óculos de segurança, de ampla visão, com proteção lateral e válvulas para ventilação		
gorro ou toucas		No processamento da roupa na área limpa da lavanderia
calçado fechado (ou botas quando não houver lavadora extratora)		
avental impermeável de manga longa***		

* Os EPIs que não são descartáveis (botas, luvas e aventais) devem ser submetidos diariamente a limpeza — com água e sabão — e desinfecção — com hipoclorito de sódio 1%. Após o emprego deste, enxaguar abundantemente para retirar qualquer resíduo do produto.

** Na área suja, também é necessário o uso de máscaras cirúrgicas (que não constituem um EPI por falta de CA).

*** Quando houver lavadora extratora, tal avental é desnecessário.

Planilha 11

Data:

Setor: Limpeza e Higienização	**Função:** Auxiliar de limpeza e higienização
N. de trabalhadores expostos na função: 22	**Carga horária:** 44 horas semanais (12 x 36)

Caracterização das atividades: Fazer a limpeza e higienização das dependências e dos móveis; recolher resíduos para descarte

Riscos	Avaliação qualitativa	Avaliação quantitativa	Caracterização do tipo de exposição	Fontes geradoras
Físicos	Não detectados	—	—	—
Químicos	Hipoclorito de sódio a 1%	—	Intermitente*; estimativa de risco: ver abaixo	Manuseio do produto
	Sabão em pó			
Biológicos	Micro-organismos	—	Habitual; estimativa de risco: ver abaixo	Pacientes, fômites e material utilizado durante a assistência

Riscos	Trajetória e meios de propagação	Metodologia de avaliação	Possíveis danos à saúde (literatura técnica)	Danos à saúde encontrados (dados da empresa)
Micro-organismos**	Onidirecional; dispersão aérea e por materiais contaminados	Qualitativa***	Infecções diversas	Exposição acidental a agentes biológicos (sem soroconversão); varicela
Hipoclorito de sódio a 1%	Onidirecional; dispersão aérea; contato (pele e mucosas)	Qualitativa	Irritação ou queimadura (somente com contato prolongado) da pele e, se inalado em altas concentrações, das vias aéreas	Nenhum
Sabão em pó	Contato (pele e mucosas)	Qualitativa	Em casos de respingos: irritação da pele, olhos ou mucosas; dermatite de contato	Nenhum

* Intermitente: que apresenta interrupções ou suspensões; não contínuo.
** Relacionados no subitem "Identificação dos riscos biológicos mais prováveis".
*** Descrição nos subitens "Identificação dos riscos biológicos mais prováveis" e "Avaliação do local de trabalho e do trabalhador".

Matriz de estimativa de risco (ver subitem 6.3 do documento-base)

Riscos	Probabilidade	Consequências	Categoria do risco
Micro-organismos	Alta	Extremamente danoso	INTOLERÁVEL
Hipoclorito de sódio a 1 %	Baixa	Levemente danoso	TRIVIAL
Sabão em pó	Baixa	Levemente danoso	TRIVIAL

Medidas de controle já existentes

Coletivas: ventilação natural; adoção de boas práticas de trabalho; quarto de isolamento para pacientes com doenças infectocontagiosas; limpeza e desinfecção concorrente (esta sempre que necessária) e terminal; descarte adequado de materiais perfurocortantes e de outros resíduos; precauções-padrão, de contato, para gotículas e para aerossóis; sinalização (para chamar atenção para piso molhado ou para delimitar áreas onde a limpeza estiver sendo feita);
Administrativas: ordens de serviço; inspeção durante a execução das tarefas, com correção de desvios; documentos contendo as rotinas de trabalho; sinalização;
Individuais: capacitação (inicial e continuada) sobre exposição a agentes biológicos; uso de EPIs; vacinação.

EPIs indicados para a função

Descrição	CA	Indicação
Máscara PFF2		Quando necessárias precauções para aerossóis
Avental impermeável, de PVC, com comprimento abaixo dos joelhos e mangas compridas		Quando houver possibilidade de contato com sangue e outros fluidos corpóreos e com superfícies contaminadas
Óculos de segurança, de ampla visão, com proteção lateral e válvulas para ventilação		Quando houver possibilidade de respingos de sangue e outros fluidos corpóreos
Gorro ou touca		Quando da limpeza de áreas situadas acima do nível da cabeça (para evitar que o couro cabeludo seja atingido por respingos, poeira etc.)
Luvas impermeáveis, de PVC ou borracha, cano longo e antiderrapantes		Uso geral
Botas impermeáveis, de PVC, cano ¾, solado antiderrapante		

Planilha 12

Data:

Setor: Nutrição e Dietética	**Função:** Copeira
N. de trabalhadores expostos na função: 8	**Carga horária:** 44 horas semanais

Caracterização das atividades: Distribuir refeições; recolher, lavar e guardar bandejas, louças e talheres após as refeições; manter ordem e a limpeza no local de trabalho de acordo com procedimentos prescritos.

Riscos	Avaliação qualitativa	Avaliação quantitativa	Caracterização do tipo de exposição	Fontes geradoras
Físicos	Ruído	NEN = 74,0 dB(A)*; dose: 21,80%	Intermitente; consideração técnica da exposição: ver abaixo	manuseio de utensílios, lava-louças, fatiadeira de frios, cortadeira de legumes, ruído de fundo
Químicos	Hipoclorito de sódio a 1%	—	Intermitente; consideração técnica da exposição: ver abaixo	Manuseio do agente
	Detergente líquido (ácido sulfônico + aditivos neutralizantes)			
Biológicos	Micro-organismos	—	Habitual; estimativa de risco: ver abaixo	Pacientes; utensílios usados pelos pacientes; restos alimentares

* O resultado apresentado refere-se ao valor mais alto obtido nas avaliações (ver abaixo).

Riscos	Trajetória e meios de propagação	Metodologia de avaliação	Possíveis danos à saúde (literatura técnica)	Danos à saúde encontrados (dados da empresa)
Ruído	Onidirecional; propagação em meio aéreo e sólido	Quantitativa (NR-15 e NHO 01)	Perda auditiva (temporária, permanente); trauma acústico; estresse; hipertensão arterial; alterações cardiovasculares; irritabilidade; fadiga; prejuízo da comunicação verbal	Nenhum
Micro-organismos*	Onidirecional; dispersão aérea e por materiais contaminados	Qualitativa**	Infecções diversas	Nenhum
Hipoclorito de sódio a 1%	Onidirecional; dispersão aérea; contato (pele e mucosas)	Qualitativa	Irritação ou queimadura (somente com contato prolongado) da pele e, se inalado em altas concentrações, das vias aéreas	Nenhum
Detergente líquido	Contato (pele e mucosas)	Qualitativa	Em casos de respingos: irritação da pele, olhos e mucosas	Nenhum

* Relacionados no subitem "Identificação dos riscos biológicos mais prováveis".

** Descrição nos subitens "Identificação dos riscos biológicos mais prováveis" e "Avaliação do local de trabalho e do trabalhador".

Matriz de estimativa de risco (ver subitem 6.3 do documento-base)

Riscos	Probabilidade	Consequências	Categoria do risco
Micro-organismos	Média	Extremamente danoso	IMPORTANTE
Hipoclorito de sódio a 1 %	Baixa	Levemente danoso	TRIVIAL
Detergente líquido	Baixa	Levemente danoso	TRIVIAL

Risco	LEO	Consideração técnica da exposição	Situação da exposição
Ruído	85,0 dB(A)	Entre 10 e 50% do LEO	BAIXA

Avaliação da exposição ao ruído

Foi feita conforme descrito na planilha 7, com o mesmo audiodosímetro.

A avaliação compreendeu 100% da jornada efetiva de trabalho. Os dados obtidos estão anexos a este PPRA, sob a forma de histogramas. Estes mostram as datas e os períodos das avaliações.

Grupo homogêneo: as oito copeiras do setor. Foi avaliada a exposição de sete delas, escolhidas aleatoriamente, em jornadas típicas de trabalho. Os resultados obtidos foram os seguintes:

Trabalhadora (data da avaliação)	Nível de exposição normalizado (NEN)	Dose (%)
.... (___/___/___)	73,6 dB(A)	20,6
.... (___/___/___)	73,8 dB(A)	21,2
.... (___/___/___)	73,2 dB(A)	19,5
.... (___/___/___)	74,0 dB(A)	21,8
.... (___/___/___)	73,3 dB(A)	19,7
.... (___/___/___)	73,6 dB(A)	20,6
.... (___/___/___)	73,9 dB(A)	21,5

Medidas de controle já existentes

Coletivas: ventilação natural; precauções-padrão, para gotículas e para aerossóis; limpeza e desinfecção concorrente (esta sempre que necessária) e terminal; precauções-padrão, de contato, para gotículas e para aerossóis; descarte adequado dos resíduos;
Administrativas: ordens de serviço; inspeção durante a execução das tarefas, com correção de desvios; documentos contendo as rotinas de trabalho; sinalização;
Individuais: capacitação (inicial e continuada) sobre exposição a agentes biológicos; uso de EPIs; vacinação.

EPIs indicados para a função

Descrição	CA	Indicação
Calçado de segurança		Uso geral
Luvas para proteção térmica		Para manuseio e transporte de utensílios aquecidos
Botas de borracha		Para limpeza e higienização de pisos, paredes e bancadas
Luvas de PVC		Quando em contato com água e produtos de limpeza
Avental impermeável, de PVC		Quando houver risco de molhamento (preparo de verduras e legumes e durante limpeza)
Botas impermeáveis, de PVC, cano ¾, solado antiderrapante		Para limpeza e higienização de pisos, paredes e bancadas

Planilha 13

Data:

Setor: Nutrição e Dietética	**Função:** Cozinheira
N. de trabalhadores expostos na função: 4	**Carga horária:** 44 horas semanais (12 x 36)

Caracterização das atividades: Lavar e preparar produtos alimentícios; fazer limpeza e desinfecção de vasilhames, pisos, paredes, pias e fogões.

Riscos	Avaliação qualitativa	Avaliação quantitativa	Caracterização do tipo de exposição	Fontes geradoras
Físicos	Calor	IBUTG: 28,2ºC*	Habitual; estimativa de risco: ver abaixo	Fogões, fornos
	Ruído	NEN = 75,4 dB(A)*; dose: 26,4%	Intermitente; consideração técnica da exposição: ver abaixo	Manuseio de utensílios, exaustor, ruído de fundo
Químicos	Detergente líquido (ácido sulfônico + aditivos neutralizantes)	—	Intermitente; consideração técnica da exposição: ver abaixo	Manuseio do agente
Biológicos	Não detectados**	—	—	—

* O resultado apresentado refere-se ao valor mais alto obtido nas avaliações (ver abaixo).

** As cozinheiras não têm contato com pacientes. Considerou-se que não há exposição a riscos biológicos durante a manipulação de carnes, já que estas são adquiridas de frigoríficos onde passaram por inspeção pelo Serviço de Inspeção Federal (SIF), do Ministério da Agricultura, Pecuária e Abastecimento.

Riscos	Trajetória e meios de propagação	Metodologia de avaliação	Possíveis danos à saúde (literatura técnica)	Danos à saúde encontrados (dados da empresa)
Calor	Onidirecional; propagação em meios aéreo, sólido e líquido	Quantitativa (NR-15 e NHO 06)	Fadiga, exaustão, desidratação, câimbras do calor; choque térmico, doenças das glândulas sudoríparas, alterações cardiovasculares	Nenhum
Detergente líquido	Contato (pele e mucosas)	Qualitativa	Em casos de respingos: irritação da pele, olhos e mucosas	Nenhum

Matriz de estimativa de risco (ver subitem 6.3 do documento-base)

Riscos	Probabilidade	Consequências	Categoria do risco
Calor	Baixa	Danoso	TOLERÁVEL
Detergente líquido	Baixa	Levemente danoso	TRIVIAL

Risco	LEO	Consideração técnica da exposição	Situação da exposição
Ruído	85,0 dB(A)	Entre 10 e 50% do LEO	BAIXA

Avaliação da exposição ao ruído

Foi feita conforme descrito na planilha 7, com o mesmo audiodosímetro.

A avaliação compreendeu 100% da jornada efetiva de trabalho. Os dados obtidos estão anexos a este PPRA, sob a forma de histogramas. Estes mostram as datas e os períodos das avaliações.

Grupo homogêneo: as quatro cozinheiras do setor. Foi avaliada a exposição de todas elas em jornadas típicas de trabalho. Os resultados obtidos foram os seguintes:

Trabalhadora (data da avaliação)	Nível de exposição normalizado (NEN)	Dose (%)
.... (___/___/___)	75,0 dB(A)	25,0
.... (___/___/___)	75,4 dB(A)	26,4
.... (___/___/___)	74,8 dB(A)	24,3
.... (___/___/___)	75,2 dB(A)	25,7

Conclusão: O NEN encontra-se abaixo do nível de ação para todos os trabalhadores.

Avaliação da sobrecarga térmica

Foi feita pelo índice IBUTG, conforme explicado na planilha 7.

Grupo homogêneo: as quatro cozinheiras do setor. Foi avaliada a exposição de todas elas em jornadas típicas de trabalho. Os resultados obtidos foram os seguintes:

Trabalhador (data da avaliação)	Local	Tempo de exposição (minutos)	tg (°C)	tbn (°C)	IBUTG (°C)	$\overline{\text{IBUTG}}$* (°C)
.... (___/___/___)	Fogão ind., fornos	30	31,5	26,0	27,6	25,8
	Bancadas	30	27,3	22,4	23,9	
.... (___/___/___)	Fogão ind., fornos	30	32,0	26,5	28,1	26,2
	Bancadas	30	27,4	23,0	24,3	
.... (___/___/___)	Fogão ind., fornos	30	31,9	26,5	32,0	28,2
	Bancadas	30	27,5	23,0	24,4	
.... (___/___/___)	Fogão ind., fornos	30	31,6	26,0	32,0	27,9
	Bancadas	30	27,2	22,3	23,8	

Taxa de metabolismo (de acordo com a NR-15):

Local	Tipo de atividade	Regime de trabalho	Taxa de metabolismo (kcal/h)	$\overline{M}$ (kcal/h)	$\overline{\text{IBUTG}}$ máximo permissível (°C)
Fogão industrial, fornos	Atividade moderada: de pé, trabalho moderado em bancada ou máquina, com alguma movimentação	30 minutos, ao alcance das fontes de calor (fogão e fornos); 30 minutos, em ambiente térmico mais ameno, fora do alcance das fontes de calor*	220	220	28,5
Bancadas e outros locais	Atividade moderada: de pé, trabalho moderado em bancada ou máquina, com alguma movimentação		220		

* A base de cálculo de 60 minutos é representativa de toda a jornada.

Conclusão: O limite de tolerância **não** foi ultrapassado para nenhum dos trabalhadores.

Medidas de controle já existentes

Coletivas: ventilação natural; quarto de isolamento para pacientes com doenças infectocontagiosas; limpeza e desinfecção (esta sempre que necessária); descarte adequado dos resíduos;
Administrativas: ordens de serviço; inspeção durante a execução das tarefas, com correção de desvios; documentos contendo as rotinas de trabalho; sinalização;
Individuais: treinamentos; uso de EPIs; vacinação.

EPIs indicados para a função

Descrição	CA	Indicação
Calçado de segurança		Uso geral
Luvas para proteção térmica		Para manuseio e transporte de utensílios aquecidos
Luva de malha de aço		Para o corte de alimentos (usar na mão que não estiver empunhando a faca)
Luvas de PVC		Quando em contato com água e produtos de limpeza
Avental para proteção térmica		Para tarefas junto ao fogão e fritadeiras
Avental impermeável, de PVC		Quando houver risco de molhamento (preparo de verduras e legumes e durante limpeza)
Óculos de segurança de ampla visão		Para frituras
Botas de borracha		Para limpeza e higienização de pisos, paredes e bancadas

Planilha 14

Data:

Setor: Nutrição e Dietética	**Função:** Nutricionista
N. de trabalhadores expostos na função: 1	**Carga horária:** 44 horas semanais

Caracterização das atividades: Planejar e supervisionar o serviço de nutrição do hospital; controlar a estocagem, preparação, conservação e distribuição dos alimentos; avaliar o estado nutricional de pacientes; elaborar cardápios e dietas especiais; ministrar treinamentos específicos de sua área para o pessoal auxiliar do setor.

Riscos	Avaliação qualitativa	Avaliação quantitativa	Tipo de exposição	Fontes geradoras
Físicos	Não detectados	—	—	—
Químicos	Não detectados	—	—	—
Biológicos	Micro-organismos	—	Habitual; estimativa de risco: ver abaixo	Pacientes, fômites e material utilizado durante a assistência

Riscos	Trajetória e meios de propagação	Metodologia de avaliação	Possíveis danos à saúde (literatura técnica)	Danos à saúde encontrados (dados da empresa)
Micro-organismos*	Onidirecional; dispersão aérea e por materiais contaminados	Qualitativa**	Infecções diversas	Nenhum

* Relacionados no subitem "Identificação dos riscos biológicos mais prováveis".
** Descrição nos subitens "Identificação dos riscos biológicos mais prováveis" e "Avaliação do local de trabalho e do trabalhador".

Matriz de estimativa de risco (ver subitem 6.3 do documento-base)

Riscos	Probabilidade	Consequências	Categoria do risco
Micro-organismos	Média	Extremamente danoso	IMPORTANTE

Medidas de controle já existentes

Coletivas: ventilação natural; limpeza e desinfecção concorrente (esta sempre que necessária) e terminal; precauções-padrão, de contato, para gotículas e para aerossóis; descarte adequado dos resíduos; **Administrativas:** ordens de serviço; inspeção durante a execução das tarefas, com correção de desvios; documentos contendo as rotinas de trabalho; sinalização; **Individuais:** capacitação (inicial e continuada) sobre exposição a agentes biológicos; uso de EPIs; vacinação.

EPIs indicados para a função: os mesmos descritos na planilha 5.

Planilha 15

Data:

Setor: Radiologia	**Função:** Técnico(a) em radiologia
N. de trabalhadores expostos na função: 9	**Carga horária:** 24 horas semanais (há uma carga horária adicional, pois alguns técnicos ficam também de sobreaviso)

Caracterização das atividades: Receber os pacientes encaminhados ao setor; registrar dados referentes aos exames realizados; orientar pacientes ou acompanhantes sobre os exames; fazer ajustes no aparelho de raios X de acordo com a técnica de cada exame; posicionar paciente e filme adequadamente; radiografar o paciente de acordo com a solicitação médica; revelar filmes; descartar os resíduos conforme as diretrizes do "Plano de Gerenciamento de Resíduos de Serviços de Saúde".

Riscos	Avaliação qualitativa	Avaliação quantitativa	Tipo de exposição	Fontes geradoras
Físicos	Raios X	—	Habitual; estimativa de risco: ver abaixo	Aparelho de raios X
Químicos	Não detectados	—	—	—
Biológicos	Micro-organismos	—	Habitual; estimativa de risco: ver abaixo	Pacientes

Riscos	Trajetória e meios de propagação	Metodologia de avaliação	Possíveis danos à saúde (literatura técnica)	Danos à saúde encontrados (dados da empresa)
Raios X	Onidirecional; propagação aérea	Qualitativa (NHO 05)*	Efeitos crônicos: catarata, anemia, leucemia, câncer, genéticos (mutações nas células reprodutoras), radiodermite; efeitos agudos: queda de cabelo, fadiga, febre, diarreia, inapetência, sangramentos, morte	Sem danos aparentes até o momento; ver relatório de doses individuais de radiação abaixo (houve um caso em que a dose atingiu o nível de investigação****)
Micro-organismos**	Onidirecional; dispersão aérea e por materiais contaminados	Qualitativa***	Infecções diversas	Nenhum

* Norma de Higiene Ocupacional (NHO) 05, da FUNDACENTRO (Procedimento Técnico. Avaliação da Exposição Ocupacional aos Raios X nos Serviços de Radiologia). Utilizada com adaptações.

** Relacionados no subitem "Identificação dos riscos biológicos mais prováveis".
*** Descrição nos subitens "Identificação dos riscos biológicos mais prováveis" e "Avaliação do local de trabalho e do trabalhador".
**** Nível de investigação: a partir da dose de 1,2 mSv.

Matriz de estimativa de risco (ver subitem 6.3 do documento-base)

Riscos	Probabilidade	Consequências	Categoria do risco
Micro-organismos	Média	Extremamente danoso	IMPORTANTE
Raios X	Alta	Extremamente danoso	INTOLERÁVEL

Avaliação da exposição ocupacional aos raios X

a) Características técnicas do aparelho emissor de raios X

Item	Descrição[11]
Identificação do aparelho	Modelo e número de série: ... Fabricante: ...
Identificação do tubo de raios X	Modelo e número de série: ... Fabricante: ...
Finalidade do equipamento	Radiologia médica (convencional e contrastada)
Sistema de colimação	Diafragma regulável e feixe luminoso para colimação do campo de irradiação
Filtração total permanente do feixe útil	Filtro total com espessura de material que proporciona atenuação equivalente a 2,5 mm de alumínio

b) Dados da rotina do serviço

Item	Descrição
Parâmetros máximos de utilização na rotina	$kV_{máx}$ (tensão máxima): ... $I_{máx}$ (intensidade máxima): ... $t_{máx}$ (tempo máximo): ...
Número médio de filmes utilizados por paciente (últimos 12 meses)	...
Número de dias de funcionamento por semana	7
Número médio de pacientes atendidos por dia (últimos 12 meses)	...
Tempo de permanência dos profissionais no serviço	7 técnicos permanecem por 4 horas diárias, de segunda a sábado; 2 por 12 horas cada um, aos domingos.

c) Descrição das áreas — Está em croqui anexo, fazendo parte da planta baixa e memorial descritivo do estabelecimento (anexo ao final deste PPRA).

d) Levantamento radiométrico — Está em anexo ao final deste PPRA.

e) Carga de trabalho (W)[12]

$$W = \frac{\text{tempo de exposição}}{\text{filme}} \times \frac{\text{n. de filmes}}{\text{paciente}} \times \frac{\text{n. de pacientes}}{\text{dia}} \times \frac{\text{n. de dias}}{\text{semana}} = \text{... h/semana}$$

(11) Descrição exemplificativa.

(12) Carga de trabalho (W) é o tempo de exposição semanal, expresso em horas por semana (h/semana).

f) Relatório das leituras dos dosímetros de irradiação individuais (últimos 5 anos)[13]

Ano	Dose efetiva anual (mSv)						
	Técnico 1	Técnico 2	Técnico 3	Técnico 4	Técnico 5	Técnico 6	Técnico 7

Identificação dos técnicos:

Técnico 1: ....

Técnico 2: ....

Técnico 3: ....

Técnico 4: ....

Técnico 5: ....

Técnico 6: ....

Técnico 7: ....

Observações sobre as leituras:

g) Exposição acidental a radiação (com relatório anexo)

Técnico em radiologia	**Quando** (mês e ano)	**Dose de radiação** (mSv)

Medidas de controle já existentes

Coletivas: ventilação natural; precauções-padrão, de contato, para gotículas e para aerossóis; limpeza e desinfecção (esta sempre que necessária); paredes, piso, teto e portas com blindagem; cabine de comando com posicionamento adequado; câmara escura com exaustão localizada e pia com torneira; descarte adequado dos resíduos; **Administrativas:** ordens de serviço; inspeção durante a execução das tarefas, com correção de desvios; documentos contendo as rotinas de trabalho; sinalização na porta de acesso à sala de raios X (cartazes e indicador luminoso); monitoração de radiação de área e individual; **Individuais:** capacitação (inicial e continuada) sobre exposição a agentes biológicos e proteção radiológica; uso de EPIs; vacinação.

(13) A dose efetiva média anual não deve exceder 20 mSv em qualquer período de 5 anos consecutivos, não podendo exceder 50 mSv em nenhum ano.

EPIs indicados para a função

Descrição	CA	Indicação
Calçado de segurança		Uso geral
Jaleco*	—	Uso geral
Luvas de procedimento		Quando houver possibilidade de contato com sangue e outros fluidos corpóreos, com mucosas ou com áreas de pele não íntegra (ferimentos, escaras, feridas cirúrgicas e outros) dos pacientes
Luvas estéreis		Nas mesmas situações descritas para luvas de procedimento, mas quando houver necessidade de proteger também o paciente durante procedimentos invasivos e assépticos
Respirador PFF2		Durante assistência a pacientes com doenças transmitidas por aerossóis
Gorro**		Para proteção os cabelos da contaminação por aerossóis e de respingos de sangue e outros fluidos corpóreos
Óculos de segurança, de ampla visão, com proteção lateral e válvulas para ventilação		Para proteção dos olhos quando houver possibilidade de respingo de sangue e outros fluidos corpóreos
Protetor facial		Nas mesmas situações descritas para óculos de segurança, mas quando houver possibilidade de respingos de sangue em maior volume
Avental plumbífero		Quando for operar aparelho de raios X portátil (radiografias em leitos e na UTI)
Luvas plumbíferas		
Óculos plumbífero		
Protetor de tireoide plumbífero		

* Vestimenta de trabalho, sem CA.

** Pode ser lavável ou descartável. A lavagem deve ser precedida de desinfecção com hipoclorito de sódio a 1,0%.

Planilha 16

Data:

Setor: UTI	**Função:** Técnico(a) de enfermagem
N. de trabalhadores expostos na função: 14	**Carga horária:** 44 horas semanais (12 x 36)

Caracterização das atividades: Receber os pacientes encaminhados ao setor; auxiliar o médico durante os atendimentos; verificar sinais vitais; fazer procedimentos de enfermagem, como curativos, administração de medicamentos, nebulização etc.; encaminhar os pacientes para o setor adequado após a liberação do médico; registrar dados colhidos durante a assistência e todos os procedimentos executados em formulário próprio; descartar os resíduos conforme as diretrizes do "Plano de Gerenciamento de Resíduos de Serviços de Saúde".

Riscos	Avaliação qualitativa	Avaliação quantitativa	Tipo de exposição	Fontes geradoras
Físicos	Não detectados	—	—	—
Químicos	Não detectados	—	—	—
Biológicos	Micro-organismos	—	Habitual; estimativa de risco: ver abaixo	Pacientes, fômites e material utilizado durante a assistência

Riscos	Trajetória e meios de propagação	Metodologia de avaliação	Possíveis danos à saúde (literatura técnica)	Danos à saúde encontrados (dados da empresa)
Micro-organismos*	Onidirecional; dispersão aérea e por materiais contaminados	Qualitativa**	Infecções diversas	Exposição acidental a agentes biológicos (sem soroconversão)

* Relacionados no subitem "Identificação dos riscos biológicos mais prováveis".
** Descrição nos subitens "Identificação dos riscos biológicos mais prováveis" e "Avaliação do local de trabalho e do trabalhador".

Matriz de estimativa de risco (ver subitem 6.3 do documento-base)

Riscos	Probabilidade	Consequências	Categoria do risco
Micro-organismos	Média	Extremamente danoso	INTOLERÁVEL

Medidas de controle já existentes

Coletivas: ventilação natural; limpeza e desinfecção concorrente (esta sempre que necessária) e terminal; descarte adequado de materiais perfurocortantes e de outros resíduos; precauções-padrão, de contato, para gotículas e para aerossóis;
Administrativas: ordens de serviço; inspeção durante a execução das tarefas, com correção de desvios; documentos contendo as rotinas de trabalho; sinalização;
Individuais: capacitação (inicial e continuada) sobre exposição a agentes biológicos; uso de EPIs; vacinação.

EPIs indicados para a função: os mesmos descritos na planilha 5.

Planilha 17

Data:

Setor: UTI	**Função:** Médico(a) plantonista
N. de trabalhadores expostos na função: 14	**Carga horária:** 12 horas semanais (plantões)

Caracterização das atividades: Prestar assistência médica; fazer anotações nos prontuários médicos; prescrever medicamentos e procedimentos; solicitar exames complementares e pareceres de outros colegas; controlar aparelhos médicos como monitores, respiradores artificiais e aspiradores; fazer procedimentos invasivos, como instalar cateteres, entubar e outros.

Riscos	Avaliação qualitativa	Avaliação quantitativa	Tipo de exposição**	Fontes geradoras
Físicos	Não detectados	—	—	—
Químicos	Não detectados	—	—	—
Biológicos	Micro-organismos	—	Habitual; estimativa de risco: ver abaixo	Pacientes, fômites e material utilizado durante a assistência

Riscos	Trajetória e meios de propagação	Metodologia de avaliação	Possíveis danos à saúde (literatura técnica)	Danos à saúde encontrados (dados da empresa)
Micro-organismos*	Onidirecional; dispersão aérea e por materiais contaminados	Qualitativa**	Infecções diversas	Exposição acidental a agentes biológicos (sem soroconversão)

* Relacionados no subitem "Identificação dos riscos biológicos mais prováveis".
** Descrição nos subitens "Identificação dos riscos biológicos mais prováveis" e "Avaliação do local de trabalho e do trabalhador".

Matriz de estimativa de risco (ver subitem 6.3 do documento-base)

Riscos	Probabilidade	Consequências	Categoria do risco
Micro-organismos	Média	Extremamente danoso	INTOLERÁVEL

Medidas de controle já existentes

Coletivas: ventilação natural; limpeza e desinfecção concorrente (esta sempre que necessária) e terminal; descarte adequado de materiais perfurocortantes e de outros resíduos; precauções-padrão, de contato, para gotículas e para aerossóis; **Administrativas:** ordens de serviço; inspeção durante a execução das tarefas, com correção de desvios; documentos contendo as rotinas de trabalho; sinalização; **Individuais:** capacitação (inicial e continuada) sobre exposição a agentes biológicos; uso de EPIs; vacinação.

EPIs indicados para a função: os mesmos descritos na planilha 5.

Nas páginas seguintes, a exposição aos riscos biológicos é contemplada de acordo com as exigências da NR-32. São abordados os seguintes itens:

I) **Identificação dos riscos biológicos mais prováveis**, em função da localização geográfica, da característica do serviço de saúde e das tarefas desempenhadas em seus setores e das informações prestadas pela CCIH, considerando fontes de exposição e reservatórios, vias de transmissão e de entrada, transmisssibilidade, patogenicidade e virulência do agente, persistência do agente biológico no ambiente, estudos epidemiológicos ou dados estatísticos e outras informações específicas, conforme exigido pelo inciso I do subitem 32.2.2.1 da NR-32.

II) **avaliação do local de trabalho e do trabalhador**, considerando a finalidade e descrição do local de trabalho, a organização e procedimentos de trabalho, a possibilidade de exposição, a descrição das atividades e funções de cada local de trabalho e as medidas preventivas aplicáveis e seu acompanhamento, de acordo com o que prescreve o inciso II do subitem 2.2.2.1 da NR-32.

I — Identificação dos riscos biológicos mais prováveis

SETORES: Ambulatório de Pronto Atendimento, Internação — Clínica Médica, Internação — Clínica Pediátrica (este com continuação adiante), UTI

<table>
<tr><th>agentes biológicos</th><th>classificação (anexo I da NR-32)</th><th>fontes de exposição e reservatórios</th><th>vias de transmissão e entrada</th></tr>
<tr><td>Cocos (principalmente estreptococos e estafilococos) da flora cutânea, nasal, oral e de outras localizações</td><td>2</td><td>— pacientes
— fômites
— algodão utilizado em antissepsia; gazes, ataduras e esparadrapo de curativos;
— material perfurocortante (agulhas hipodérmicas e outros)</td><td>— transmissão direta pelo ar → entrada por via respiratória (inalação)
— transmissão direta, pelo contato físico com pacientes → entrada por via cutânea
— transmissão indireta, pelo contato com os materiais contaminados (coluna à esquerda) → entrada por via cutânea e respiratória (inalação)</td></tr>
<tr><td>Mycobacterium tuberculosis[14]</td><td>3</td><td>— pacientes[15]</td><td>— transmissão direta, pelo ar → entrada por via respiratória (inalação)</td></tr>
<tr><td>Vírus respiratórios
(os mais comuns são: influenza, adenovírus, rinovírus, vírus sincicial respiratório)</td><td>2</td><td>— pacientes
— fômites contaminados por secreções de vias aéreas (mais importante para rinovírus)</td><td>— transmissão direta, pelo ar, e através de mãos e objetos contaminados por secreções nasais à entrada por via respiratória (inalação)</td></tr>
<tr><td>Vírus das hepatites B (VHB) e C (VHC)</td><td>2</td><td rowspan="2">— pacientes
— fômites, algodão, gazes, ataduras e esparadrapo de curativos contaminados com sangue e secreções
— sangue e secreções dos pacientes que podem, por respingos, inoculação ou contato direto com pele lesada, atingir o profissional de saúde</td><td rowspan="2">— transmissão direta → entrada por via cutânea (contato direto com úlceras de pele e respingo em pele lesada) e por contato direto (respingos) com mucosas
— transmissão indireta, pelo contato com os materiais contaminados (coluna à esquerda) → entrada por via percutânea (neste caso, por inoculação feita por materiais perfurocortantes)</td></tr>
<tr><td>Vírus da imunodeficiência humana (HIV)</td><td>3</td></tr>
</table>

(14) Em menores de 10 anos, a forma pulmonar da tuberculose difere da do adulto, pois costuma ser abacilífera — portanto, não contagiosa —, pelo número reduzido de bacilos nas lesões. Ao término da infância e da adolescência (10 anos ou mais), aparecem formas semelhantes às encontradas em adultos.

(15) Os bacilos depositados em roupas, objetos e utensílios para alimentação não têm importância na transmissão.

SETORES (cont.): Ambulatório de Pronto Atendimento, Internação — Clínica Médica, Internação — Clínica Pediátrica (este com continuação adiante), UTI

agentes biológicos	classificação (anexo I da NR-32)	fontes de exposição e reservatórios	vias de transmissão e entrada
Neisseria meningitidis (meningococo)	2	— pacientes (incluídos portadores assintomáticos)	— transmissão direta, pelo ar → entrada por via respiratória (inalação); a transmissão por contato indireto é insignificante
Vírus da varicela-zóster	2	— pacientes — fômites contaminados por secreções mucosas e cutâneas (vesículas) de pacientes	— transmissão direta, pelo ar → entrada por via respiratória (inalação), para a varicela — transmissão direta, pelo contato físico com vesículas de pacientes → entrada por via cutânea, para o herpes zóster — transmissão indireta, pelo contato com fômites recém-contaminados com secreções mucosas ou cutâneas (vesículas) de pacientes → entrada por via respiratória (inalação), para a varicela

SETORES (cont.): Internação — Clínica Pediátrica (além dos agentes já citados acima):

agentes biológicos	classificação (anexo I da NR-32)	fontes de exposição e reservatórios	vias de transmissão e entrada
Vírus da hepatite A (VHA)	2	— pacientes (incluídos portadores assintomáticos)	— transmissão indireta, através de mãos contaminadas por fezes e secreções intestinais → entrada por via oral (a transmissão por sangue é rara)

SETORES: Limpeza e Higienização

agentes biológicos	classificação (anexo I da NR-32)	fontes de exposição e reservatórios	vias de transmissão e entrada
Cocos (principalmente estreptococos e estafilococos) da flora cutânea, nasal, oral e de outras localizações	2	— pacientes — fômites — algodão utilizado em antis sepsia; gazes, ataduras e esparadrapo de curativos; — material perfurocortante (agulhas hipodérmicas e outros)	— transmissão indireta, através das mãos, que podem se contaminar por secreções nasais e outras existentes em fômites → entrada por via cutânea e respiratória (inalação)
Vírus respiratórios (os mais comuns são: influenza, adenovírus, rinovírus, vírus sincicial respiratório)	2	— pacientes — fômites contaminados por secreções de vias aéreas (mais importante para rinovírus)	— transmissão direta, pelo ar → entrada por via respiratória (inalação) — transmissão indireta, através das mãos, que podem se contaminar por secreções nasais existentes em fômites → entrada por via respiratória (inalação)
VHB e VHC	2	— fômites, algodão, gazes, ataduras e esparadrapo de curativos contaminados com sangue e secreções	— transmissão indireta à entrada por via cutânea (secreções existentes nos materiais citados → esquerda, entrando em contato com pele lesada do profissional) → entrada por via cutânea
HIV	3		
Vírus da varicela-zóster	2	— pacientes — fômites contaminados por secreções mucosas e cutâneas (vesículas) de pacientes	— transmissão direta, pelo ar → entrada por via respiratória (inalação), para a varicela — transmissão indireta, pelo contato com fômites recém-contaminados com secreções mucosas ou cutâneas (vesículas) de pacientes → entrada por via respiratória (inalação), para a varicela

Nesse setor, *Mycobacterium tuberculosis* é pouco provável, pela ausência de contato com pacientes bacilíferos e pela mínima possibilidade de haver aerossóis com bacilos.

I — Identificação dos riscos biológicos mais prováveis (cont.)

SETOR: Central de Esterilização

<table>
<tr><th>agentes biológicos</th><th>classificação (anexo I da NR-32)</th><th>fontes de exposição e reservatórios</th><th>vias de transmissão e entrada</th></tr>
<tr><td>Cocos (principalmente estreptococos e estafilococos) da flora cutânea, nasal, oral e de outras localizações</td><td>2</td><td>— material a ser esterilizado</td><td>— transmissão indireta, pelo ar, a partir de secreções existentes no material a ser esterilizado → entrada por via respiratória (inalação) e cutânea (contato com a pele)</td></tr>
<tr><td>Vírus respiratórios (os mais comuns são: influenza, adenovírus, rinovírus, vírus sincicial respiratório)</td><td>2</td><td>— material a ser esterilizado</td><td>— transmissão indireta, pelo ar, a partir de secreções existentes no material a ser esterilizado, e através das mãos, que podem se contaminar por secreções nasais existentes no material — entrada por via respiratória (inalação)</td></tr>
<tr><td>VHB e VHC</td><td>2</td><td rowspan="2">— material a ser esterilizado</td><td rowspan="2">— transmissão indireta → entrada por via cutânea (secreções existentes no material a ser esterilizado, entrando em contato com úlceras de pele ou respingando em pele lesada do profissional), por mucosas (respingos de secreções) e percutânea (neste caso, por inoculação feita por objetos perfurocortantes)</td></tr>
<tr><td>HIV</td><td>3</td></tr>
</table>

Nesse setor, *Mycobacterium tuberculosis* é pouco provável, pela ausência de contato com pacientes bacilíferos e pela mínima possibilidade de haver aerossóis com bacilos.

SETOR: Lavanderia

agentes biológicos	classificação (anexo I da NR-32)	fontes de exposição e reservatórios	vias de transmissão e entrada
Cocos (principalmente estreptococos e estafilococos) da flora cutânea, nasal, oral e de outras localizações	2	— vestimentas, cobertores, lençóis e outros artigos a serem lavados, contaminados com secreções	— transmissão indireta, pelo ar, a partir de secreções existentes no material recebido na lavanderia → entrada por via respiratória (inalação) e cutânea (contato com a pele)
Vírus respiratórios (os mais comuns são: influenza, adenovírus, rinovírus, vírus sincicial respiratório)	2	— vestimentas, cobertores, lençóis e outros artigos a serem lavados, contaminados com secreções	— transmissão indireta, pelo ar, a partir de secreções existentes no material recebido pela lavanderia, e através das mãos, que podem se contaminar por secreções nasais existentes no material → entrada por via respiratória (inalação)
VHB e VHC	2	— vestimentas, cobertores, lençóis e outros artigos a serem lavados, contaminados com secreções	— transmissão indireta → entrada por via cutânea (secreções existentes no material recebido pela lavanderia, entrando em contato com úlceras de pele ou respingando em pele lesada do profissional), por mucosas (respingos de secreções) e entrada por via percutânea (neste caso, por inoculação feita por materiais perfurocortantes contaminados deixados inadvertidamente entre as roupas)
HIV	3		
Escherichia coli	2 3 (para cepas vicerotóxicas)	— vestimentas, cobertores, lençóis e outros artigos a serem lavados, contaminados com fezes ou secreções intestinais	— transmissão indireta → entrada por via oral (mãos contaminadas por contato com fezes ou secreções intestinais levadas à boca)
Salmonella spp	2	— vestimentas, cobertores, lençóis e outros artigos a serem lavados, contaminados com fezes ou secreções intestinais	— transmissão indireta → entrada por via oral (mãos contaminadas por contato com fezes ou secreções intestinais levadas à boca)

Nesse setor, *Mycobacterium tuberculosis* é pouco provável, pela ausência de contato com pacientes bacilíferos e porque bacilos depositados em roupas ou em objetos dificilmente se dispersam em aerossóis.

SETOR: Radiologia

agentes biológicos	classificação (anexo I da NR-32)	fontes de exposição e reservatórios	vias de transmissão e entrada
Cocos (principalmente estreptococos e estafilococos) da flora cutânea, nasal, oral e de outras localizações	2	— pacientes	— transmissão direta, pelo ar → entrada por via respiratória (inalação) — transmissão direta, pelo contato físico com pacientes → entrada por via cutânea
Vírus respiratórios (os mais comuns são: influenza, adenovírus, rinovírus, vírus sincicial respiratório)	2	— pacientes	— transmissão direta, pelo ar, e através de mãos e objetos contaminados por secreções nasais → entrada por via respiratória (inalação)

SETOR: Nutrição e Dietética

agentes biológicos	classificação (anexo I da NR-32)	fontes de exposição e reservatórios	vias de transmissão e entrada
Cocos (principalmente estreptococos e estafilococos) da flora cutânea, nasal, oral e de outras localizações	2	— pacientes	— transmissão direta, pelo ar → entrada por via respiratória (inalação)
Vírus respiratórios (os mais comuns são: influenza, adenovírus, rinovírus, vírus sincicial respiratório)	2	— pacientes	— transmissão direta, pelo ar → entrada por via respiratória (inalação)

agentes biológicos	classificação (anexo I da NR-32)	fontes de exposição e reservatórios	vias de transmissão e entrada
Cocos (principalmente estreptococos e estafilococos) da flora cutânea, nasal, oral e de outras localizações	Estafilococos – São de fácil transmissão, seja por contato direto com pacientes, seja por contato indireto com materiais contaminados (a bactéria acumula-se rapidamente na roupa de cama, no mobiliário e equipamentos ao redor de paciente infectado). Existência de pacientes com secreção cutânea e feridas cirúrgicas infectadas aumentam a transmissibilidade. O uso de água e sabão é suficiente para remover os estafilococos das mãos. Estreptococos – A transmissão ocorre habitualmente de forma direta (paciente-profissional) por via respiratória, por intermédio de gotículas de saliva ou de secreções nasofaríngeas, desde que exista o contato íntimo com doente na fase aguda, o que não é comum no ambiente de trabalho; quartos pouco ventilados aumentam a transmissibilidade. Esta, por via respiratória, pode durar até 3 semanas na ausência de tratamento. Pacientes com piodermites podem transmitir para outras pessoas, mas a doença cutânea só se instala quando da existência prévia de solução de continuidade da pele (provocada por trauma, picadas de inseto ou dermatoses); a antibioticoterapia adequada do paciente faz cessar a transmissibilidade a partir do 2º ou 3º dia. Fômites proporcionam baixa transmissibilidade. Pneumococos são de baixa transmissibilidade.	Os estafilococos da microflora humana normal, especialmente a pele, geralmente coagulase-negativos, são muitas vezes saprofíticos ou de baixa patogenicidade; entretanto, há espécies oportunistas (entre elas, o *Staphylococcus epidermidis* é o de maior patogenicidade). A patogenicidade é maior nas cepas com muitos produtos extracelulares (toxinas e enzimas) e quando há presença de determinadas doenças de base e/ou vulnerabilidade imunológica (diabetes, neoplasias, idade avançada, lesões de pele ou mucosas, uso de corticosteroides etc). Determinam várias doenças: impetigo, foliculite, abscessos, furúnculos, endocardite, meningite, artrite séptica, pneumonia, sepse, síndrome do choque tóxico. A infecção por estreptococos se instala mais facilmente quando a mucosa da faringe sofre lesão prévia por virose respiratória ou por reação alérgica, em presença de obstrução da tuba auditiva e dos orifícios de drenagem dos seios paranasais ou de lesões pulmonares preexistentes (induzidas, por ex., pelo tabagismo ou por virose respiratória). *Streptococcus. pyogenes* pode causar várias doenças, de gravidade variável: faringite/amidalite, impetigo, escarlatina, erisipela, celulite, otite, pneumonia, peritonite, síndrome análoga ao choque tóxico, fasciíte necrotizante (infecção rara) e, como complicações tardias, glomerulonefrite aguda e febre reumática. Pneumococo (*Streptococcus pneumoniae*) pode causar pneumonia, otite médica, sinusite, meningite, sepse, peritonite, entre outras infecções. Fatores predisponentes (bronquite crônica, asma brônquica, alcoolismo, cirrose hepática e outros) aumentam a patogenicidade, pois facilitam a instalação do pneumococo nos alvéolos pulmonares. A bactéria pode causar septicemia fulminante em pessoas esplenectomizadas ou com anemia falciforme, hipogamaglobulinemia ou mieloma múltiplo.	Estafilococos – A virulência é maior nas cepas capsuladas e naquelas produtoras da enzima coagulase. A gravidade das infecções varia amplamente. Algumas – pneumonia, meningite, sepse, síndrome do choque tóxico, entre outras – são de alta letalidade. Estreptococos – Cepas produtoras de vários produtos extracelulares – toxinas e enzimas – são mais virulentas. Peculiaridades da cápsula bacteriana (composição química e tamanho) aumentam a virulência. *S. pyogenes* pode causar doenças graves, como certos casos de escarlatina (até 3% de letalidade) e algumas gravíssimas, de alta letalidade, como choque tóxico e fasciíte necrotizante. A letalidade das infecções por pneumococo é muito variável; em algumas infecções, como pneumonia e meningite, pode chegar a 40% na presença de doenças de base. Estando estas ausentes, geralmente a letalidade não ultrapassa 10%.

agentes biológicos	transmissibilidade	patogenicidade	virulência
Neisseria meningitidis (meningococo)	Ocorre enquanto houver o agente na nasofaringe. Cessa depois de 24 horas de tratamento adequado com antibiótico. Aglomerações em locais fechados tornam mais fácil a disseminação da infecção entre os suscetíveis.	Muito variável, com formas clínicas que variam desde o estado de portador (cerca de 10% da população) até quadros de bacteremia (circulação da bactéria no sangue) transitória de resolução espontânea ou de sepse fulminante, de evolução fatal em poucas horas. A doença ocorre apenas em cerca de 1% dos infectados, porque são numerosos os tipos e grupos da bactéria não patogênicos.	Alta virulência, provocando meningite ou sepse sempre graves, com letalidade acima de 50% (com tratamento precoce e adequado a taxa fica abaixo de 10%). Complicações são frequentes: necroses profundas de pele, surdez, artrite, miocardite, pericardite, paralisias, paresias, abscesso cerebral, hidrocefalia e outras.
Mycobacterium tuberculosis	A transmissibilidade é facilitada na presença de doentes com a forma pulmonar bacilífera, especialmente se cavitária. Formas extrapulmonares (excluídas as de laringe) e pulmonares paucibacilares (como a primária da criança) e aquelas com lesões fechadas têm baixa transmissibilidade. A ausência de convivência íntima e demorada entre pacientes e profissionais dificulta a transmissão. A transmissibilidade persiste enquanto o doente elimina bacilos por via respiratória. Desaparece após 15 dias do início do tratamento adequado.	A primoinfecção tuberculosa passa despercebida em mais de 90% dos casos, isto é, menos de 10% dos infectados é que apresentarão a doença. Condições que debilitam a imunidade do hospedeiro – diabetes, alcoolismo crônico e idade avançada, por exemplo – propiciam o aparecimento da doença; a forma pulmonar é a mais comum. Indivíduos radicados desde a infância nas cidades de grande e médio porte são mais resistentes à tuberculose. Número pequeno de bacilos habitualmente não faz surgir a doença, estando presentes as defesas imunitárias específicas. Também interferem no aparecimento da tuberculose a virulência dos bacilos e o estado de hipersensibilidade do organismo.	Muito variável. A primoinfecção geralmente é inaparente. A evolução para formas graves, como tuberculose miliar e meningite tuberculosa, não é frequente em adultos sem vulnerabilidade imunológica.

agentes biológicos	transmissibilidade	patogenicidade	virulência
Vírus respiratórios	Na região onde está o hospital, a transmissibilidade é maior nos meses mais frios. Influenza – A transmissão importante no meio ocupacional é a que ocorre de pessoa a pessoa; no entanto, objetos também podem servir de veículos de transmissão. Inicia-se dois dias antes do aparecimento dos sintomas e persiste durante sua presença. Adenovírus e rinovírus – A transmissibilidade se inicia cerca de 24 horas antes do aparecimento dos sintomas e persiste durante sua presença. No entanto, adenovírus podem ser eliminados da faringe de forma intermitente e durante longos períodos de tempo. Vírus sincicial respiratório – A transmissibilidade de persiste durante a presença dos sintomas e se prolonga por várias semanas após seu desaparecimento.	A patogenicidade aumenta quando há vulnerabilidade imunológica. Vírus da influenza provocam influenza ("gripe"). Adenovírus provocam rinite, faringite/amidalite e conjuntivite. Rinovírus provocam resfriados. Vírus sincicial respiratório provoca síndrome gripal em adultos.	A virulência é muito variável, o que leva a manifestações clínicas de natureza e intensidade igualmente variáveis. Geralmente provocam infecção aguda, de duração de até 7 dias. Os vírus influenza causam uma infecção com um quadro de 7 a 10 dias de duração, geralmente sem gravidade. No entanto, em idosos e em pessoas com doença de base é comum sobrevir alguma complicação, como pneumonia (esta mais comumente por superinfecção bacteriana), miosite, miocardite, pericardite, síndrome de Guillain-Barré e outras mais raramente. Os vírus A e B são mais virulentos (maior morbidade e letalidade). Infecções por rinovírus são destituídas de gravidade; por adenovírus raramente são graves. A infecção de vias aéreas superiores (síndrome gripal) em adultos por vírus sincicial respiratório é doença banal. No entanto, em idosos e em pessoas com imunodeficiência, a infecção pode se mostrar grave.
VHA	A transmissibilidade já começa durante o período de incubação, que vai de 10 a 50 dias (é máxima a partir de sua segunda metade). Persiste durante alguns dias a partir do aparecimento da icterícia (geralmente por não mais que 7 dias).	Muito variável; os casos assintomáticos são numerosos (fato, porém, menos comum em adultos).	Não apresenta alta virulência; geralmente a doença é benigna, mas existem casos graves.

agentes biológicos	transmissibilidade	patogenicidade	virulência
VHB	A transmissibilidade a partir de um paciente inicia-se duas a três semanas antes dos primeiros sintomas e persiste por períodos prolongados (enquanto durar a viremia). O ambiente contaminado também parece ser um reservatório importante do vírus. O contato direto de mucosas e pele não íntegra (queimaduras, escoriações, arranhaduras ou outras lesões) do profissional com superfícies contaminadas pode transmitir o vírus. Infecções inaparentes e portadores crônicos (ver estudos epidemiológicos), contato frequente com materiais orgânicos e jornadas prolongadas aumentam as chances de transmissão. Acidentes envolvendo sangue e derivados são os que têm mais chances de transmissibilidade (ver também "Outras informações científicas"). Sangue de pacientes HBeAg +, que indica replicação viral, oferece maior risco.	A patogenicidade depende de inúmeros fatores: a cepa viral, o tipo e o volume do material biológico envolvido, a carga viral do paciente-fonte, a forma de exposição, a suscetibilidade do profissional de saúde e a existência de profilaxia pós-exposição. O vírus tem patogenicidade variável, já que a infecção é subclínica em 65% dos casos; 25% dos infectados têm a forma aguda e 10% dos infectados irão evoluir para uma forma crônica.	Muito variável. A gravidade vai de casos inaparentes a fulminantes, fatais, e à cronicidade. A taxa de letalidade, a longo prazo, é de 2 a 3%. Em adultos, 95% das infecções se curam espontaneamente.
VHC	Baixa transmissibilidade por exposição de mucosa a sangue. Ainda não foram identificados casos de transmissão pela pele, mesmo não íntegra. O risco de transmissão por outros fluidos que não o sangue não está quantificado, mas também é baixo. A transmissibilidade inicia-se de uma a várias semanas antes dos sintomas e persiste por tempo indefinido (enquanto houver viremia).	A patogenicidade depende de inúmeros fatores: a cepa viral, o tipo e o volume do material biológico envolvido, a carga viral do paciente-fonte, a forma de exposição e a suscetibilidade do profissional de saúde. O mais comum é causar infecções inaparentes, que se cronificam. A possibilidade de complicações na evolução da doença é 4 a 10 vezes maior do que com o HBV.	Muito variável. A gravidade vai de infecções inaparentes (90% das vezes) a raros casos fulminantes; no entanto, a longo prazo, a doença tem frequentemente evolução desfavorável: entre 75% a 85% dos infectados pelo HCV podem evoluir para doença crônica. Estando esta presente, 25% dos doentes evoluem para cirrose e 4 a 8% para câncer.

agentes biológicos	transmissibilidade	patogenicidade	virulência
HIV	A transmissibilidade é maior quando são inoculados no profissional, em acidentes com material perfurocortante, sangue e derivados e fluidos corpóreos c/ sangue contaminados com o vírus. Outras secreções (sêmen, secr. vaginal, LCR, leite humano, exsudatos, líq. serosos, líq. amniótico, saliva, fezes, urina) são de menor risco. O indivíduo infectado pode transmitir o vírus durante todas as fases da infecção; o risco é proporcional à magnitude da viremia.	A patogenicidade depende de inúmeros fatores: a cepa viral, o tipo e o volume do material biológico envolvido, a carga viral do paciente-fonte, a forma de exposição, a suscetibilidade do profissional de saúde e a existência de profilaxia pós-exposição. Causa infecção inaparente ou aguda (síndrome retroviral aguda) e, depois de uma fase de latência, linfadenopatia generalizada persistente e AIDS.	O início da infecção quase sempre não é detectado. A evolução para aids ocorre em períodos variáveis. Alta letalidade a longo prazo.
Vírus da varicela-zóster	A varicela tem transmissibilidade alta (o índice de ataque secundário é de 88%); inicia-se 1 a 2 dias antes da erupção e persiste por até 7 dias após o surgimento do primeiro grupo de vesículas (a transmissibilidade cessa quando só houver crostas). Pacientes com imunodepressão podem transmitir por mais tempo. O herpes zóster não é tão transmissível; é uma fonte de infecção uma semana após o aparecimento das lesões.	Tem patogenicidade alta (quase todos os indivíduos infectados apresentam doença). Provoca varicela e herpes zóster. O vírus, após a infecção primária, pode permanecer latente e sofrer reativação, causando herpes zóster (este, excepcionalmente, pode surgir em pessoas após contato com doentes de varicela e, até mesmo, com outro doente de zóster).	Variável. Causa doença mais grave em adultos do que nas crianças. Imunodeprimidos podem ter formas muito graves (varicela disseminada e varicela hemorrágica). Herpes zóster, por reativação do vírus, é mais comum quando há comprometimento imunológico e doenças crônicas. Infecção bacteriana secundária de pele é frequente. A síndrome de Reye, complicação de alta letalidade, é rara em adultos. Infecção fetal, durante a gestação, pode levar a embriopatia, com síndrome da varicela congênita. A nevralgia pós-herpética é frequente (atinge cerca de 40% dos indivíduos acima de 50 anos), principalmente em mulheres.

agentes biológicos	transmissibilidade	patogenicidade	virulência
Escherichia coli	A transmissibilidade a partir de um paciente persiste enquanto houver eliminação da bactéria nas fezes, o que pode ocorrer por períodos prolongados (até por semanas).	A patogenicidade depende de inúmeros fatores, mas principalmente do tipo de *E. coli* (enteropatogênica, enteroinvasiva, enterotoxigênica, enteroemorrágica, viscerotóxica). Profissionais idosos ou com vulnerabilidade imunológica têm mais probabilidade de apresentar quadros graves.	Muito variável. A gravidade vai de casos inaparentes a casos ora com diarreia líquida e febre, de curta duração, ora com diarreia sanguinolenta, prostração, desidratação intensa, acidose metabólica, entre outros agravos.
Salmonella spp.	A transmissibilidade existe enquanto houver eliminação da bactérias nas fezes, o que ocorre geralmente durante a persistência da infecção. Existem, porém, casos em que a bactéria é eliminada por períodos prolongados (até por um ano em 1% de adultos e em 5% de crianças infectadas); a antibioticoterapia pode prolongar o período de excreção da bactéria nas fezes.	Causa gastroenterite aguda (outras patologias, como febre tifoide, não são frequentes quando adquiridas durante o trabalho em lavanderia hospitalar). Complicações podem ocorrer (ver coluna à direita). Em profissionais idosos ou com vulnerabilidade imunológica há chance de evoluir para sepse.	Muito variável. Geralmente casos de pequena a média gravidade, com baixa letalidade, a não ser que sobrevenha sepse.

agentes biológicos	persistência do agente biológico no ambiente	estudos epidemiológicos ou dados estatísticos*
Cocos (principalmente estreptococos e estafilococos) da flora cutânea, nasal, oral e de outras localizações	Estafilococos – São muito resistentes ao meio ambiente, podendo ser isolados após meses em secreções biológicas ressecadas; podem permanecer viáveis durante anos em partículas de poeira. Já foram descritos estafilococos que permanecera viáveis em superfícies secas por até 38 semanas. A exposição à luz solar diminui sua sobrevida Estreptococos – Permanecem viáveis por vários dias ou semanas em secreções biológicas ressecadas. Sobrevivem na poeira até por 6 meses (mas não infecciosos para mucosas e pele sadia). Os pneumococos sobrevivem na poeira até por 25 dias; à temperatura ambiente, por 7 dias no escarro	As infecções ocupacionais por essas bactérias não são frequentes. As infecções são menos comuns nos adultos do que em crianças e adolescentes. A maioria das estafilococcias provém de fonte endógena (entre 20 a 40% dos adultos normais podem portar a bactéria em algum momento, de modo assintomático). As várias espécies de estreptococos fazem parte da flora endógena do homem, com frequência e localização variáveis. Cerca de 90% das infecções se devem ao *Streptococcus pyognes* do grupo A.
Neisseria meningitidis (meningococo)	A baixa umidade do ar e a baixa temperatura prolongam a viabilidade do meningococo no meio ambiente.	A doença é rara entre profissionais de saúde. O risco é maior para contactantes próximos (na área de saúde, contactante próximo significa aquele profissional que fez algum procedimento de risco – entubação orotraqueal, manobras de ressuscitação, exame de fundo do olho, passagem de sonda nasogástrica – *sem* utilização de material de proteção adequado – máscara cirúrgica e luvas).
Mycobacterium tuberculosis	Apenas 1% dos bacilos nas gotículas suspensas sobrevivem por algumas horas, desde que estejam em locais sem ventilação e não expostos à luz solar (os raios ultravioleta desta facilmente os destroem). Permanecem viáveis até por semanas em objetos e vestes guardados em lugares com pouca luz solar.	90% ou mais dos indivíduos, após a primoinfecção, conseguem bloquear a propagação das lesões, e a doença não se desenvolve. Em avaliações prospectivas, evidenciou-se uma alta taxa de viragem tuberculínica entre profissionais da área de saúde (ROTT *et al.*, 2000, citado por RESENDE, M. R. – ver bibliografia). Em estudo realizado na Universidade Federal do Rio de Janeiro – igualmente citado por RESENDE, M. R. – a viragem tuberculínica anual entre profissionais da área de saúde foi de 8,6%, taxa superior àquela estimada para a população geral do Brasil (1%). Alguns estudos nacionais têm demonstrado que, além do risco de infecção, o risco de adoecimento entre profissionais da área da saúde é superior ao da população em geral. Elevadas taxas de transmissão de tuberculose têm sido observadas em escolas médicas, hospitais universitários, serviços de emergência e hospitais psiquiátricos (III Diretrizes para Tuberculose da Sociedade Brasileira de Pneumologia e Tisiologia). Profissionais mais acometidos: equipe de enfermagem, patologistas clínicos e técnicos de laboratório de bacteriologia.

agentes biológicos	persistência do agente biológico no ambiente	estudos epidemiológicos ou dados estatísticos*
Vírus respiratórios	Influenza: permanecem viáveis no ambiente e em objetos por cerca de uma hora. Adenovírus: à temperatura ambiente, alguns sobrevivem por até 8 semanas em superfícies. Rinovírus: permanecem viáveis durante vários dias sobre substratos naturais à temperatura ambiente; sobrevivem por até 3 horas sobre a pele humana; baixas temperaturas e umidade alta favorecem a viabilidade dos vírus. Vírus sincicial respiratório: à temperatura ambiente, sobrevive até 8 horas em secreções ressecadas e sobre superfícies.	Influenza – Os surtos são comuns na população, o que não ocorre no meio ocupacional. Infecções ocupacionais por adenovírus não são frequentes. Não há estimativas sobre a ocorrência de rinoviroses ocupacionais. Em adultos, a reinfecção por vírus sincicial respiratório é frequente. Não há estimativas sobre a ocorrência de casos de origem ocupacional.
VHB	Sobrevive, à temperatura ambiente, durante semanas no sangue seco; em superfícies, por pelo menos uma semana.	A prevalência de marcadores na população brasileira vara de 1 a 2,6% (podendo chegar a 20% em determinadas regiões, como na Amazônia Ocidental); *os trabalhadores de hospitais têm prevalência mais alta do que na população* (ver mais dados sobre epidemiologia abaixo, em "Outras informações científicas"). A maioria dos casos de doença ocupacional está relacionada com venopunção, administração de medicamentos no acesso venoso e reencape de agulhas após o uso. Alguns estudos concluíram que profissionais que cuidaram de pacientes AgHBs positivo foram infectados sem ter acidente percutâneo. Incidência acentuada (cerca de 2/3 dos casos) de infecções inaparentes; existência de grande número de portadores crônicos sem sintomatologia.
Vírus da hepatite C	As informações sobre a sobrevivência do VHC no ambiente são limitadas. Sabe-se, porém, que sobrevive no sangue seco por semanas à temperatura ambiente.	A prevalência de marcadores na população brasileira é 1,5%, podendo atingir até 70% entre usuários de drogas injetáveis A estimativa de risco de infecção em acidentes de trabalho e mais dados sobre epidemiologia encontram-se abaixo (em "Outras informações científicas"). Dados epidemiológicos sugerem que a contaminação ambiental com sangue não apresenta risco de transmissão significante nos estabelecimentos de saúde (com exceção dos centros de hemodiálise). A maioria dos casos de doença ocupacional está relacionada com venopunção, administração de medicamentos no acesso venoso e reencape de agulhas após o uso.

agentes biológicos	persistência do agente biológico no ambiente	estudos epidemiológicos ou dados estatísticos*
HIV	À temperatura ambiente, em superfície seca, mantém-se viável por até 7 dias; na água, até por 15 dias. É resistente a radiação ultravioleta.	A taxa de contaminação dos profissionais de saúde tem se mantido baixa. A estimativa de risco de infecção em acidentes de trabalho e mais dados sobre epidemiologia encontram-se abaixo (em "Outras informações científicas"). A maioria dos casos de doença ocupacional está relacionada com venopunção, administração de medicamentos no acesso venoso e reencape de agulhas após o uso. Entre os casos de contaminação pelo HIV por acidente de trabalho, em todo o mundo, mais de 70% dos comprovados e 43% dos prováveis envolveram a categoria de enfermagem e de profissionais da área de laboratório.
VHA	Permanece viável na água por vários anos. Em superfícies e objetos contaminados, sob temperatura ambiental baixa, conserva sua capacidade infectante por pelo menos 7 dias; sob temperatura de 37°C, por 3 dias.	Surtos de hepatite A, comuns na comunidade, são raros em estabelecimentos de saúde. Há estudos que não detectaram risco aumentado para os profissionais de saúde.
Vírus da varicela-zóster	Permanece viável em secreções deixadas em superfícies por curtos períodos; a luz solar contribui para sua inativação.	Há descrições de vários surtos da doença em meio hospitalar.
Escherichia coli	Permanece viável na poeira por 4 a 27 dias; em roupas contaminadas com fezes, até por várias semanas; nas mãos, geralmente por até uma hora.	Gastroenterites ocupacionais adquiridas por trabalhadores de lavanderia hospitalar não são comuns; porém, há relatos de surtos entre eles. Outras doenças pela bactéria – como infecção urinária, meningite e sepse – geralmente são endógenas (não de transmissão ocupacional), isto é, micro-organismos da flora microbiana normal do indivíduo provoca uma infecção quando presente comprometimento das defesas orgânicas.
Salmonella spp.	Permanece viável em roupas contaminadas por fezes por vários meses; em superfície seca, por cerca de 5 dias. Sobrevive por vários dias em restos alimentares (por exemplo, por até 4 semanas no pão).	Gastroenterites ocupacionais adquiridas por trabalhadores de lavanderia hospitalar não são comuns; porém, há relatos de surtos entre eles.

* Dados estatísticos do estabelecimento — Segundo a CCIH, durante o último ano 90% das infecções entre os pacientes internados, naqueles em que se identificou o micro-organismo, foram por estafilococos, estreptococos, *Escherichia coli, Klebsiella, Pseudomonas aeruginosa* e *Bacteroides fragilis*. Outros diagnósticos de importância: meningite meningocócica (dois pacientes pediátricos), tuberculose pulmonar (dois pacientes adultos, ambos internados com diagnóstico de pneumonia; o diagnóstico de tuberculose só foi estabelecido 3 dias após em um enfermo e 5 dias após em outro); varicela (um paciente adulto e dois pediátricos); aids (três pacientes adultos); hepatite B (dois pacientes adultos); hepatite C (um paciente adulto); hepatite A (dois pacientes pediátricos).

Identificação dos riscos biológicos mais prováveis — outras informações científicas

a) Risco de transmissão ocupacional

Devem ser considerados fluidos biológicos de risco o sangue e líquidos orgânicos contendo sangue. São potencialmente infectantes: sêmen, secreção vaginal, líquor, líquido sinovial, peritonial, pericárdico e amniótico.

Suor, lágrima, fezes, urina, vômitos, secreções nasais e saliva (exceto em ambiente odontológico) são líquidos biológicos sem risco de transmissão ocupacional do HIV. Nesses casos, a quimioprofilaxia e o acompanhamento sorológico **não** são recomendados. No entanto, a presença de sangue nesses líquidos torna-os infectantes.

A maioria dos acidentes está relacionada com venopunção, administração de medicamentos no acesso venoso e reencape de agulhas após o uso. **São, portanto, potencialmente preveníveis.** Os ferimentos com agulhas e material perfurocortante são considerados os de maior risco por serem potencialmente capazes de transmitir mais de 20 tipos de patógenos diferentes (COLLINS; KENNEDY, 1987), sendo o vírus da imunodeficiência humana (HIV), o da hepatite B e o da hepatite C os agentes infecciosos mais comumente envolvidos (BELTRAMI *et al.*, 2000; *ASSOCIATION FOR PROFESSIONALS IN INFECTION CONTROL AND EPIDEMIOLOGY*, 1998).

O risco ocupacional após exposições a materiais biológicos é variável e depende do tipo de acidente e de outros fatores, como gravidade, tamanho da lesão, presença e volume de sangue envolvido, além das condições clínicas do paciente-fonte e uso correto da profilaxia pós-exposição.

b) Frequência das exposições

Várias estatísticas mostram que a **enfermagem** é uma das principais categorias profissionais sujeitas a exposições a material biológico. O número elevado de exposições relaciona-se com o fato de o grupo ser o maior nos serviços de saúde, ter mais contato direto na assistência aos pacientes e também ao tipo e à frequência de procedimentos realizados por seus profissionais. A frequência de exposições é maior entre atendentes, auxiliares e técnicos de enfermagem, quando comparados a profissionais de nível de instrução superior.

Os riscos de exposição entre **médicos** variam conforme as diferentes especialidades. Entre **médicos de enfermarias clínicas**, o número estimado de exposições varia de 0,5 a 3,0 exposições percutâneas e de 0,5 a 7,0 mucocutâneas por profissional-ano. Entre os **cirurgiões** que realizam entre 300 e 500 procedimentos por ano, são estimados 80 a 135 contatos com sangue anualmente, sendo 8 a 15 exposições percutâneas.

c) Infecções de transmissão ocupacional improvável

Considerando-se as características da assistência prestada, os relatórios dos PCMSOs, o perfil epidemiológico da clientela atendida e evidências disponíveis na literatura médica (ver, por exemplo, AYLIFFE, G. A. J. *et al.* Controle da Infecção Hospitalar, 2004), é altamente improvável que sejam transmitidas aos profissionais de saúde contemplados neste PPRA infecções como micoses, protozooses, helmintíases, gastroenterites por outros micro-organismos que não os citados (mesmo com os mencionados — setor de lavanderia — a probabilidade é pequena), raiva, mononucleose infecciosa, febre reumática, infecções urinárias, pediculoses, escabiose, entre outras.

d) Risco de transmissão para vírus (HIV, VHB, HC)

Vírus	Risco de transmissão		Material infectante		
	acidente perfurocortante	contato com pele lesada ou mucosa	documentado	possível	incomum
HIV	0,2-0,5% (média: 0,3%)	pele: não quantificado; mucosa: 0,09%	sangue e derivados; fluidos corpóreos c/ sangue	sêmen, secr. vaginal, LCR, leite humano, exsudatos, líq. serosos, líq. amniótico, saliva (durante trat. dentário)	saliva, urina, fezes
HEPATITE B	23-62%	não quantificado	sangue e derivados	sêmen, secreção vaginal, saliva, fluidos com sangue	urina, fezes
HEPATITE C	0-7% (média: 1,08%)	não quantificado	sangue	sêmen, secreção vaginal, saliva, fluidos com sangue	saliva, urina, fezes

Fontes: Manual CVE/SP — Hepatites, 2003 (adaptado); COUTO, R. C.; PEDROSA, T. M. G. *Guia Prático de Controle de Infecção Hospitalar*, 2004.

II — Avaliação do local de trabalho e do trabalhador

Finalidade e descrição dos locais de trabalho		
Setor	**Finalidade**	**Descrição**
Ambulatório de Pronto Atendimento	Prestar atendimentos de urgência e emergência médica.	Está constituído de: a) sala de espera para pacientes, de ... m^2, com cadeiras e poltronas; b) sala para identificação de pacientes, com ... m^2, com cadeiras, arquivos e um microcomputador, com um guichê para comunicação com a anterior; c) um banheiro de uso privativo do setor, de ... m^2, com piso cerâmico impermeável, paredes revestidas por azulejos, ventilação natural e iluminação natural e artificial; possui chuveiro com água quente, vaso sanitário com assento, cesto com tampa para papéis servidos, lavatório (torneira com acionamento ...), dispensador de sabonete líquido e papel-toalha; d) um posto de enfermagem, de ... m^2, com um lavatório (torneira com acionamento ...), dispensador de sabonete líquido e papel-toalha, uma mesa em L, duas cadeiras e balcão com vários compartimentos e gavetas para guarda de medicamentos e materiais diversos usados na assistência aos pacientes; e) sala de exames e curativos, de ... m^2, com maca, pia, mesa e cadeiras. Todas as salas e o posto de enfermagem têm piso de cerâmica impermeável, paredes com pintura lavável e teto de laje, com reboco e pintura e possuem ventilação natural e iluminação natural e artificial. A altura do piso ao teto é de ... metros. O mobiliário pode ser descontaminado, quando necessário, com produtos adequados.
Central de Esterilização	Limpar, desinfetar e esterilizar material empregado na assistência a pacientes; estocar e distribuir materiais esterilizados; controlar o processo de esterilização.	Está constituída de 1) área para recepção, desinfecção e separação de materiais, com ... m^2; possui x mesas e cadeiras; 2) área para lavagem de materiais, com ... m^2; 3) área para preparo de materiais e roupa limpa; possui x mesas e cadeiras; 4) área para esterilização por calor, com ... m^2; 5) sala para armazenagem e distribuição de materiais esterilizados, com ... m^2; possui uma mesa, uma cadeira e 3 prateleiras com x metros de largura e y metros de altura; 6) sanitário com assento, cesto com tampa para papéis servidos, lavatório, dispensador de sabonete líquido e papel-toalha. A central tem piso de cerâmica (lavável, liso, impermeável, antiderrapante, resistente aos produtos de limpeza e desinfetantes, sem soluções de continuidade), paredes azulejadas, laváveis, sem manchas, e teto de laje, com reboco e pintura. A iluminação é natural e artificial. A altura do piso ao teto é de ... metros. O mobiliário pode ser descontaminado, quando necessário, com produtos adequados.

Finalidade e descrição dos locais de trabalho		
Setor	**Finalidade**	**Descrição**
Internação – Clínica Médica	Prestar assistência a pacientes adultos internados	Está constituído de: a) um posto de enfermagem, de ... m^2, com um lavatório (torneira com acionamento ...), dispensador de sabonete líquido e papel-toalha, uma mesa em L, duas cadeiras e balcão com vários compartimentos e gavetas para guarda de medicamentos e materiais diversos usados na assistência aos pacientes; b) um banheiro de uso privativo dos trabalhadores do setor, de ... m^2, com piso cerâmico impermeável, paredes revestidas por azulejos, ventilação natural e iluminação natural e artificial; possui chuveiro com água quente, vaso sanitário com assento, cesto com tampa para papéis servidos, lavatório (torneira com acionamento ...), dispensador de sabonete líquido e papel-toalha; c) oito enfermarias, cada uma de ... m^2, com quatro leitos em cada uma e uma instalação sanitária; esta tem paredes revestidas por azulejos, ventilação natural e iluminação natural e artificial, chuveiro com água quente, vaso sanitário com assento, cesto com tampa para papéis servidos, lavatório (torneira com acionamento ...), dispensador de sabonete líquido e papel-toalha; d) quatro quartos individuais para pacientes (um leito para cada quarto); e) um quarto para isolamento para pacientes com doenças infectocontagiosas. O posto de enfermagem, as enfermarias e os quartos têm piso de cerâmica impermeável, paredes com pintura lavável e teto de laje, com reboco e pintura e possuem ventilação natural e iluminação natural e artificial. A altura do piso ao teto é de ... metros. O mobiliário pode ser descontaminado, quando necessário, com produtos adequados.
Internação — Clínica Pediátrica	Prestar assistência a pacientes pediátricos internados	Está constituído de: a) um posto de enfermagem, de ... m^2, com um lavatório (torneira com acionamento ...), dispensador de sabonete líquido e papel-toalha, uma mesa em L, duas cadeiras e balcão com vários compartimentos e gavetas para guarda de medicamentos e materiais diversos usados na assistência aos pacientes; b) um banheiro de uso privativo dos trabalhadores do setor, de ... m^2, com piso cerâmico impermeável, paredes revestidas por azulejos, ventilação natural e iluminação natural e artificial; possui chuveiro com água quente, vaso sanitário com assento, cesto com tampa para papéis servidos, lavatório (torneira com acionamento ...), dispensador de sabonete líquido e papel-toalha; c) oito enfermarias, cada uma de ... m^2, com quatro leitos em cada uma e uma instalação sanitária; esta tem paredes revestidas por azulejos, ventilação natural e iluminação natural e artificial, chuveiro com água quente, vaso sanitário com assento, cesto com tampa para papéis servidos, lavatório (torneira com acionamento ...), dispensador de sabonete líquido e papel-toalha; d) quatro quartos individuais para pacientes (um leito para cada quarto); e) um quarto para isolamento para pacientes com doenças infectocontagiosas. O posto de enfermagem, as enfermarias e os quartos têm piso de cerâmica impermeável, paredes com pintura lavável e teto de laje, com reboco e pintura e possuem ventilação natural e iluminação natural e artificial. A altura do piso ao teto é de ... metros. O mobiliário pode ser descontaminado, quando necessário, com produtos adequados.

Finalidade e descrição dos locais de trabalho		
Setor	**Finalidade**	**Descrição**
Lavanderia	Lavagem de roupas; armazenar e distribuir roupa limpa.	Está constituída de:1) sala para recebimento, pesagem, classificação e lavagem (área suja), com área de ... m^2; 2) salão para processamento de roupa (área limpa), composto de setores para centrifugação, secagem e passagem de roupas, com área de ... m^2; 3) sala de costuraria, com área de ... m^2; 4) depósito de roupas limpas, com área de ... m^2; possui uma mesa, uma cadeira e 3 prateleiras medindo x metros de largura por y metros de altura; 5) áreas de circulação; 6) duas instalações sanitárias — uma para a área suja, outra para a limpa —, cada uma com vaso sanitário com assento, cesto com tampa para papéis servidos, lavatório, dispensador de sabonete líquido e papel-toalha. A lavanderia tem piso de cerâmica (lavável, liso, impermeável, antiderrapante, resistente aos produtos de limpeza e desinfetantes, sem soluções de continuidade), paredes azulejadas, laváveis, sem manchas, e teto de laje, com reboco e pintura. Conta com sistemas de exaustão independentes na área suja e limpa; na primeira o sistema tem pressão negativa em relação aos compartimentos externos. Existem dois lavatórios — um na área suja e outro na área limpa —, com torneiras de acionamento ..., cada um tendo ao lado um dispensador para sabonete líquido e outro para papel-toalha. A iluminação é natural e artificial. A altura do piso ao teto é de ... metros. O mobiliário pode ser descontaminado, quando necessário, com produtos adequados.
Limpeza e Higienização	Manter as áreas do estabelecimento limpas e higienizadas, permitindo o desenvolvimento de suas atividades.	Engloba todas as dependências do hospital, pois as atividades são exercidas em todos os setores.
Nutrição e Dietética	Receber, estocar e conservar produtos alimentícios; elaborar cardápios e dietas especiais por setor; preparar e distribuir refeições; recolher, lavar e guardar bandejas, louças e talheres após o uso.	O setor é constituído de cozinha, sala de higienização de utensílios e despensa, todos com piso de cerâmica e paredes azulejadas, com ampla ventilação natural, iluminação natural e artificial e teto de laje, com reboco e pintura. A primeira, com ... m^2, possui fogão industrial com coifa e exaustor, três pias e utensílios diversos. Na despensa há uma mesa, duas cadeiras e 3 prateleiras, medindo x metros de largura por y metros de altura. Ainda faz parte do setor um banheiro de uso exclusivo, com armários individuais, chuveiro com água quente, vaso sanitário com assento, cesto com tampa para papéis servidos, lavatório, dispensador de sabonete líquido e papel-toalha. A altura do piso ao teto é de ... metros. O mobiliário pode ser descontaminado, quando necessário, com produtos adequados.

Finalidade e descrição dos locais de trabalho		
Setor	**Finalidade**	**Descrição**
Radiologia	Fazer exames radiográficos (radiografias convencionais e contrastadas)	O setor está constituído de : 1) sala de espera de pacientes, com cadeiras e poltronas para pacientes; 2) secretaria, com uma mesa, cadeiras, arquivos e um microcomputador; 3) uma sala de raios X, com ... m^2 de área, com paredes com revestimento interno plumbífero até a altura de 2,10 m; tem um único aparelho de raios X e sinalização externa; sua porta de acesso tem 2,10 m de altura e é de madeira com blindagem plumbífera; 4) sala de leitura de radiografias, com uma mesa, cadeiras, um microcomputador e dois negatoscópios de 3 corpos; 5) sala de revelação e câmara escura; 6) uma instalação sanitária para pacientes. As diversas salas têm paredes com superfície lavável (pintura a óleo) e piso de cerâmica; a instalação sanitária conta com paredes azulejadas e piso de cerâmica. Ventilação natural; iluminação natural e artificial (à exceção das salas de raios X e de revelação e câmara escura, com iluminação apenas artificial). A altura do piso ao teto é de ... metros. O mobiliário pode ser descontaminado, quando necessário, com produtos adequados.
UTI	Prestar assistência a pacientes que necessitam de cuidados intensivos.	A unidade tem as seguintes instalações: sala de utilidades, com ... m^2; posto de enfermagem, com ... m^2; dois sanitários, cada um com m^2; dois vestiários, cada um com m^2; "secretaria, com m^2", com uma mesa e três cadeiras; área para recepção do paciente, com ... m^2; 6 leitos, com um espaço de 9 m^2 para cada um (cada paciente fica num boxe exclusivo); sala para visitas, com ... m^2, com um sofá e duas poltronas. A altura do piso ao teto é de ... metros. O mobiliário pode ser descontaminado, quando necessário, com produtos adequados.

Organização e procedimentos de trabalho		
Setor	**Organização**	**Procedimentos de trabalho**
Ambulatório de Pronto Atendimento	O setor conta com quatro auxiliares administrativas, oito técnicos de enfermagem, duas enfermeiras e quatorze médicos. Carga horária: 12 horas de trabalho em dias alternados (12 x 36), para auxiliares administrativas, técnicos de enfermagem e médicos, e 8 horas diárias para a enfermeira (de segunda a sexta-feira sendo 4 horas aos sábados). Há um intervalo intrajornada de uma hora; não há horas extras e pressão ou ganho por produtividade. Ritmo de trabalho: contínuo, permitindo poucas pausas durante a jornada para descanso e para necessidades fisiológicas. As técnicas de trabalho estão documentadas em um "Manual de Rotinas de Enfermagem" e acessíveis; porém, o grande número de atendimentos e as interrupções frequentes (os trabalhadores têm que atender ao telefone e às solicitações de pacientes, acompanhantes e outras pessoas) fazem com que muitas tarefas sejam realizadas com pressa, deixando de seguir estritamente os procedimentos previstos. Para a execução das tarefas, não são necessários grandes deslocamentos. A comunicação entre os membros da equipe e entre os trabalhadores e a chefia é rápida e superficial. Uma das enfermeiras ministra treinamentos para as técnicas de enfermagem quando indicados. As atividades mais rotineiras e que demandam mais tempo consistem em exame clínico, realização de pequenas cirurgias, administrar medicamentos por via parenteral e nebulizações e fazer curativos.	Consistem em 1) registro dos dados sobre os pacientes nos formulários indicados; 2) exame clínico dos pacientes; 3) prescrições e solicitação de exames e de pareceres; 4) preparo e administração de medicamentos, nebulizações e oxigênio, observando-se as técnicas aplicáveis a cada caso; 4) pequenas cirurgias (drenagens, suturas de feridas) sob anestesia local; 5) curativos; 6) encaminhamento de pacientes para internação quando necessário.
Central de Esterilização	O setor conta com seis técnicos de enfermagem e uma enfermeira. Carga horária: 12 horas de trabalho em dias alternados (12 x 36), para técnicos de enfermagem, e 8 horas diárias para a enfermeira (de segunda a sexta-feira sendo 4 horas aos sábados). Há um intervalo intrajornada de uma hora; não há horas extras e pressão ou ganho por produtividade. Ritmo de trabalho: não é contínuo, permitindo várias pausas durante a jornada para descanso e para necessidades fisiológicas. As técnicas de trabalho estão documentadas em um "Manual de Rotinas de Enfermagem" e acessíveis; são seguidas. Para a execução das tarefas, não são necessários grandes deslocamentos. A comunicação entre os membros da equipe e entre os trabalhadores e a chefia é cordial e adequada. A enfermeira ministra treinamentos para as técnicas de enfermagem quando indicados.	Consistem em: 1) recepção, conferência e registro da quantidade e espécie de materiais a serem esterilizados; 2) limpeza, desinfecção e separação dos materiais; 3) execução dos processos de esterilização; 4) estocagem e distribuição dos materiais esterilizados; 5) controle do processo de esterilização.

Organização e procedimentos de trabalho		
Setor	**Organização**	**Procedimentos de trabalho**
Internação — Clínica Médica	O setor conta com 48 técnicos de enfermagem e três enfermeiras. Carga horária: 12 horas de trabalho em dias alternados (12 x 36), para técnicos de enfermagem, e 8 horas diárias para a enfermeira (de segunda a sexta-feira sendo 4 horas aos sábados). Há um intervalo intrajornada de uma hora; não há horas extras e pressão ou ganho por produtividade. Ritmo de trabalho: contínuo, permitindo poucas pausas durante a jornada para descanso e para necessidades fisiológicas. Cada técnico de enfermagem, em seu turno de trabalho, fica responsável pelo atendimento a 6 pacientes em média. As técnicas de trabalho estão documentadas em um "Manual de Rotinas de Enfermagem" e acessíveis; porém, o grande número de atendimentos e as interrupções frequentes (os trabalhadores têm que atender ao telefone e às solicitações de pacientes, acompanhantes e outras pessoas) fazem com que muitas tarefas sejam realizadas com pressa, deixando de seguir estritamente os procedimentos previstos. Para a execução das tarefas, são necessários grandes deslocamentos, pois há enfermarias distantes 50 metros do posto de enfermagem. A comunicação entre os membros da equipe e entre os trabalhadores e a chefia é rápida e superficial. Uma das enfermeiras ministra treinamentos para as técnicas de enfermagem quando indicados.	Consistem em: 1) troca de informações sobre os pacientes ("passar/receber o plantão") no início de cada jornada de trabalho; 2) acolhimento dos pacientes admitidos para internação; 3) tomada dos sinais vitais e observação de outros sinais clínicos dos pacientes; 4) preparo e administração de medicamentos, nebulizações e oxigênio; 5) "banho de leito" dos pacientes; 6) curativos; 7) registro em prontuário de todos os dados acerca da assistência prestada.
Internação — Clínica Pediátrica	O setor conta com 40 técnicos de enfermagem e três enfermeiras. Carga horária: 12 horas de trabalho em dias alternados (12 x 36), para técnicos de enfermagem, e 8 horas diárias para a enfermeira (de segunda a sexta-feira sendo 4 horas aos sábados). Há um intervalo intrajornada de uma hora; não há horas extras e pressão ou ganho por produtividade. Ritmo de trabalho: contínuo, permitindo poucas pausas durante a jornada para descanso e para necessidades fisiológicas. Cada técnico de enfermagem, em seu turno de trabalho, fica responsável pelo atendimento a 6 pacientes em média. As técnicas de trabalho estão documentadas em um "Manual de Rotinas de Enfermagem" e acessíveis; porém, o grande número de atendimentos e as interrupções frequentes (os trabalhadores têm que atender ao telefone e às solicitações de pacientes, acompanhantes e outras pessoas) fazem com que muitas tarefas sejam realizadas com pressa, deixando de seguir estritamente os procedimentos previstos. Para a execução das tarefas, são necessários grandes deslocamentos, pois há enfermarias distantes 50 metros do posto de enfermagem. A comunicação entre os membros da equipe e entre os trabalhadores e a chefia é rápida e superficial. Uma das enfermeiras ministra treinamentos para as técnicas de enfermagem quando indicados.	Consistem em: 1) troca de informações sobre os pacientes ("passar/receber o plantão") no início de cada jornada de trabalho; 2) acolhimento dos pacientes admitidos para internação; 3) tomada dos sinais vitais e observação de outros sinais clínicos dos pacientes; 4) preparo e administração de medicamentos, nebulizações e oxigênio; 5) "banho de leito" dos pacientes; 6) curativos; 7) registro em prontuário de todos os dados acerca da assistência prestada.

Organização e procedimentos de trabalho		
Setor	**Organização**	**Procedimentos de trabalho**
Lavanderia	O setor conta com 7 auxiliares de lavanderia e uma encarregada. Exige-se experiência prévia na função. Carga horária: 44 horas semanais (8 horas de segunda a sexta; 4 horas aos sábados). Há um intervalo intrajornada de uma hora; não há horas extras e pressão ou ganho por produtividade. Ritmo de trabalho: não é contínuo, permitindo várias pausas durante a jornada para descanso e para necessidades fisiológicas. As técnicas de trabalho estão documentadas e acessíveis; são seguidas. Para a execução das tarefas, não são necessários grandes deslocamentos. A comunicação entre os membros da equipe e entre os trabalhadores e a chefia é cordial e adequada. A encarregada ministra treinamentos para as auxiliares quando indicados.	Consistem em: 1) recolher a roupa suja nos diversos setores do estabelecimento e transportá-la até a lavanderia; 2) registro do peso e do tipo de roupa a ser lavada; 3) separação e processamento da roupa (centrifugação, secagem e passagem); 4) pequenos reparos em peças de roupa danificadas; 5) armazenamento e distribuição da roupa limpa.
Higienização e Limpeza	O setor conta com uma encarregada e 22 auxiliares de higienização e limpeza. Exige-se experiência prévia na função. Carga horária: 44 horas semanais, com revezamento de folgas entre as auxiliares; intervalo de uma hora intrajornada. Não há horas extras e pressão ou ganho por produtividade. Ritmo de trabalho: não é contínuo, permitindo várias pausas durante a jornada para descanso e para necessidades fisiológicas. A encarregada distribui as tarefas entre as auxiliares de modo a não sobrecarregar nenhuma delas. As técnicas de trabalho estão documentadas e acessíveis; são seguidas. Para a execução das tarefas, são necessários grandes deslocamentos, devido à grande extensão de corredores e para buscar material de trabalho onde fica armazenado – mais de uma vez em cada jornada – e levá-lo de volta. A comunicação entre os membros da equipe e entre os trabalhadores e a chefia é cordial e adequada. Uma enfermeira ministra treinamentos sobre contenção biológica em superfícies, quando indicados. As atividades cumpridas diariamente no setor são compatíveis com a jornada de trabalho e com o número de trabalhadores existentes.	Consistem em: 1) limpeza sistematizada das dependências internas, começando-se pelas áreas mais limpas; os setores são divididos entre os trabalhadores; é realizada limpeza mecânica, passando-se pano úmido, embebido em solução com hipoclorito de sódio e sabão quando necessário; 2) descontaminação localizada é feita retirando-se primeiramente a matéria orgânica com pano ou papel; a seguir, aplica-se desinfetante e, finalmente, limpa-se com água e sabão; 3) troca de roupas de cama, acondicionando-se as usadas em sacos apropriados para encaminhamento à lavanderia; 4) recolhimento de resíduos, observando-se os preceitos no "Plano de Gerenciamento de Resíduos em Serviços de Saúde" do estabelecimento.

Organização e procedimentos de trabalho (cont.)		
Setor	**Organização**	**Procedimentos de trabalho**
Nutrição e Dietética	O setor conta com duas cozinheiras e uma copeira. Exige-se experiência prévia na função. Carga horária: 12 horas de trabalho em dias alternados (12 x 36), para cozinheiras, e 44 horas semanais para a copeira (8 horas diárias, 6 dias em uma semana e 5 na seguinte); intervalo de uma hora intrajornada; não há horas extras e pressão ou ganho por produtividade. Ritmo de trabalho: não é contínuo, permitindo várias pausas durante a jornada para descanso e para necessidades fisiológicas. A nutricionista do setor ministra treinamentos para o pessoal auxiliar. As técnicas de trabalho estão documentadas e acessíveis; são seguidas. Para a execução das tarefas, não são necessários grandes deslocamentos. A comunicação entre os membros da equipe e entre os trabalhadores e a chefia é cordial e adequada. As atividades cumpridas diariamente no setor são compatíveis com a jornada de trabalho e com o número de trabalhadores existentes.	Consistem em 1) receber e estocar mercadorias (estocáveis e perecíveis) de modo adequado; 2) fazer o pré-preparo dos alimentos, que envolve as seguintes etapas: transporte dos alimentos de sua área de estoque à cozinha; retirada de embalagens; seleção (grãos, folhas e outros); retirada de cascas e sementes; cortes; higienização e lavagem; 3) preparar os alimentos para consumo; 4) distribuir os alimentos, servindo-os com utensílios adequados diretamente nos pratos dos pacientes; 5) após as refeições, recolher os utensílios e providenciar sua lavagem e guarda em local apropriado. O "Manual de Rotinas para Cozinha e Copa" do hospital aborda essas etapas com mais detalhes, indicando a técnica correta e os cuidados quanto à segurança ocupacional.
Radiologia	O setor conta com 9 técnicos em radiologia. Jornada de trabalho: 7 laboram 4 horas diárias, de segunda a sábado; 2 trabalham aos domingos, 12 horas cada um. Ritmo de trabalho: contínuo, permitindo poucas pausas durante a jornada para descanso e para necessidades fisiológicas. As técnicas de trabalho estão documentadas e acessíveis; porém, o grande número de atendimentos e as interrupções frequentes (os trabalhadores têm que atender ao telefone e às solicitações de pacientes, acompanhantes e outras pessoas) fazem com que muitas tarefas sejam realizadas com pressa, deixando de seguir estritamente os procedimentos previstos. Para a execução das tarefas, não são necessários grandes deslocamentos. A comunicação entre os membros da equipe e entre os trabalhadores e a chefia é rápida e superficial. Treinamentos operacionais não foram realizados nos últimos 12 meses. Dados sobre manutenções periódicas e calibrações dos equipamentos encontram-se arquivados no local. Radiografias contrastadas são feitas tão somente por um médico radiologista (sem vínculo empregatício com o hospital).	Consistem em 1) registro dos dados sobre os pacientes nos formulários indicados; 2) orientação aos pacientes ou a seus acompanhantes sobre o exame a ser realizado; 3) preparo e ajustes do equipamento e do material necessário; 4) colocação do paciente na posição adequada; 5) retirar-se da sala de raios X e, a distância, acionar o aparelho para emissão dos raios X; 6) voltar à sala, pegar o filme radiografado e submetê-lo a revelação na sala de câmara escura. Também são feitas radiografias de pacientes no próprio leito.

Organização e procedimentos de trabalho (cont.)		
Setor	**Organização**	**Procedimentos de trabalho**
UTI	O setor conta com 8 técnicos de enfermagem, duas enfermeiras e quatorze médicos. Carga horária: 12 horas de trabalho em dias alternados (12 x 36), para técnicos de enfermagem; 8 horas diárias para a enfermeira (de segunda a sexta-feira sendo 4 horas aos sábados ou domingos, com revezamento entre elas quanto a esses dois dias). Há um intervalo intrajornada de uma hora; não há horas extras e pressão ou ganho por produtividade. Ritmo de trabalho: contínuo, permitindo poucas pausas durante a jornada para descanso e para necessidades fisiológicas. As técnicas de trabalho estão documentadas e acessíveis; porém, o grande número de atendimentos e as interrupções frequentes (os trabalhadores têm que atender ao telefone e às solicitações de pacientes, acompanhantes e outras pessoas) fazem com que muitas tarefas sejam realizadas com pressa, deixando de seguir estritamente os procedimentos previstos. Para a execução das tarefas, não são necessários grandes deslocamentos. A comunicação entre os membros da equipe e entre os trabalhadores e a chefia é rápida e superficial. Cada profissional tem atribuições previamente estabelecidas com certa rigidez, o que dificulta o emprego do saber coletivo e a troca de informações entre os membros da equipe.	Consistem em 1) registro dos dados sobre os pacientes nos formulários indicados; 2) exame clínico dos pacientes; 3) prescrições e solicitação de exames e de pareceres; 4) preparo e administração de medicamentos, nebulizações e oxigênio, observando-se as técnicas aplicáveis a cada caso; 5) realização de procedimentos invasivos, como entubação traqueal, aspiração de secreções respiratórias, instalação de cateteres e sondas, drenagens e outros.

Setor	Possibilidade de exposição a riscos biológicos
Ambulatório de Pronto Atendimento	Existe a possibilidade de exposição por todas as vias e a todos os micro-organismos citados no item próprio. O contato frequente e mais próximo com pacientes e os inúmeros procedimentos de enfermagem e médicos, aliados ao ritmo de trabalho intenso, aumentam as chances de exposição. Procedimentos de assistência respiratória, como entubação traqueal e nebulização, aumentam as possibilidades de exposição a agentes transmitidos por via aérea.
Central de Esterilização	Existe a possibilidade de exposição por todas as vias e a todos os micro-organismos citados no item próprio. A possibilidade é menor que em outros setores, já que não existe contato com pacientes e os procedimentos adotados no setor diminuem as chances de exposição respiratória.
Internação — Clínica Médica	Existe a possibilidade de exposição por todas as vias e a todos os micro-organismos citados no item próprio. O contato frequente e mais próximo com pacientes e os inúmeros procedimentos de enfermagem, aliados ao ritmo de trabalho intenso, aumentam as chances de exposição. É um dos setores com mais possibilidades de exposição a micro-organismos por via aérea, principalmente quando são realizados determinados procedimentos, como indução de escarro e nebulização sem medidas de proteção.
Internação — Clínica Pediátrica	Existe a possibilidade de exposição por todas as vias e a todos os micro-organismos citados no item próprio. O contato frequente e mais próximo com pacientes e os inúmeros procedimentos de enfermagem, aliados ao ritmo de trabalho intenso, aumentam as chances de exposição. As possibilidades de exposição ao VHA e ao bacilo da tuberculose são menores; para o primeiro, por ser a porta de entrada a via oral, e para o segundo, devido às características da doença na criança.
Lavanderia	A possibilidade maior de exposição ocorre na "área suja", já que a roupa suja geralmente contém uma grande quantidade de micro-organismos (na literatura especializada, existem relatos com contagens que vão de 10^6 até 10^8 bactérias por 100 cm^2 de tecido). No entanto, apesar desse grande número, várias pesquisas têm demonstrado que o risco de transmissão é muito baixo durante as várias etapas de lavagem. Entre os agentes citados no item próprio, os mais frequentes são as bactérias gram-negativas mencionadas — *Salmonella spp.* e *Escherichia coli* — e os estafilococos.
Limpeza e Higienização	Existe a possibilidade de exposição por todas as vias e a todos os micro-organismos citados no item próprio. A possibilidade é menor que em outros setores, já que existe menos contato com pacientes e não há manipulação de materiais perfurocortantes.
Nutrição e Dietética	Existe a possibilidade de exposição por todas as vias e a todos os micro-organismos citados no item próprio. A possibilidade, porém, é pequena, pois o contato próximo com os pacientes não é frequente. Cozinheiras não têm contato com pacientes e não estão expostas a riscos biológicos.
Radiologia	Existe a possibilidade de exposição por via aérea e a todos os micro-organismos citados no item próprio. O grande número de radiografias feitas diariamente aumenta as chances de exposição.

Setor	Possibilidade de exposição a riscos biológicos
UTI	Existe a possibilidade de exposição por todas as vias e a todos os micro-organismos citados no item próprio. O contato frequente e mais próximo com pacientes e os inúmeros procedimentos de enfermagem e médicos, aliados ao ritmo de trabalho intenso, aumentam as chances de exposição. É um dos setores com mais possibilidades de exposição a micro-organismos com entrada por via aérea, devido ao grande número de procedimentos para assistência respiratória, e por via cutânea e percutânea, pelo contato constante com o paciente e inúmeros procedimentos feitos com material perfurocortante.

Setor	Funções	Atividades
Ambulatório de Pronto Atendimento	Técnico(a) de enfermagem	Receber os pacientes encaminhados ao setor. Auxiliar o médico durante os atendimentos. Verificar sinais vitais. Fazer procedimentos de enfermagem, como curativos, administração de medicamentos, nebulização etc. Encaminhar os pacientes para o setor adequado após a liberação do médico. Registrar dados colhidos durante a assistência e todos os procedimentos executados em formulário próprio. Descartar os resíduos conforme as diretrizes do "Plano de Gerenciamento de Resíduos de Serviços de Saúde".
	Médico(a) plantonista	Prestar assistência médica (casos de urgência e emergência). Fazer anotações nos prontuários médicos. Prescrever medicamentos e procedimentos. Solicitar exames complementares e pareceres de outros colegas. Fazer glicemia capilar. Encaminhar pacientes para internação quando necessário.
Central de Esterilização	Técnico (a) de enfermagem	Receber, conferir e anotar a quantidade e espécie de materiais a serem esterilizados. Limpar, desinfetar e separar os materiais. Executar os processos de esterilização de acordo com procedimentos adequados. Estocar materiais esterilizados. Distribuir material para os diversos setores. Controlar o processo de esterilização utilizando testes padronizados.
Internação – Clínica Médica	Técnico(a) de enfermagem	Receber os pacientes encaminhados ao setor. Auxiliar o médico durante os atendimentos. Verificar sinais vitais. Fazer procedimentos de enfermagem, como curativos, administração de medicamentos, nebulização etc. Encaminhar os pacientes para o setor adequado após a liberação do médico. Registrar dados colhidos durante a assistência e todos os procedimentos executados em formulário próprio. Descartar os resíduos conforme as diretrizes do "Plano de Gerenciamento de Resíduos de Serviços de Saúde".

Setor	Funções	Atividades
Internação — Clínica Pediátrica	Técnico(a) de enfermagem	Receber os pacientes encaminhados ao setor. Auxiliar o médico durante os atendimentos. Verificar sinais vitais. Fazer procedimentos de enfermagem, como curativos, administração de medicamentos, nebulização etc. Encaminhar os pacientes para o setor adequado após a liberação do médico. Registrar dados colhidos durante a assistência e todos os procedimentos executados em formulário próprio. Descartar os resíduos conforme as diretrizes do "Plano de Gerenciamento de Resíduos de Serviços de Saúde".
Lavanderia	Auxiliar de lavanderia	Recolher e transportar a roupa suja até a lavanderia. Processar a roupa suja para lavá-la. Processar a roupa limpa (passar, fazer pequenos reparos, armazenar) e distribuí-la para os setores do estabelecimento.
Limpeza e Higienização	Auxiliar de limpeza e higienização	Fazer a limpeza e higienização das dependências e dos móveis. Recolher resíduos para descarte.
Nutrição e Dietética*	Copeira	Distribuir refeições. Recolher, lavar e guardar bandejas, louças e talheres após as refeições. Manter ordem e a limpeza no local de trabalho de acordo com procedimentos prescritos.
	Nutricionista	Planejar e supervisionar o serviço de nutrição do hospital. Controlar a estocagem, preparação, conservação e distribuição dos alimentos. Avaliar o estado nutricional de pacientes. Elaborar cardápios e dietas especiais. Ministrar treinamentos específicos de sua área para o pessoal auxiliar do setor.
Radiologia	Técnico(a) em radiologia	Receber os pacientes encaminhados ao setor. Registrar dados referentes aos exames realizados. Orientar pacientes ou acompanhantes sobre os exames. Fazer ajustes no aparelho de raios X de acordo com a técnica de cada exame. Posicionar paciente e filme adequadamente. Radiografar o paciente de acordo com a solicitação médica. Espécies de radiografias realizadas: convencionais, ... Revelar filmes. Descartar os resíduos conforme as diretrizes do "Plano de Gerenciamento de Resíduos de Serviços de Saúde".

* Cozinheira não está exposta a riscos biológicos.

Setor	Funções	Atividades
UTI	Técnico(a) de enfermagem	Receber os pacientes encaminhados ao setor. Auxiliar o médico durante os atendimentos. Verificar sinais vitais. Fazer procedimentos de enfermagem, como curativos, administração de medicamentos, nebulização etc. Encaminhar os pacientes para o setor adequado após a liberação do médico. Registrar dados colhidos durante a assistência e todos os procedimentos executados em formulário próprio. Descartar os resíduos conforme as diretrizes do "Plano de Gerenciamento de Resíduos de Serviços de Saúde".
	Médico(a) plantonista	Prestar assistência médica. Fazer anotações nos prontuários médicos. Prescrever medicamentos e procedimentos. Solicitar exames complementares e pareceres de outros colegas. Controlar aparelhos médicos como monitores, respiradores artificiais e aspiradores. Fazer procedimentos invasivos, como instalar cateteres, entubar e outros.

Setores	Medidas preventivas aplicáveis[16]	Acompanhamento das medidas
Ambulatório de Pronto Atendimento, Internação — Clínica Médica, Internação — Clínica Pediátrica, UTI	Ventilação natural, com direcionamento do ar dos locais menos para os mais contaminados e eliminação para o ambiente externo (observar que a disposição dos móveis não dificulte a saída do ar contaminado).	Inspeção de cada setor pelo(a) enfermeiro(a) responsável (se encontra alguma não conformidade, registra o fato no livro "Relatório de Enfermagem" e determina a correção dos desvios); inspeções periódicas realizadas pela CIPA (os relatórios são entregues à administração do estabelecimento e ao responsável pelo setor pertinente).
	Limpeza e desinfecção concorrente (esta sempre que necessária) e terminal.	A supervisora da enfermagem verifica o cumprimento das tarefas; se necessário, corrige os desvios.
	Descarte adequado de materiais perfurocortantes e de outros resíduos.	A supervisora da enfermagem verifica como é feito o descarte (se encontra alguma não conformidade, registra o fato no livro "Relatório de Enfermagem" e determina a correção dos desvios); inspeções periódicas realizadas pela CIPA (os relatórios são entregues à administração do estabelecimento e ao responsável pelo setor pertinente).
	Adoção de precauções-padrão, de contato, para gotículas e para aerossóis (incluem todos os itens citados na nota da planilha 5).	Inspeção durante a execução das tarefas pelo(a) enfermeiro(a) responsável de cada setor (se encontra alguma não conformidade, registra o fato no livro "Relatório de Enfermagem" e determina a correção dos desvios); inspeções periódicas realizadas pela CIPA (os relatórios são entregues à administração do estabelecimento e ao responsável pelo setor pertinente).
	Evitar fatores que favorecem a contaminação do ambiente[17].	Inspeções periódicas realizadas pela CIPA, CCIH e enfermeiro(a) responsável de cada setor, com correção de desvios, se necessário (as inspeções são documentadas e os relatórios são arquivados).
	Ordens de serviço.	Listas de entrega de cópia das ordens, comprovando sua distribuição para os trabalhadores (as listas ficam arquivadas no setor X).
	Documentos contendo as rotinas de trabalho.	Listas de entrega de cópia dos documentos, comprovando sua distribuição para os trabalhadores (as listas ficam arquivadas no setor X).

(16) Também são aplicáveis as medidas descritas em "PPRA: estrutura" (trata-se das medidas de controle que devem ser implementadas no estabelecimento). O acompanhamento também se encontra lá descrito.

(17) Os fatores são os seguintes: superfícies úmidas ou molhadas; áreas empoeiradas; revestimentos com perda da integridade; uso incorreto de recursos; técnica de limpeza inadequada; matéria orgânica sem rápida remoção; aplicação incorreta de germicidas ou falta de sua aplicação; aglomeração de pessoas.

Setores	Medidas preventivas aplicáveis	Acompanhamento das medidas
Ambulatório de Pronto Atendimento, Internação — Clínica Médica, Internação — Clínica Pediátrica, UTI (cont.)	Capacitação inicial e continuada dos trabalhadores	Cumprimento do cronograma de treinamentos previstos por este PPRA e dos cronogramas específicos de cada setor; lista de presença dos trabalhadores capacitados (as listas ficam arquivadas no setor X); verificação escrita da retenção dos conteúdos ministrados.
	Uso de EPIs.	Recibos de entrega dos EPIs aos trabalhadores; inspeção durante a execução das tarefas pelo(a) enfermeiro(a) responsável de cada setor (se encontra alguma não conformidade, registra o fato no livro "Relatório de Enfermagem" e determina a correção dos desvios); inspeções periódicas realizadas pela CIPA (os relatórios são entregues à administração do estabelecimento e ao responsável pelo setor pertinente).
	Vacinação.	Planilha com as vacinas aplicadas nos trabalhadores; anotação no prontuário médico ocupacional; entrega do comprovante de vacinação aos trabalhadores.
	Quimioprofilaxia, quando indicado.	Quando indicada, o médico coordenador do PCMSO ou um dos médicos examinadores faz o acompanhamento, com anotação no prontuário médico ocupacional.
	Isolamento de pacientes com doenças infecto-contagiosas, quando indicado.	Registro no prontuário médico dos pacientes, feito pela enfermagem e médicos; a CCIH verifica a indicação e o estabelecimento correto do isolamento, corrigindo os desvios se necessário.
	Sinalização.	Inspeções periódicas realizadas pela CIPA, verificando a adequação e integridade da sinalização sobre uso de EPIs, áreas de uso restrito, adoção de precauções de biossegurança etc. (os relatórios são entregues à administração do estabelecimento e ao responsável pelo setor pertinente).
Central de Esterilização	As mesmas descritas para os setores acima, naquilo que couber.	O acompanhamento será feito como descrito para os setores acima.
	Ventilação exaustora.	Inspeções periódicas realizadas pela CIPA e enfermeiro(a) responsável do setor (as inspeções são documentadas e os relatórios são arquivados).
	Uso de recipientes de plásticos e com tampa para imersão dos materiais a serem esterilizados.	Inspeção durante a execução das tarefas pelo(a) enfermeiro(a) responsável do setor (se encontra alguma não conformidade, registra o fato no livro "Relatório de Enfermagem" e determina a correção dos desvios); inspeções periódicas realizadas pela CIPA (os relatórios são entregues à administração do estabelecimento e ao responsável pelo setor pertinente).

Setores	Medidas preventivas aplicáveis	Acompanhamento das medidas
Central de Esterilização (cont.)	Lava-olhos	Inspeção, higienização e acionamento pelo menos uma vez por semana pelo técnico de segurança.
Lavanderia	As mesmas descritas para os setores de Ambulatório de Pronto Atendimento, Internação e UTI.	O acompanhamento será feito como descrito para os setores de Ambulatório de Pronto Atendimento, Internação e UTI.
	Ventilação exaustora (geral e na calandra).	Inspeções periódicas realizadas pela CIPA e enfermeiro(a) responsável do setor (as inspeções são documentadas e os relatórios são arquivados).
	Acondicionamento da roupa suja em saco íntegro e fechado, de plástico, de uso único, ou de tecido.	Inspeção durante a execução das tarefas pelo(a) enfermeiro(a) responsável do setor (se encontra alguma não conformidade, registra o fato no livro "Relatório de Enfermagem" e determina a correção dos desvios); inspeções periódicas realizadas pela CIPA (os relatórios são entregues à administração do estabelecimento e ao responsável pelo setor pertinente).
	Manipulação mínima da roupa.	
	Limpeza e desinfecção do recipiente de sustentação dos sacos com a roupa suja.	
	Recipientes fechados com tampa, disponíveis nas unidades, para acondicionar roupa suja de banheiro e de leitos.	
	Uso de carro exclusivo, identificado, para transporte de roupa suja; lavagem e desinfecção diária, após o último recolhimento do dia, do carro de transporte.	
	Proibição de trabalhadores do setor de entrar em quartos de isolamento (recebem a roupa suja na porta).	As mesmas acima; listas de entrega de cópia de ordem de serviço contendo a proibição.

Setores	Medidas preventivas aplicáveis	Acompanhamento das medidas
Limpeza e Higienização	As mesmas descritas para os setores de Ambulatório de Pronto Atendimento, Internação e UTI, naquilo que couber.	O acompanhamento será feito como descrito para os setores de Ambulatório de Pronto Atendimento, Internação e UTI.
	Proibir que os trabalhadores do setor façam tarefas para limpeza e desinfecção que não lhes competem.	Listas de entrega de cópia de ordem de serviço contendo as proibições (desfazer o leito, fazer a limpeza e a desinfecção de equipamentos e manipular roupa suja)[18]; inspeção durante a execução das tarefas pelo enfermeiro responsável de cada setor (se encontra alguma não conformidade, registra o fato no livro "Relatório de Enfermagem" e determina a correção dos desvios); inspeções periódicas realizadas pela CIPA (os relatórios são entregues à administração do estabelecimento e ao responsável pelo setor pertinente).
Nutrição e Dietética	As mesmas descritas para os setores de Ambulatório de Pronto Atendimento, Internação e UTI, naquilo que couber.	Inspeção durante a execução das tarefas pela nutricionista (se encontra alguma não conformidade, determina a correção dos desvios); inspeções periódicas realizadas pela CIPA (os relatórios são entregues à administração do estabelecimento e ao responsável pelo setor pertinente).
Radiologia	As mesmas descritas para os setores de Ambulatório de Pronto Atendimento, Internação e UTI, naquilo que couber.	Inspeção durante a execução das tarefas pelo médico radiologista responsável pelo setor (se encontra alguma não conformidade, determina a correção dos desvios); inspeções periódicas realizadas pela CIPA (os relatórios são entregues à administração do estabelecimento e ao responsável pelo setor pertinente).

(18) As duas primeiras tarefas citadas competem ao técnico de enfermagem, sob a supervisão do enfermeiro do setor; a manipulação de roupas é feita por trabalhador do setor de Lavanderia, com exceção daquelas provenientes dos quartos de isolamento para doenças infectocontagiosas (nesse caso, ele recebe a roupa suja na porta, entregue pelo técnico de enfermagem). Quanto aos quartos e enfermarias, competem aos trabalhadores do setor de Limpeza e Higienização recolher resíduos porventura existentes, fazer a limpeza e desinfecção do mobiliário, portas, janelas e leito, lavar paredes e pisos com água e sabão e lavar o banheiro.

1.3. *Estabelecimento de prioridades e metas de avaliação e controle*

Durante a etapa de avaliação dos riscos e da exposição dos trabalhadores — descrita nas páginas precedentes, junto com a etapa de reconhecimento — foram estabelecidas e seguidas as seguintes prioridades:

Planilha	Risco	Prioridades (ver definições no documento-base)			
		técnicas	para avaliação		para implementação de medidas de controle
			qualitativa	quantitativa	
1	Nenhum	—	—	—	—
2	Nenhum	—	—	—	—
3	Nenhum	—	—	—	—
4	Nenhum	—	—	—	—
5	Micro-organismos	1	alta	—	muito alta
6	Micro-organismos	1	alta	—	muito alta
7	Micro-organismos	1	alta	—	alta
	Calor	2	—	alta	baixa
	Ruído	2	—	alta	baixa
	Hipoclorito de sódio	4	baixa	desnecessária	baixa
8	Micro-organismos	1	alta	—	muito alta
9	Micro-organismos	1	alta	—	muito alta
10	Micro-organismos	1	alta	—	alta
	Hipoclorito de sódio	4	baixa	desnecessária	baixa
	Sabão em pó	4	baixa	desnecessária	baixa
	Neutralizantes	4	baixa	desnecessária	baixa
	Amaciantes	4	baixa	desnecessária	baixa
	Calor	2	—	alta	baixa
	Ruído	2	—	alta	baixa

Planilha	Risco	Prioridades (ver definições no documento-base)			
		técnicas	para avaliação		para implementação de medidas de controle
			qualitativa	quantitativa	
11	Micro-organismos	1	alta	—	muito alta
	Hipoclorito de sódio	4	baixa	desnecessária	baixa
	Sabão em pó	4	baixa	desnecessária	baixa
12	Micro-organismos	1	alta	—	alta
	Hipoclorito de sódio	4	baixa	desnecessária	baixa
	Detergente líquido	4	baixa	desnecessária	baixa
	Ruído	2	—	alta	baixa
13	Detergente líquido	4	baixa	desnecessária	baixa
	Calor	2	—	alta	baixa
	Ruído	2	—	alta	baixa
14	Micro-organismos	1	alta	—	alta
15	Micro-organismos	1	alta	—	alta
	Raios X	1	alta	—	alta
16	Micro-organismos	1	alta	—	muito alta
17	Micro-organismos	1	alta	—	muito alta

1.4. Implantação de medidas de controle e avaliação de sua eficácia

As medidas de controle já existentes estão descritas nas planilhas deste documento. Novas medidas serão implantadas, conforme consta mais adiante, em "PPRA: estrutura".

A avaliação da eficácia das medidas de controle implantadas será relatada na análise global do PPRA e envolverá pelo menos os seguintes parâmetros:

Parâmetro	Indicador de eficácia
Agravos relacionados ao trabalho por setor	Incidência de agravos(1) relacionados ao trabalho em relação ao número médio de trabalhadores de cada setor (comparar a dos últimos 12 meses com a do período imediatamente anterior)
Número de acidentes com material perfurocortante por setor	Incidência de acidentes em relação ao número médio de trabalhadores de cada setor (comparar a dos últimos 12 meses com a do período imediatamente anterior)
Número de exposição acidental a agentes biológicos, excetuados aqueles com material perfurocortante, por setor	Incidência de exposição em relação ao número médio de trabalhadores de cada setor (comparar a dos últimos 12 meses com a do período imediatamente anterior)

Parâmetro	Indicador de eficácia
Avaliação quantitativa de riscos ocupacionais[2]	Redução da intensidade ou concentração do agente
Não conformidades durante a realização das tarefas	Incidência de não conformidades em relação ao número de tarefas inspecionadas (comparar a dos últimos 12 meses com a do período imediatamente anterior)
Exposição ocupacional a raios X	Percentual de leitura de dosímetros de radiação individuais com dose não detectada (comparar a dos últimos 12 meses com a do período imediatamente anterior)
Exposição acidental a raios X	Número de ocorrências (comparar a dos últimos 12 meses com a do período imediatamente anterior)

(1) Serão incluídos apenas os agravos decorrentes de riscos físicos, químicos e biológicos.
(2) Quando necessária.

1.5. Monitoramento da exposição aos riscos

O monitoramento será realizado através de novas avaliações da exposição, conforme segue:

— A qualquer momento quando se estabelecer nexo causal entre um agravo à saúde do trabalhador e determinada exposição.

— Para riscos de avaliação qualitativa, nas inspeções durante a realização das tarefas (as inspeções serão mensais e contemplarão todos os setores).

— Para riscos avaliados quantitativamente, obedecendo-se aos seguintes critérios:

Situação da exposição*	Periodicidade máxima do monitoramento
Irrelevante	Monitoramento desnecessário
Baixa	Bienal
Moderada	Anual
Excessiva	A qualquer momento para verificar a eficácia de medidas de controle recém-implantadas ou visando a modificar as medidas já existentes.

* Ver definições no subitem 6.3 do documento-base.

1.6. Registro e divulgação dos dados

Tal assunto está descrito no documento-base.

Todas as etapas do desenvolvimento serão avaliadas na análise global do PPRA, conforme item 9.2.1.1 da NR-9.

......................., 28 de fevereiro de 2010.

____

....

____

....

____

....

Capítulo 3
PPRA: Estrutura – Proposta de Um Modelo

"Arranje tempo para deliberar; mas quando chegar o tempo de agir, pare de pensar e faça."
Andrew Jackson (1767-1845)

1. Estrutura

São abordados aqui os seguintes itens, conforme exigido pelo subitem 9.2.1 da NR-9:

— Planejamento anual, com estabelecimento de metas, prioridades e cronograma;

— Estratégia e metodologia de ação;

— Forma do registro, manutenção e divulgação dos dados;

— Periodicidade e forma de avaliação do desenvolvimento do PPRA.

1.1. Planejamento anual, com estabelecimento de metas, prioridades e cronograma

São propostas as medidas de controle a seguir.

Medidas de controle		Metas	Responsável	Meta alcançada?*
Refª	Descrição			
I	Realizar capacitação inicial sobre riscos biológicos.	Alcançar 100% dos trabalhadores pertinentes, antes do início de suas tarefas.	Médico do trabalho ...	
II	Realizar capacitação continuada sobre riscos biológicos.	Alcançar 100% dos trabalhadores expostos a riscos biológicos.	Médico do trabalho ...	
III	Distribuir EPIs.	Alcançar 100% dos trabalhadores.	Técnico de segurança ...	
IV	Inspecionar EPIs (uso ou não durante toda a jornada de trabalho, necessidade de troca/vida útil, condições de conservação e higienização, conforto para os trabalhadores).	Alcançar 20% dos trabalhadores a cada mês.	Técnico de segurança ...	
V	Implantar a busca ativa de sintomáticos respiratórios (tosse por três ou mais semanas) nos setores de internação (na admissão) e ambulatório de pronto atendimento. Casos suspeitos de tuberculose pulmonar devem ser isolados pelo menos até o resultado dos exames de baciloscopia (duas amostras)(19).	Alcançar 100% dos pacientes.	Enfermeiro(a) de cada setor, que deverá comunicar ao médico assistente quando detectado um paciente sintomático respiratório	
VI	Elaborar protocolo para assegurar a rápida identificação, isolamento respiratório, diagnóstico e tratamento de indivíduos com provável tuberculose pulmonar.	Aplicar o protocolo em 100% dos sintomáticos respiratórios.	Dr. ... e enfermeiro ..., ambos da CCIH	

(19) A busca ativa de sintomáticos respiratórios nada mais é do que perguntar, para todos que são atendidos no estabelecimento, se estão com tosse há mais de duas semanas. Em caso afirmativo, o paciente é denominado sintomático respiratório e, caso ainda não se tenha um diagnóstico, deve ter imediatamente seu escarro coletado e encaminhado para diagnóstico através de baciloscopia. No ambulatório de pronto atendimento, pacientes com suspeita de tuberculose devem ser encaminhados para salas de espera separadas e ter seu atendimento agilizado.

Medidas de controle		Metas	Responsável	Meta alcançada?*
Refª	Descrição			
VII	Utilizar agulhas e outros materiais perfurocortantes somente se dotados de dispositivo de segurança[20].	Alcançar 100% de substituições nas situações em que for aplicável.	Sr. ... (diretor)	
VIII	Instalar comandos em todos os lavatórios que ainda não os têm para dispensar o contato manual para acionar as torneiras.	Alcançar 100% dos lavatórios.	Sr. ... (diretor)	
IX	Substituir as cubas das bancadas da Central de Esterilização por outras mais fundas (para evitar respingos no trabalhador).	Substituir todas as cubas dentro do prazo estipulado.	Sr. ... (diretor)	
X	Acionar e higienizar os lava-olhos uma vez por semana.	Executar os procedimentos em 100% dos lava-olhos semanalmente.	Técnico de segurança ...	
XI	Instalar uma nova máquina reveladora automática de raios X.	Alcançar um retrabalho por defeito de revelação abaixo de 1% das radiografias (uma nova máquina permitirá manutenções preventivas mais frequentes, pois só existe uma no momento).	Sr. ... (diretor)	
XII	Providenciar novo levantamento radiométrico da instalação de raios X (houve mudança na carga de trabalho semanal recentemente, com aumento significativo do número de radiografias realizadas).	Verificar o cumprimento das normas legais.	Sr. ... (diretor)	
XIII	Contratar mais técnicos de radiologia.	Para cobrir férias, substituir trabalhadores quando impedidos de trabalhar e mudar a organização do trabalho aos domingos, evitando jornada de trabalho excessiva dos atuais técnicos (haverá, portanto, menor exposição à radiação).	Sr. ... (diretor)	

(20) O prazo para implantação de materiais perfurocortantes com dispositivos de segurança encerrou-se em 18 de novembro de 2010, de acordo com a Portaria n. 939, de 18.11.2008, do MTE.

Medidas de controle		Metas	Responsável	Meta alcançada?*
Ref.ª	Descrição			
XIV	Elaborar manual com normas, rotinas e procedimentos sobre precauções de isolamento e uso de EPI. Treinar os trabalhadores acerca do conteúdo do manual.	Treinar 100% dos trabalhadores envolvidos na assistência a pacientes que necessitem de isolamento.	Dr. ... e enfermeiro ..., ambos da CCIH	
XV	Instalar exaustor em um quarto de isolamento respiratório, com o fluxo de ar dirigido para filtro HEPA.	Diminuir a exposição dos trabalhadores aos riscos biológicos.	Sr. ... (diretor)	
XVI	Instalar exaustor na área suja da lavanderia.	Diminuir a exposição dos trabalhadores aos riscos biológicos.	Sr. ... (diretor)	
XVII	Afixar as rotinas de trabalho na lavanderia e na central de esterilização.	Conseguir a execução correta de 100% das tarefas.	Enfermeiro(a) ..., responsável pelos setores	
XVIII	Instalar chuveiros na área suja da lavanderia.	Fazer com que 100% dos trabalhadores do setor saiam do local tão somente depois de tomar banho e trocar de roupa.	Sr. ... (diretor)	
XIX	Elaborar programa de manutenção preventiva de equipamentos.	Conseguir que 100% dos equipamentos passem por manutenção preventiva dentro do prazo programado.	Sr. ... (diretor)	
XX	...	...	...	

* A ser preenchido quando se fizer o acompanhamento (ver à frente) das medidas e na análise global deste PPRA. Informar "sim", com a respectiva data de conclusão, ou "não", relatando os problemas encontrados.

Medidas de controle	Prioridade (ver subitem 6.4 do documento-base)	Cronograma
I	Muito alta	Antes da admissão
II	Muito alta	Fevereiro (setores de Internação — Clínicas Médica e Pediátrica e de Limpeza e Higienização) e março a junho (demais setores) de 2010
III	Muito alta	Permanente
IV	Muito alta	Permanente
V	Muito alta	Fevereiro de 2010
VI	Muito alta	Fevereiro de 2010
VII	Muito alta	Fevereiro a junho de 2010 (seguir o mesmo cronograma da ação II)
VIII	Alta	Fevereiro de 2010
IX	Alta	Fevereiro a maio de 2010
X	Alta	Permanente
XI	Alta	Fevereiro de 2010
XII	Alta	Fevereiro de 2010
XIII	Alta	Fevereiro de 2010
XIV	Muito alta	Elaboração: fevereiro de 2010; treinamento: seguir o mesmo cronograma da ação II
XV	Muito alta	Fevereiro de 2010
XVI	Alta	Fevereiro de 2010
XVII	Alta	Fevereiro de 2010
XVIII	Alta	Fevereiro de 2010
XIX	Alta	Fevereiro de 2010
XX	...	...

1.2. Estratégia e metodologia de ação

Medidas de controle	Estratégia e metodologia de ação
I e II	Treinamento durante o horário de trabalho, para grupos com no máximo 10 trabalhadores, através de exposição oral, apresentação de diapositivos e vídeos e material impresso (este distribuído para os treinandos); verificação da retenção do conteúdo através de teste escrito ao final do treinamento.
III	Entrega contra recibo; disposição permanente de luvas de procedimento e estéreis nos postos de enfermagem.
IV	Visitar os postos de trabalho e anotar as não conformidades em planilha própria.
V	Treinar os trabalhadores responsáveis; quando detectado um paciente sintomático respiratório, o fato será registrado no prontuário médico no campo "Evolução – Enfermagem".
VI	Elaborar o protocolo e distribuí-lo a todo o corpo médico do estabelecimento e ao responsável do laboratório de análises clínicas prestador de serviços.
VII	Providenciar a substituição; treinar os trabalhadores para a utilização correta.
VIII	Contratar serviço especializado para fazer a instalação.
IX	Contratar serviço especializado para fazer a substituição.
X	Executar as tarefas descritas; registrar.
XI	Comprar e contratar serviço especializado para fazer a instalação.
XII	Contratar especialista em física de radiodiagnóstico (ou certificação equivalente), que deverá fazer o levantamento e elaborar relatório pertinente.
XIII	Selecionar e contratar.
XIV	Elaborar o manual e treinar os trabalhadores (para o treinamento, será utilizada a mesma estratégia e metodologia descrita para as ações I e II); entregar contra recibo aos trabalhadores cópia do manual.
XV	Comprar e contratar serviço especializado para fazer a instalação.
XVI	Comprar e contratar serviço especializado para fazer a instalação.
XVII	Digitar as rotinas, envolvê-las dentro de material plástico transparente, com vedação adequada, e afixá-la nos setores.
XVIII	Contratar serviço especializado para fazer a instalação.
XIX	Elaborar documento contendo o programa; consultar manuais dos equipamentos para determinar os prazos máximos para a manutenção preventiva.
XX	...

1.3. Forma do registro, manutenção e divulgação dos dados

Medidas de controle	Registro	Manutenção	Divulgação
I	Lista de presença; recibo de entrega do material impresso.	Arquivo na pasta denominada "Capacitação", mantida na sala do SESMT.	No momento da admissão, serão comunicados ao trabalhador os temas, dia, horário e local do treinamento.
II	Lista de presença; recibo de entrega do material impresso.	Arquivo na pasta denominada "Capacitação", mantida na sala do SESMT.	Afixação de relação, nos postos de trabalho, contendo nome dos treinandos, temas, dia, horário e local do treinamento.
III	Fichas individuais (uma para cada trabalhador), contendo tipo de EPI, CA, data de entrega, data e motivo de devolução e um campo para o trabalhador assinar o recebimento. Entrega, pelo almoxarifado, aos enfermeiros de cada setor, mediante recibo, de pacotes com luvas descartáveis.	Arquivo das fichas na pasta denominada "Distribuição de EPIs", mantida na sala do SESMT. Para as luvas, arquivo dos recibos no almoxarifado.	Durante a admissão e os treinamentos e através de ordens de serviço e cartazes fixados nos postos de trabalho.
IV	Formulário (planilha) de checagem contendo os itens a serem verificados.	Arquivo dos formulários na sala do SESMT.	Durante a admissão e os treinamentos; avisos em quadro próprio contendo o resultado das inspeções.
V	Anotação no prontuário médico, no campo "Evolução — Enfermagem".	Arquivo do prontuário médico de cada paciente.	Durante a admissão e os treinamentos e através de ordens de serviço. Os resultados da aplicação do protocolo serão divulgados mensalmente pela CCIH em quadros de aviso.
VI	Documento digitado.	Disposição de um exemplar em cada posto de enfermagem.	Durante a admissão e os treinamentos; divulgação para o corpo médico e o responsável pelo laboratório de análises clínicas através de correio eletrônico. Os resultados da aplicação do protocolo serão divulgados mensalmente pela CCIH em quadros de aviso.

Medidas de controle	Registro	Manutenção	Divulgação
VII	Notas fiscais de compra; lista de presença dos treinamentos.	Arquivo das notas na administração; arquivo na pasta denominada "Capacitação", mantida na sala do SESMT.	Durante a admissão e os treinamentos; avisos em quadro próprio.
VIII	Nota fiscal do serviço prestado.	Arquivo da nota na administração.	Durante a admissão e os treinamentos; avisos em quadro próprio.
IX	Notas fiscais de compra e do serviço prestado.	Arquivo das notas na administração.	Durante a admissão e os treinamentos; avisos em quadro próprio.
X	Relatório do técnico de segurança.	Arquivo do relatório na sala do SESMT.	Durante a admissão e os treinamentos.
XI	Notas fiscais de compra e do serviço prestado.	Arquivo das notas na administração.	Durante a admissão e os treinamentos; avisos em quadro próprio.
XII	Documento contendo o relatório do levantamento.	Arquivo no setor.	Durante a admissão e os treinamentos; avisos em quadro próprio.
XIII	Fichas de registro dos empregados.	Arquivo na administração.	Durante a admissão e os treinamentos; avisos em quadro próprio.
XIV	Documento digitado.	Disposição de um exemplar em cada posto de enfermagem, no SESMT e na CCIH.	Durante a admissão e os treinamentos; divulgação para o corpo médico e o responsável pelo laboratório de análises clínicas através de correio eletrônico.
XV	Notas fiscais de compra e do serviço prestado.	Arquivo das notas na administração.	Durante a admissão e os treinamentos; avisos em quadro próprio.
XVI	Notas fiscais de compra e do serviço prestado.	Arquivo das notas na administração.	Durante a admissão e os treinamentos; avisos em quadro próprio.
XVII	Documento digitado e protegido por plástico transparente.	Afixado nos setores.	Durante a admissão e os treinamentos; avisos em quadro próprio
XVIII	Notas fiscais de compra e do serviço prestado.	Arquivo das notas na administração.	Durante a admissão e os treinamentos; avisos em quadro próprio.
XIX	Documento digitado.	Arquivo na sala do SESMT.	Durante a admissão e os treinamentos; avisos em quadro próprio na véspera da manutenção programada.
XX	...	...	...

Acompanhamento das medidas de controle — Será feito pelo(s) responsável(veis) pela implementação, que deverá(ão) verificar e relatar a execução das ações previstas, se cronograma e metas foram cumpridos, a adequação ou não da metodologia e estratégia de ação e os dados referentes a elas (registro, manutenção e divulgação).

1.4. Periodicidade e forma de avaliação do desenvolvimento do PPRA

A periodicidade será no mínimo anual. O Programa será também reavaliado sempre que houver uma mudança nas condições de trabalho que possa alterar a exposição aos agentes biológicos e quando a análise de acidentes e incidentes assim o determinar.

A forma de avaliação consistirá em:

- verificar o cumprimento das diversas etapas, anotando-se o que precisa ser mudado ou acrescentado em sua execução;
- analisar as ações previstas: sua implementação dentro do cronograma estabelecido, sua eficácia, a obtenção ou não das metas estabelecidas (se não foram atingidas, ou se o foram apenas parcialmente, explicando-se o motivo), a estratégia e metodologia para sua execução (foram adequadas?), o registro (e a manutenção deste) e sua divulgação;
- analisar o monitoramento da exposição aos riscos: novas avaliações, se foram necessárias, e seu resultado;
- estabelecer um novo cronograma de ações a serem implementadas, com novas metas e prioridades.

Essa avaliação será descrita num documento intitulado "PPRA: análise global", que fará parte do histórico do Programa.

......................, 28 de fevereiro de 2010.

____

....

____

....

____

....

Capítulo 4
PPRA: Análise Global – Proposta de Um Modelo

"Pessoas com metas triunfam porque sabem para onde vão. É tão simples como isso."

Earl Nightingale (1921-1989)

1. Trabalhadores

O anexo, ao final, mostra nesta data o quadro atual de trabalhadores, com sua distribuição por setores e por função e seus horários de trabalho. Não houve admissão de empregados para novas funções nos últimos doze meses.

2. Avaliação do desenvolvimento

2.1. Cumprimento das etapas

O documento-base, elaborado em 1º.2.2010, abordou as etapas, com um cronograma a ser cumprido, que foram executadas à medida que o Programa se desenvolvia.

A situação encontrada durante esta análise global, feita após doze meses de vigência do PPRA, foi a seguinte:

Etapa	Situação encontrada
Antecipação dos riscos	Não foi necessária durante os últimos 12 meses. No momento em que esta análise é feita, também não o é.
Reconhecimento dos riscos	Etapa realizada dentro do prazo previsto. Foram reconhecidos os riscos dos vários setores do estabelecimento e identificados os riscos biológicos mais prováveis, obedecendo-se ao disposto no subitem 32.2.2.1 da NR-32.
Avaliação dos riscos e da exposição dos trabalhadores	Etapa realizada dentro do prazo previsto. A avaliação foi realizada dentro das prioridades definidas no documento-base. A estimativa do risco foi feita conforme os modelos propostos no documento citado.
Estabelecimento de prioridades e metas de avaliação e controle	Etapa realizada dentro do prazo previsto. Prioridades e metas foram seguidas conforme as definições do documento-base.
Implantação das medidas de controle e avaliação de sua eficácia	Etapa aborda abaixo, em separado.
Monitoramento da exposição aos riscos	Etapa abordada abaixo, em separado.
Registro e divulgação dos dados	Foram feitos o registro e a divulgação dos dados obtidos nas etapas anteriores. Os documentos que mostram as evidências do cumprimento dessa etapa estão anexos a esta análise.

2.2. *Implementação das medidas de controle*

A situação ora encontrada foi a seguinte:

Medida de controle proposta	Foi implementada? O cronograma foi seguido?	Meta alcançada?	Estratégia e metodologia foram adequadas?	Dados (registro e manutenção e divulgação)
Realizar capacitação inicial sobre riscos biológicos.	Sim. Cronograma seguido.	Sim.	Sim.	Os registros estão arquivados na sala do SESMT. Divulgação feita em quadro de avisos no 1º dia de trabalho do novo empregado.
Realizar capacitação continuada sobre riscos biológicos.	Sim. Cronograma seguido.	Não, pois deixaram de ser capacitados x% dos trabalhadores (falta ao trabalho no dia da capacitação).	Não.	Os registros estão arquivados na sala do SESMT. Divulgação feita em quadro de avisos.
Distribuir EPIs.	Sim. Cronograma seguido.	Sim.	Sim.	Os registros estão arquivados na sala do SESMT. Divulgação feita em quadro de avisos no 1º dia de trabalho do novo empregado.
Inspecionar EPIs (uso ou não durante toda a jornada de trabalho, necessidade de troca/vida útil, condições de conservação e higienização, conforto para os trabalhadores).	Sim. Cronograma seguido.	Sim.	Sim.	Os registros estão arquivados na sala do SESMT. Divulgação feita em quadro de avisos.
Implantar a busca ativa de sintomáticos respiratórios.	Sim. Cronograma seguido.	Não. A busca foi implantada parcialmente no ambulatório de pronto atendimento (através de análise aleatória em prontuários médicos, verificou-se que alcançou y% dos pacientes atendidos).	Não.	Os registros estão nos prontuários médicos dos pacientes, que estão arquivados. Os resultados de aplicação da busca ativa foram divulgados em quadros de aviso.

Medida de controle proposta	Foi implementada? O cronograma foi seguido?	Meta alcançada?	Estratégia e metodologia foram adequadas?	Dados (registro e manutenção e divulgação)
Elaborar protocolo para assegurar a rápida identificação, isolamento respiratório, diagnóstico e tratamento de indivíduos com provável tuberculose pulmonar.	Sim. Cronograma seguido.	Não. O laboratório contratado não liberou o resultado de baciloscopia de escarro dentro do prazo previsto (4 horas) no protocolo.	Não.	Os registros estão na CCIH. Os resultados de aplicação do protocolo foram divulgados em quadros de aviso.
Utilizar agulhas e outros materiais perfurocortantes somente se dotados de dispositivo de segurança.	Implementada parcialmente; cronograma não seguido.	Não. A substituição ocorreu em x% das situações em que era possível fazê-lo (segundo a administração, por dificuldade de encontrar o material no mercado e por falta de recursos).	Não.	Documentos arquivados na administração (compra) e no SESMT (treinamentos). Divulgação feita nos treinamentos e em quadro de avisos.
Instalar comandos em todos os lavatórios que ainda não os têm para dispensar o contato manual para acionar as torneiras.	Implementada parcialmente; cronograma não seguido.	Não. A substituição ocorreu em y% dos lavatórios (segundo a administração, por falta de recursos).	Não.	Documentos arquivados na administração. Divulgação feita nos treinamentos e em quadro de avisos.
Substituir as cubas das bancadas da Central de Esterilização por outras mais fundas (para evitar respingos no trabalhador).	Sim. Cronograma seguido.	Sim.	Sim.	Documentos arquivados na administração. Divulgação feita nos treinamentos e em quadro de avisos.
Acionar e higienizar os lava-olhos uma vez por semana.	Sim. Cronograma seguido.	Sim.	Sim.	Documentos arquivados no setor. Divulgação feita nos treinamentos.
Instalar uma nova máquina reveladora automática de raios X.	Sim. Cronograma seguido.	Sim.	Sim.	Documentos arquivados na administração. Divulgação feita nos treinamentos e em quadro de avisos.

Medida de controle proposta	Foi implementada? O cronograma foi seguido?	Meta alcançada?	Estratégia e metodologia foram adequadas?	Dados (registro e manutenção e divulgação)
Providenciar novo levantamento radiométrico da instalação de raios X (houve mudança na carga de trabalho semanal recentemente, com aumento significativo do número de radiografias realizadas).	Sim. Cronograma seguido.	Sim.	Sim.	Documentos arquivados no setor. Divulgação feita nos treinamentos e em quadro de avisos.
Contratar mais técnicos de radiologia.	Sim (contratados mais 2 técnicos). Cronograma seguido.	Sim.	Sim.	Documentos arquivados na administração. Divulgação feita nos treinamentos e em quadro de avisos.
Elaborar manual com normas, rotinas e procedimentos sobre precauções de isolamento e uso de EPI. Treinar os trabalhadores acerca do conteúdo do manual.	Sim. Cronograma seguido.	Em parte: o manual foi elaborado, mas deixaram de ser capacitados z% dos trabalhadores (falta ao trabalho no dia da capacitação).	Não.	Disposição de um exemplar em cada posto de enfermagem, no SESMT e na CCIH. Divulgação do manual em treinamentos e por correio eletrônico. Divulgação do alcance dos treinamentos feito pelo SESMT em quadro de avisos.
Instalar exaustor em um quarto de isolamento respiratório, com o fluxo de ar dirigido para filtro HEPA.	Medida não implementada.	Não. A administração desistiu da medida pelo alto custo do filtro.	Não.	—
Instalar exaustor na área suja da lavanderia.	Sim. Cronograma seguido.	Sim.	Sim.	Documentos arquivados na administração. Divulgação feita nos treinamentos e em quadro de avisos.
Afixar as rotinas de trabalho na lavanderia e na central de esterilização.	Sim. Cronograma seguido.	Sim.	Sim.	Documentos afixados nos setores (cópias arquivadas no SESMT). Divulgação feita nos treinamentos e em quadro de avisos.

Medida de controle proposta	Foi implementada? O cronograma foi seguido?	Meta alcançada?	Estratégia e metodologia foram adequadas?	Dados (registro e manutenção e divulgação)
Instalar chuveiros na área suja da lavanderia.	Sim. Cronograma seguido.	Sim.	Sim.	Documentos arquivados na administração. Divulgação feita nos treinamentos e em quadro de avisos.
Elaborar programa de manutenção preventiva de equipamentos.	Sim. Cronograma seguido.	Sim.	Sim.	Documento arquivado na sala do SESMT. Divulgação feita nos treinamentos e em quadro de avisos.
...	...	...	...	...

2.3. *Avaliação da eficácia das medidas implementadas*

Foi feita conforme descrito no subitem 1.4 do documento "PPRA: desenvolvimento". Os dados coletados são os seguintes:

Parâmetro	Indicador da eficácia					
	Administração		Almoxarifado		Ambulatório de Pronto Atendimento	
	28.2.2009 a 27.2.2010	28.2.2010 a 27.2.2011	28.2.2009 a 27.2.2010	28.2.2010 a 27.2.2011	28.2.2009 a 27.2.2010	28.2.2010 a 27.2.2011
Incidência (%) de agravos relacionados ao trabalho em relação ao número médio de trabalhadores[1]						
Incidência (%) de acidentes com material perfurocortante em relação ao número médio de trabalhadores	Não se aplica		Não se aplica			
Incidência (%) de exposição acidental a agentes biológicos, excetuados aqueles com material perfurocortante, em relação ao número médio de trabalhadores	Não se aplica		Não se aplica			
Avaliação quantitativa de riscos ocupacionais	Não se aplica		Não se aplica		Não se aplica	
Incidência (%) de não conformidades em relação ao número de tarefas inspecionadas						

[1] Estão incluídos apenas os agravos decorrentes de riscos físicos, químicos e biológicos, conforme descrito no subitem 1.4 do documento "PPRA: desenvolvimento".

Parâmetro	Indicador da eficácia					
	Central de Esterilização		Internação — Clínica Médica		Internação — Clínica Pediátrica	
	28.2.2009 a 27.2.2010	28.2.2010 a 27.2.2011	28.2.2009 a 27.2.2010	28.2.2010 a 27.2.2011	28.2.2009 a 27.2.2010	28.2.2010 a 27.2.2011
Incidência (%) de agravos relacionados ao trabalho em relação ao número médio de trabalhadores[(1)]						
Incidência (%) de acidentes com material perfurocortante em relação ao número médio de trabalhadores						
Incidência (%) de exposição acidental a agentes biológicos, excetuados aqueles com material perfurocortante, em relação ao número médio de trabalhadores						
Avaliação quantitativa de riscos ocupacionais	Não foram necessárias novas avaliações quantitativas		Não se aplica		Não se aplica	
Incidência (%) de não conformidades em relação ao número de tarefas inspecionadas						

(1) Estão incluídos apenas os agravos decorrentes de riscos físicos, químicos e biológicos, conforme descrito no subitem 1.4 do documento "PPRA: desenvolvimento".

Parâmetro	Indicador da eficácia					
	Lavanderia		Limpeza e Higienização		Nutrição e Dietética	
	28.2.2009 a 27.2.2010	28.2.2010 a 27.2.2011	28.2.2009 a 27.2.2010	28.2.2010 a 27.2.2011	28.2.2009 a 27.2.2010	28.2.2010 a 27.2.2011
Incidência (%) de agravos relacionados ao trabalho em relação ao número médio de trabalhadores[1]						
Incidência (%) de acidentes com material perfurocortante em relação ao número médio de trabalhadores					Não se aplica	
Incidência (%) de exposição acidental a agentes biológicos, excetuados aqueles com material perfurocortante, em relação ao número médio de trabalhadores					Não se aplica	
Avaliação quantitativa de riscos ocupacionais	Não foram necessárias novas avaliações quantitativas		Não se aplica		Não foram necessárias novas avaliações quantitativas	
Incidência (%) de não conformidades em relação ao número de tarefas inspecionadas						

[1] Estão incluídos apenas os agravos decorrentes de riscos físicos, químicos e biológicos, conforme descrito no subitem 1.4 do documento "PPRA: desenvolvimento".

Parâmetro	Indicador da eficácia			
	Radiologia		Unidade de Tratamento Intensivo (UTI)	
	28.2.2009 a 27.2.2010	28.2.2010 a 27.2.2011	28.2.2009 a 27.2.2010	28.2.2010 a 27.2.2011
Incidência (%) de agravos relacionados ao trabalho em relação ao número médio de trabalhadores[1]				
Incidência (%) de acidentes com material perfurocortante em relação ao número médio de trabalhadores	Não se aplica			
Incidência (%) de exposição acidental a agentes biológicos, excetuados aqueles com material perfurocortante, em relação ao número médio de trabalhadores				
Avaliação quantitativa de riscos ocupacionais	Não se aplica		Não se aplica	
Incidência (%) de não conformidades em relação ao número de tarefas inspecionadas				
Percentual de leitura de dosímetros de radiação individuais com dose não detectada			Não se aplica	
Número de casos de exposição acidental a raios X			Não se aplica	

(1) Estão incluídos apenas os agravos decorrentes de riscos físicos, químicos e biológicos, conforme descrito no subitem 1.4 do documento "PPRA: desenvolvimento".

A variação em cada indicador de um período para outro em cada setor foi a seguinte:

Parâmetro	Variação do indicador de eficácia (%)					
	Setor					
	Administração	Almoxarifado	Ambulatório de Pronto Atendimento	Central de Esterilização	Internação — Clínica Médica	Internação — Clínica Pediátrica
Incidência (%) de agravos relacionados ao trabalho em relação ao número médio de trabalhadores						
Incidência (%) de acidentes com material perfurocortante em relação ao número médio de trabalhadores	Não se aplica	Não se aplica				
Incidência (%) de exposição acidental a agentes biológicos, excetuados aqueles com material perfurocortante, em relação ao número médio de trabalhadores	Não se aplica	Não se aplica				
Avaliação quantitativa de riscos ocupacionais	Não se aplica	Não se aplica	Não se aplica	Não se aplica (não foi necessária nova avaliação)	Não se aplica	Não se aplica
Incidência (%) de não conformidades em relação ao número de tarefas inspecionadas						

Parâmetro	Variação do indicador de eficácia (%)				
	Setor				
	Lavanderia	Limpeza e Higienização	Nutrição e Dietética	Radiologia	UTI
Incidência (%) de agravos relacionados ao trabalho em relação ao número médio de trabalhadores					
Incidência (%) de acidentes com material perfurocortante em relação ao número médio de trabalhadores			Não se aplica	Não se aplica	
Incidência (%) de exposição acidental a agentes biológicos, excetuados aqueles com material perfurocortante, em relação ao número médio de trabalhadores			Não se aplica		
Avaliação quantitativa de riscos ocupacionais	Não se aplica (não foi necessária nova avaliação)	Não se aplica	Não se aplica (não foi necessária nova avaliação)	Não se aplica	Não se aplica
Incidência (%) de não conformidades em relação ao número de tarefas inspecionadas					
Percentual de leitura de dosímetros de radiação individuais com dose não detectada	Não se aplica	Não se aplica	Não se aplica		Não se aplica
Número de casos de exposição acidental a raios X	Não se aplica	Não se aplica	Não se aplica		Não se aplica

Também acompanham esta análise global os relatórios das medidas preventivas aplicáveis, citadas no subitem "Avaliação do local de trabalho e do trabalhador" do documento "PPRA: desenvolvimento".

2.4. Monitoramento da exposição

Para a exposição aos riscos biológicos, o monitoramento foi feito através das diversas inspeções previstas em "medidas preventivas aplicáveis" (ver "PPRA: desenvolvimento"). Uma cópia dos registros dessas inspeções está anexa a esta análise.

Quanto ao monitoramento dos demais riscos, realizado de acordo com o subitem 1.5 do documento "PPRA: desenvolvimento", encontrou-se o seguinte:

— Ruído e calor: novas avaliações quantitativas foram desnecessárias.

— Riscos químicos: o monitoramento não identificou alterações.

— Raios X: houve alterações nos seguintes aspectos:

a) Dados da rotina do serviço

Item	Descrição
Número médio de filmes utilizados por paciente (últimos 12 meses)	...
Número médio de pacientes atendidos por dia (últimos 12 meses)	...
Tempo de permanência dos profissionais no serviço	7 técnicos permanecem por 4 horas diárias, de segunda a sábado; 2 por 6 horas cada um, aos domingos.

b) Carga de trabalho (W)

$$W = \frac{\text{tempo de exposição}}{\text{filme}} \times \frac{\text{n. de filmes}}{\text{paciente}} \times \frac{\text{n. de pacientes}}{\text{dia}} \times \frac{\text{n. de dias}}{\text{semana}} = \ldots \text{ h/semana}$$

c) Relatório das leituras dos dosímetros de irradiação individuais (últimos 5 anos)

Ano	Dose efetiva anual (mSv)						
	Técnico 1	Técnico 2	Técnico 3	Técnico 4	Técnico 5	Técnico 6	Técnico 7

Identificação dos técnicos:

Técnico 1: ....

Técnico 2: ....

Técnico 3: ....

Técnico 4: ....

Técnico 5: ....

Técnico 6: ....

Técnico 7: ....

Observações sobre as leituras:

d) Exposição acidental a radiação

Técnico em radiologia	**Quando** (mês e ano)	**Dose de irradiação** (mSv)

3. Realização de ajustes necessários

Para os próximos doze meses, são necessários os seguintes ajustes:

Item	**Ajuste necessário**
Metodologia para implementar capacitação continuada sobre riscos biológicos	Formar grupos de até 20 trabalhadores para agilizar a implementação; fazer cronograma para capacitar trabalhadores que faltaram na data agendada.
Busca ativa de sintomáticos respiratórios no ambulatório médico	Prover novo treinamento sobre o assunto para os trabalhadores do setor; checagem diária por um componente da CCIH e/ou enfermeiro responsável pelo setor.
Resultado de baciloscopia não fica disponível em no máximo 4 horas	Exigir do responsável pelo laboratório, através de documento entregue contra recibo, que o prazo seja cumprido; checagem por um componente da CCIH e/ou enfermeiro responsável pelo setor envolvido sempre que houver um pedido do exame.
Metodologia para implementar treinamento dos trabalhadores acerca do conteúdo do manual com normas, rotinas e procedimentos sobre precauções de isolamento e uso de EPI	Formar grupos de até 20 trabalhadores para agilizar a implementação dos treinamentos; fazer cronograma para capacitar trabalhadores que faltaram na data agendada.
Instalação de exaustor em um quarto de isolamento respiratório, com o fluxo de ar dirigido para filtro HEPA.	Instalar o exaustor e conectá-lo a um duto com a descarga de ar a 7 metros de distância do quarto, dispensando, assim, o filtro HEPA, de alto custo.
Uso de agulhas e outros materiais perfurocortantes somente se dotados de dispositivo de segurança.	Pesquisar no mercado os vários materiais disponíveis; providenciar recursos para compra.
Instalar comandos em todos os lavatórios que ainda não os têm para dispensar o contato manual para acionar as torneiras.	Providenciar recursos para compra e instalação nos lavatórios ainda sem tal recurso.

4. Novas metas e prioridades

São propostas as medidas de controle a seguir, com suas respectivas metas.

Medidas de controle		Metas	Responsável	Meta alcançada?*
Refª	Descrição			
I	Realizar capacitação inicial sobre riscos biológicos.	Alcançar 100% dos trabalhadores pertinentes, antes do início de suas tarefas.	Médico do trabalho ...	
II	Realizar capacitação continuada sobre riscos biológicos[1].	Alcançar 100% dos trabalhadores expostos a riscos biológicos.	Médico do trabalho ...	
III	Manter a distribuição de EPIs.	Alcançar 100% dos trabalhadores.	Técnico de segurança ...	
IV	Manter a inspeção de EPIs (uso ou não durante toda a jornada de trabalho, necessidade de troca/vida útil, condições de conservação e higienização, conforto para os trabalhadores).	Alcançar pelo menos 20% dos trabalhadores a cada mês.	Técnico de segurança ...	
V	Realizar capacitação continuada sobre normas, rotinas e procedimentos sobre precauções de isolamento e uso de EPI[1].	Alcançar pelo menos 20% dos trabalhadores a cada mês.	Dr. .... e enfermeiro ..., ambos da CCIH; técnico de segurança (para EPIs que não dizem respeito a riscos biológicos)	
VI	Manter a busca ativa de sintomáticos respiratórios (tosse por duas ou mais semanas) nos setores de internação (na admissão) e ambulatório de pronto atendimento. Casos suspeitos de tuberculose pulmonar devem ser isolados pelo menos até o resultado dos exames de baciloscopia (duas amostras)[1].	Alcançar 100% dos pacientes.	Dr. .... e enfermeiro ..., ambos da CCIH	
VII	Manter a aplicação do protocolo para assegurar a rápida identificação, isolamento respiratório, diagnóstico e tratamento de indivíduos com provável tuberculose pulmonar[1].	Aplicar o protocolo em 100% dos sintomáticos respiratórios.	Dr. .... e enfermeiro ..., ambos da CCIH	

(*) A ser preenchido quando se fizer o acompanhamento das medidas e na análise global deste PPRA. Informar "sim", com a respectiva data de conclusão, ou "não", relatando os problemas encontrados.

(1) Ver também o item 3 acima ("Realização de ajustes necessários").

Medidas de controle		Metas	Responsável	Meta alcançada?*
Refª	Descrição			
VIII	Utilizar agulhas e outros materiais perfurocortantes somente se dotados de dispositivo de segurança[1].	Alcançar 100% de substituições nas situações em que for aplicável.	Sr. ... (diretor)	
IX	Instalar comandos em todos os lavatórios que ainda não os têm para dispensar o contato manual para acionar as torneiras[1].	Alcançar 100% dos lavatórios.	Sr. ... (diretor)	
X	Manter o acionamento e a higienização dos lava-olhos uma vez por semana.	Executar os procedimentos em 100% dos lava-olhos semanalmente.	Técnico de segurança ...	
XI	Num quarto de isolamento, instalar exaustor e conectá-lo a um duto com a descarga de ar a 7 metros de distância do quarto[1].	Diminuir a exposição dos trabalhadores aos riscos biológicos.	Sr. ... (diretor)	
XII	Fazer todas as manutenções preventivas de equipamentos programadas.	Conseguir que 100% dos equipamentos passem por manutenção preventiva dentro do prazo programado.	Sr. ... (diretor)	
XIII	Instituir revezamento entre os técnicos em radiologia na realização de radiografias de pacientes acamados.	Alcançar 100% de leituras de dosímetros de radiação individuais com dose não detectada	Sr. ... (diretor)	
XIV	...	...	...	

(*) A ser preenchido quando se fizer o acompanhamento das medidas e na análise global deste PPRA. Informar "sim", com a respectiva data de conclusão, ou "não", relatando os problemas encontrados.

(1) Ver também o item 3 acima ("Realização de ajustes necessários").

Seguem a descrição das prioridades e o cronograma para implementar as medidas acima citadas:

Medidas de controle	Prioridade (ver subitem 6.4 do documento-base)	Cronograma
I	Muito alta	Antes da admissão
II	Muito alta	Março 2011: Limpeza e Higienização; maio 2011: Internação — Clínica Médica; julho 2011: Internação — Clínica Pediátrica; agosto a dezembro 2011: demais setores
III	Muito alta	Permanente
IV	Muito alta	Permanente
V	Muito alta	Seguir o cronograma da ação II.
VI	Muito alta	Permanente
VII	Muito alta	Permanente
VIII	Muito alta	Março 2011
IX	Alta	Março 2011
X	Alta	Permanente
XI	Muito alta	Março 2011
XII	Alta	Permanente (conforme cronograma)
XIII	Muito alta	Março 2011
XIV	...	...

Segue a descrição das estratégias e metodologias de ação a serem empregadas na implementação das novas medidas de controle:

Medidas de controle	Estratégia e metodologia de ação
I e II	Treinamento durante o horário de trabalho, para grupos com no máximo 20 trabalhadores, através de exposição oral, apresentação de diapositivos e vídeos e material impresso (este distribuído para os treinandos); verificação da retenção do conteúdo através de teste escrito ao final do treinamento.
III	Entrega contra recibo; disposição permanente de luvas de procedimento e estéreis nos postos de enfermagem.
IV	Visitar os postos de trabalho e anotar as não conformidades em planilha própria.
V	Treinamento durante o horário de trabalho, para grupos com no máximo 20 trabalhadores, através de exposição oral, apresentação de diapositivos e vídeos e material impresso (este distribuído para os treinandos); verificação da retenção do conteúdo através de teste escrito ao final do treinamento.
VI	Entrevista com os pacientes atendidos; registro no prontuário médico.
VII	Pôr em prática as ações previstas no protocolo (médicos e laboratório de análises clínicas contratado).
VIII	Providenciar a substituição; treinar os trabalhadores para a utilização correta.
IX	Contratar serviço especializado para fazer a instalação.

Medidas de controle	Estratégia e metodologia de ação
X	Executar as tarefas descritas; registrar.
XI	Contratar serviço especializado para fazer a substituição.
XII	Manter o contrato com serviço especializado para cuidar da manutenção preventiva.
XIII	Elaborar documento contendo a escala de revezamento; fixar cópia da escala no serviço; dar conhecimento aos técnicos em radiologia, explicando-lhes o motivo.
XIV	...

A forma do registro, manutenção e divulgação dos dados e o acompanhamento das medidas de controle serão feitos como descrito no documento "PPRA: estrutura" (subitem 1.3 e parágrafo seguinte).

A periodicidade e a forma de avaliação do desenvolvimento do PPRA serão conforme o previsto no mesmo documento (subitem 1.4).

......................., 28 de fevereiro de 2011.

____

....

____

....

____

....

Capítulo 5
PPRA: Discussão dos Modelos Apresentados

"Non multa sed multum."

Quintiliano (35-96 d.C.)

Como se viu, o PPRA será composto de três documentos — documento-base, desenvolvimento e estrutura —, apresentados nos três primeiros capítulos.

Os modelos vistos contemplam tão somente os riscos ambientais conforme definição da NR-9. Assim, não foram abordados riscos ergonômicos — que, no entanto, devem ser analisados no PCMSO — e de acidentes. Estes últimos, naturalmente, não podem ser negligenciados pelo estabelecimento e devem ser contemplados em outros programas.

Também não se falou em insalubridade e periculosidade. Não é objetivo do PPRA discutir sobre tais assuntos, pois é um programa, não um laudo.

Igualmente não se cuidou de transcrever a NR-9 — com exceção de pequenos trechos, considerados indispensáveis —, discorrer sobre extintores de incêndio, posturas no trabalho, política de saúde e segurança no trabalho da empresa etc., assuntos que merecem atenção em outros documentos. O PPRA não deve conter páginas desnecessárias, para que seja prático, objetivo e de fácil compreensão e utilização. Portanto, *Non multa sed multum*, isto é, *não muitas palavras, mas muitas ideias*, tal como dizia Quintiliano, escritor e retórico latino, para os oradores.

Apesar do que foi dito no parágrafo acima, o modelo apresentado ficou com um número considerável de páginas. Mas não havia outro modo, pois se trata de um hospital, estabelecimento com inúmeras tarefas, algumas complexas, que expõem os trabalhadores a riscos diversos, e de contemplar os vários itens das NRs 9 e 32, esta bem extensa.

A seguir, são discutidos os modelos apresentados. Aqueles itens que se explicam por si só não serão comentados.

I — PPRA: documento-base

Página de rosto

Serve para identificar o documento e anotar os acréscimos (revisões) que porventura surgirem ao longo do tempo. Observar que traz apenas a data de elaboração, sem prazo de validade.

Além de identificar quem elaborou o Programa, é interessante fazer o mesmo quanto aos responsáveis pela implementação. Pode ocorrer, por exemplo, que determinado profissional se encarregue da elaboração, mas não participe da implementação — o que, na verdade, não é uma situação ideal —, e é bom que isso fique claro, até para resguardar seu bom nome caso o empregador não faça o que lhe compete.

Sempre que se tratar de um serviço de saúde complexo — como hospitais, laboratório de análises clínicas, serviços de quimioterapia antineoplásica, serviços de raios X, entre outros —, o ideal é que seu PPRA seja elaborado e implementado por uma equipe multiprofissional.

Identificação da empresa

As ações do Programa são implementadas em cada estabelecimento, adaptadas às particularidades de cada um. Tomemos como exemplo uma empresa de exames por imagem com dois estabelecimentos, um para ultrassonografia e outro para radiografias: as ações não serão as mesmas para ambos; no entanto, poderá haver um único PPRA, que naturalmente definirá exatamente as ações para cada um deles.

No último caso — um único PPRA para uma empresa com dois ou mais estabelecimentos —, estes devem ser citados ao final do item "identificação".

Prioridades

É essencial definir o que significa cada uma das prioridades, sem utilizar termos vagos, pois se fará referência a elas na abordagem das avaliações e do desenvolvimento e estrutura do PPRA. Naturalmente, as definições aqui propostas não são as únicas.

Estratégia e metodologia de ação

A **antecipação** é uma etapa obrigatória quando uma empresa inicia suas atividades ou diante de projetos para novas instalações, métodos ou processos de trabalho que impliquem riscos diferentes daqueles até então detectados. Visa a escolher, quando possível, aquelas opções que evitem os fatores de risco ou que favoreçam seu controle. No modelo apresentado, considerou-se que não surgiu nenhuma situação nova que exigisse tal etapa.

O **reconhecimento** consiste em apontar quais fatores ou situações que, presentes no ambiente de trabalho, apresentam potencial de dano à saúde dos trabalhadores. Pressupõe a detecção de um risco, porém sem uma análise da exposição. Para essa etapa, são indispensáveis a observação metódica e completa dos postos de trabalho e o acompanhamento da execução de todas as tarefas. Após o reconhecimento, os riscos serão tratados distintamente, pois a importância de cada um é variável.

A **avaliação** consiste em quantificar, de acordo com técnicas apropriadas, a magnitude do risco, verificando se é maior ou menor, se é grande ou pequeno, comparado com determinados padrões. Avaliar o risco significa, em outras palavras, estimar a probabilidade e a gravidade de que o dano ocorra. Foram apresentados modelos — que não são os únicos existentes — para estimar os riscos.

A NR-9 deixa claro que não é obrigatória a realização sistemática de avaliações quantitativas. Estas têm seus objetivos descritos no subitem 9.3.4 da Norma:

a) comprovar o controle da exposição ou a inexistência dos riscos identificados na etapa de reconhecimento;

b) dimensionar a exposição dos trabalhadores;

c) subsidiar o equacionamento das medidas de controle.

A simples existência de um agente nocivo não implica necessariamente a existência de um risco. Por outro lado, o risco pode existir, mas a exposição está controlada, significando, pois, que medidas eficazes foram implantadas. E, quando houver um risco evidente, é necessário que medidas de controle sejam tomadas imediatamente, deixando a avaliação quantitativa para depois; tal fato deverá ser registrado claramente no PPRA ou na análise global.

As estratégias de amostragem devem seguir critérios científicos. Não devem ser feitas, como se vê quase sempre, amostragens aleatórias e, a seguir, aplicar os resultados para todos os trabalhadores, como se tratasse de algo sempre verdadeiro. É necessário usar técnicas estatísticas, tal como prevê o manual do NIOSH(21), que determina que sejam fixados dois limites – superior e inferior – para a determinação de um intervalo no qual se situe a exposição avaliada com um grau de confiabilidade de 95%.

Segundo o NIOSH, se o nível de ação for ultrapassado em um dia típico, existe probabilidade acima de 5% de que a exposição exceda o limite de tolerância em alguma ocasião. Isso significa, por outro lado, que, se o nível de ação for respeitado, pode-se afirmar com confiabilidade de 95% que o limite de tolerância não será excedido em jornadas típicas de trabalho.

Para se proceder à amostragem, a população total dos trabalhadores expostos deve ser dividida em grupos homogêneos em relação ao risco que se pretende avaliar. Em cada grupo homogêneo será escolhido aleatoriamente um grupo amostral, que representará aquele primeiro grupo, sendo, porém, menor em número de trabalhadores. A Tabela 5.1 mostra o número de trabalhadores a serem amostrados de acordo com o intervalo de confiança desejado.

(21) *Occupational Exposure Sampling Strategy Manual*, citado na bibliografia.

Tabela 5.1. Número de trabalhadores a serem amostrados em função do grupo homogêneo e do grau de confiança

Confiança de 90%		Confiança de 95%	
Grupo Homogêneo	Grupo Amostral	Grupo Homogêneo	Grupo Amostral
8	7	12	11
9	8	13-14	12
10	9	15-16	13
11-12	10	17-18	14
13-14	11	19-21	15
15-17	12	22-24	16
18-20	13	25-27	17
21-24	14	28-31	18
25-29	15	32-35	19
30-37	16	36-41	20
38-49	17	45-50	21
50	18	51 e +	29
51 e +	22		

Fonte: *Occupational Exposure Sampling Strategy Manual* (NIOSH).

Em grupos com 7 ou menos trabalhadores, para uma confiança de 90%, e com 11 ou menos trabalhadores, para uma confiança de 95%, devem ser avaliados todos os componentes do grupo.

A NR-9 não exige o emprego da tabela, mas seria ideal que o fizesse, tal como a NR-22 (para poeira).

Note-se que não foram transcritos, porque desnecessário, os critérios para avaliação quantitativa contidos na NR-15.

Quanto ao nível de ação, observar que o conceito contido na NR-9 se aplica apenas a agentes químicos e ao ruído.

As medidas de controle são de ordem técnica ou administrativa, preventivas ou corretivas, de natureza diversa, para eliminar ou atenuar os riscos.

II – PPRA: desenvolvimento

Reconhecimento dos riscos e avaliação dos riscos e da exposição dos trabalhadores

Nas planilhas não foram citadas todas as funções encontradas em um hospital, pois ficaria enfadonho para um livro. Naturalmente, na elaboração do Programa todas deverão ser contempladas.

As planilhas contêm resultados — fictícios, mas passíveis de serem encontrados em um hospital — de avaliações de ruído e calor. Também apresentam exemplos de agravos à saúde advindos da exposição ocupacional a agentes biológicos, como sepse, tuberculose e varicela.

Conforme explicado no documento-base, a avaliação quantitativa nem sempre é obrigatória; ela é realizada de acordo com as prioridades ali mencionadas.

No subitem 1.3 do documento é identificada a prioridade que foi seguida para cada risco citado nas planilhas.

Identificação dos riscos biológicos mais prováveis

Após a última planilha, são identificados os agentes biológicos **epidemiologicamente mais prováveis** — tendo em vista o perfil epidemiológico da região, do próprio serviço e dos trabalhadores do serviço de saúde —, em cada setor do hospital que serve de exemplo para o modelo e é feita a avaliação da exposição de acordo com as exigências da NR-32. Foram citados alguns micro-organismos, a título de exemplo, que representam frequentemente agentes de risco para os trabalhadores de um hospital.

Naturalmente, tais agentes não serão os mesmos para todo e qualquer estabelecimento de saúde, pois cada um tem características próprias (tipo de procedimentos que realiza, complexidade da assistência prestada, localização geográfica, tipo de clientela etc.) e poderão mudar ao longo do tempo, pois as doenças mais prevalentes entre os pacientes atendidos também podem variar. Para esclarecer mais, podemos exemplificar: num consultório odontológico, o herpesvírus 1 (vírus do herpes labial) deverá ser considerado; num laboratório de análises clínicas, parasitas diversos serão contemplados; e num serviço de fisioterapia, sem procedimentos invasivos, os agentes serão somente aqueles de transmissão direta, por via aérea e por contato cutâneo.

Segundo a *Enciclopedia de Salud y Seguridad en el Trabajo*, da OIT, citada na bibliografia, as doenças infecciosas relacionadas ao trabalho mais frequentes entre os profissionais de saúde *de todo o mundo* são as seguintes, por ordem de frequência:

- hepatite B
- tuberculose
- hepatite C
- hepatite A
- hepatite não A-E

Ainda, segundo a mesma fonte, são igualmente importantes, entre outras (não vão citadas em ordem de frequência):

- varicela
- sarampo
- caxumba
- rubéola
- HIV/aids
- hepatite D
- hepatite por citomegalovírus
- hepatite por vírus de Epstein-Barr

Finalmente, a *Enciclopedia* afirma que é duvidoso que os casos de infecção intestinal — causados por *Salmonella* e *Shigella*, entre outras bactérias — frequentemente citados em estatísticas como sendo de origem ocupacional tenham, de fato, relação com o trabalho, já que o contágio se faz por via feco-oral.

O conhecimento das características analisadas (fontes de exposição e reservatórios, vias de transmissão e de entrada, transmisssibilidade, patogenicidade e virulência do agente etc.) dos agentes biológicos permite aplicar medidas que impeçam a disseminação das doenças para os profissionais de saúde (e, naturalmente, também para outras pessoas). Entre essas características, é necessário discorrer sobre algumas:

— Transmissão por via aérea — É aquela que ocorre através do ar atmosférico e se faz por dois mecanismos diferentes:

- Transmissão por aerossóis primários, que são micropartículas de secreções ou excreções de líquidos no ar, expelidas pelo paciente ou portador ao falar, respirar, tossir ou espirrar; também são geradas durante a realização de alguns procedimentos, como inalação e aspiração. Tais gotículas — denominadas gotículas de Flügge —, com diâmetro superior a 5 μm, envolvem um núcleo infectante e têm energia cinética suficiente para atingir curtas distâncias — de até 1 metro — em torno da fonte de infecção. As seguintes doenças são assim transmitidas: influenza, adenoviroses, sarampo, caxumba, doença meningocócia, difteria, coqueluche, rubéola e estreptococcias, entre outras.

- Transmissão por aerossóis secundários, que são formados a partir de gotículas eliminadas que são envolvidas por poeira, o que evita sua dessecação. Trata-se, portanto, de núcleos líquidos — denominados núcleos de Wells — protegidos pela poeira. Tais núcleos são menores e mais estáveis que as gotículas de Flügge, o que lhes permite difundir-se a grandes distâncias. Atividades que possam imprimir mais energia cinética às partículas — como varredura a seco, agitação de roupas contaminadas e alguns procedimentos, como broncoscopia, indução de escarro, nebulização ultrassônica e necropsia – favorecem a formação de aerossóis secundários. As seguintes doenças são assim transmitidas: tuberculose, herpes zóster (também transmitido por contato), varicela e estafilococcias, entre outras.

Considerando esses dois tipos de transmissão, a proteção do profissional de saúde pode ser assim esquematizada:

Tipo de transmissão	Medidas de proteção coletiva	Medidas de proteção individual
Por aerossóis primários (gotículas)	Internação do paciente em quarto privativo Uso de máscara cirúrgica pelo paciente quando fora do quarto Visitas restritas e orientadas por profissional de enfermagem	Higienização das mãos Uso de máscara cirúrgica
Por aerossóis secundários	Internação do paciente em quarto privativo, com pressão negativa(22) Manter as portas do quarto sempre fechadas Uso de máscara cirúrgica pelo paciente quando fora do quarto Visitas restritas e orientadas por profissional de enfermagem	Higienização das mãos Uso de respiradores tipo PFF2 (padrão brasileiro) ou N95 (padrão norte-americano).

Para ambas as situações, é necessário também adotar, de imediato, medidas administrativas de proteção: identificação rápida da doença, seguida de isolamento do paciente quando indicado, e tratamento adequado. Este reduz, em muitos casos, o período de transmissão.

— Patogenicidade — É a capacidade de um agente biológico de causar doença em um hospedeiro susceptível. Pode ser expressa pelo percentual de doentes entre os indivíduos infectados, o que, porém, é muitas vezes inviável precisar, pois varia muito de agente para agente e conforme as características das cepas de um mesmo agente, sem falar que nem sempre se sabe o estado imunitário prévio do hospedeiro, isto é, se ele é susceptível ou imune a dado agente infeccioso.

— Virulência — Pode ser mensurada através da taxa de letalidade do agravo causado pelo micro-organismo. Pode ser expressa pelo percentual de casos graves e fatais entre os indivíduos doentes. O percentual, muito variável, também não é determinado facilmente, pois é influenciável por inúmeros fatores, como a presença ou não de doenças crônicas debilitantes ou condições de imunossupressão no hospedeiro.

Assim, ao discorrer sobre patogenicidade e virulência, o modelo pouco cita percentuais, mas contém várias outras informações úteis acerca de ambas.

Implantação de medidas de controle e avaliação de sua eficácia

Implantadas as medidas de controle, é indispensável que se constate se foram eficazes ou não. Para tanto, é necessário estabelecer critérios claros, com indicadores de preferência numéricos — de mais fácil verificação —, tal como se faz no modelo apresentado.

(22) Se o hospital não tiver quartos com tal característica, a alternativa é manter o paciente em quarto privativo, amplo, com as portas fechadas e janelas abertas, permitindo boa ventilação.

Monitoramento da exposição aos riscos

A avaliação de riscos ambientais não possui prazo de validade estabelecido em lei ou qualquer ato administrativo. *Cada PPRA em particular deve estabelecer critérios para definir os intervalos para novas avaliações*, tal como o fez o modelo apresentado.

Um outro exemplo de critérios para intervalos entre avaliações quantitativas encontra-se na Norma UNE EN 689, adotada pela Comunidade Europeia.

III — PPRA: estrutura

Planejamento anual, com estabelecimento de metas, prioridades e cronograma

O modelo apresentado contém todos os itens exigidos pela NR-9, em seu subitem 9.2.1.

Foram citados exemplos de medidas que frequentemente são necessárias em um hospital. Naturalmente, não serão as mesmas para todos os serviços de saúde.

Duas observações são necessárias: 1. de preferência, não fixar metas genéricas, já que é mais difícil verificar se foram atingidas ou não; metas numéricas são de mais fácil comprovação; 2. é útil e interessante constar de modo inequívoco o nome do responsável pela implementação de cada medida.

IV — Análise global

O modelo apresentado contém todos os itens exigidos pela NR-9, em seu subitem 9.2.1.1.

Ao final do subitem 2.3 (Avaliação da eficácia das medidas implementadas), é necessário preencher a planilha com a variação percentual em cada indicador. Assim, por exemplo, se a incidência de acidentes com material perfurocortante em determinado setor foi de 3% em um período e de 1,5% no seguinte, houve um decréscimo de 50% (variação a ser anotada: – 50%).

Parte II

Programa de Controle Médico de Saúde Ocupacional (PCMSO)

Capítulo 6
PCMSO: Proposta de Um Modelo

"A teoria dos germes de Louis Pasteur é uma ficção ridícula."

(Pierre Pachet, Professor de Fisiologia em Toulouse, 1872)

TÍTULO:

PROGRAMA DE CONTROLE MÉDICO DE SAÚDE OCUPACIONAL

DATA DE ELABORAÇÃO: 1º. 2.2010

***STATUS* DAS REVISÕES**

N. DE PÁGS.	REV.	DATA	RESUMO DAS REVISÕES
	0	1º.2.2010	Emissão inicial
		1º.2.2010	
		1º.2.2010	
		1º.2.2010	

Elaboração:

Dr. ....

Médico do trabalho — CRM ....

Sumário

1. Identificação da empresa

RAZÃO SOCIAL:

ENDEREÇO:

CNAE:

ATIVIDADE ECONÔMICA PRINCIPAL:

GRAU DE RISCO (NR-4):

HORÁRIO DE TRABALHO: Variável de acordo com os setores (ver anexo ao final)

N. DE TRABALHADORES:

2. Identificação dos médicos

Coordenador:

Dr. ...

Médico do trabalho — CRM ...

Examinadores:

Dr. ...

Médico do Trabalho — CRM ...

Dr. ...

Médico do Trabalho — CRM ...

O médico coordenador também atuará como examinador.

3. Endereço para atendimento dos trabalhadores

.....

4. Trabalhadores

Sexo	N.
Masculino	....
Feminino	....
Total	....

A relação dos trabalhadores, com suas respectivas funções, setores e data de admissão, encontra-se no Anexo I, elaborado pela Administração. A distribuição é a seguinte:

Setor de trabalho	Função	Número de trabalhadores		
		masc.	fem.	total
Administração	Auxiliar administrativo(a)	2	3	5
	Diretor	1	—	1
	...	...		...
	...	...		...
	...	...		...
Almoxarifado	Almoxarife	1	—	1
Ambulatório de Pronto Atendimento	Auxiliar administrativo(a)	2	2	4
	Técnico(a) de enfermagem	2	6	8
	Médico(a) plantonista	7	7	14
	...	...		...
Central de Esterilização	Técnico(a) de enfermagem	2	6	8
	...	...		...
Internação — Clínica Médica	Técnico(a) de enfermagem	30	18	48
	...	...		...
Internação — Clínica Pediátrica	Técnico(a) de enfermagem	15	25	40
	...	...		...
Lavanderia	Auxiliar de lavanderia	—	7	7
	...	...		...
Limpeza e Higienização	Auxiliar de limpeza e higienização	4	18	22
	...	...		...
	...	...		...
Nutrição e Dietética	Copeira	—	8	8
	Cozinheira	—	4	4
	Nutricionista	—	1	1
Radiologia	Técnico(a) em radiologia	6	3	9
	...	...		...
Unidade de Tratamento Intensivo (UTI)	Técnico(a) de enfermagem	10	5	15
	Médico(a) plantonista	10	4	14
	...	...		...

As tarefas de cada função estão descritas no PPRA e não serão transcritas neste documento.

5. Diretrizes

Este programa é parte de um conjunto mais amplo de iniciativas que irão considerar as condições de trabalho de cada trabalhador e que repercutem sobre ele e sobre a comunidade. Durante sua elaboração foram consideradas informações advindas dos trabalhadores, PPRA, relatórios de PCMSOs anteriores, CCIH (dados acerca de doenças infecciosas tratadas no Hospital) e Plano de Proteção Radiológica.

Seu caráter é preventivo, permitindo o diagnóstico precoce dos agravos à saúde relacionados ao trabalho, mesmo os de natureza subclínica. Visa ainda à promoção da saúde dos trabalhadores.

Este PCMSO não deverá ser utilizado para definição de adicionais de insalubridade ou periculosidade e de aposentadoria especial, pois tais assuntos são tratados em legislação específica.

Este documento deve permanecer à disposição dos trabalhadores e da inspeção do trabalho.

6. Responsabilidades

6.1. Do empregador

— Garantir a elaboração e implementação do PCMSO e zelar pela sua eficiência.

— Indicar médico do trabalho para coordenar o PCMSO.

— Custear e comprovar a execução do programa.

6.2. Do médico coordenador

— Realizar ou coordenar os exames previstos no programa.

— Implementar as ações previstas no que lhe couber.

— Solicitar exames complementares de acordo com indicações próprias.

— Quando necessário, encarregar outro médico de realizar os exames de saúde ocupacional, dentro dos critérios contidos na NR-7.

— Elaborar o relatório anual do PCMSO. Tal relatório deve ser guardado de modo a proporcionar o imediato acesso por auditor-fiscal do trabalho. Uma cópia do relatório será entregue à CIPA, onde deverá ser analisado e discutido.

— Indicar o afastamento do trabalhador do seu local de trabalho quando for necessário, segundo os critérios da NR-07.

— Solicitar à empresa a emissão de CAT quando constatada a ocorrência ou agravamento de doenças profissionais ou verificadas alterações indicativas de disfunção de órgão ou sistema biológico. Quando da emissão da CAT, cabe também ao médico encaminhar o trabalhador ao INSS para estabelecimento de nexo causal, avaliação de incapacidade e disfunção e conduta previdenciária.

— Orientar o trabalhador quanto à necessidade de adoção de medidas de controle no ambiente de trabalho.

6.3. Do trabalhador

— Apresentar-se para exames médicos nas épocas indicadas, realizando devidamente os exames complementares quando forem solicitados.

— Zelar por sua saúde.

7. Instrumental clínico-epidemiológico

A boa prática da Medicina do Trabalho recomenda a utilização do instrumental clínico-epidemiológico, isto é, além da abordagem clínica individual do trabalhador-paciente, há que se lançar um "olhar" coletivo sobre as informações geradas e adotar uma abordagem dos grupos homogêneos em relação aos riscos detectados. Se tal estratégia identificar grupos de trabalhadores com mais agravos que outros, para identificar a causa, com vistas à prevenção, proceder-se-á a investigações específicas, utilizando-se, quando necessário, dos instrumentos da epidemiologia (como, por exemplo, cálculo de taxas ou coeficientes).

A distribuição dos trabalhadores por faixas etárias e sexo é mostrada na Tabela 7.1.

Tabela 7.1. Composição etária dos trabalhadores

Setor	Grupos etários							
	< 20		20-39		40-59		60 e +	
	masc.	fem.	masc.	fem.	masc.	fem.	masc.	fem.
Administração	...	...	...	...	...	...	...	...
Almoxarifado	...	...	...	...	...	...	...	...
Amb. de Pronto Atendimento	...	...	...	...	...	...	...	...
Central de Esterilização	...	...	...	...	...	...	...	...
Internação — Clínica Médica	...	...	...	...	...	...	...	...
Internação — Clínica Pediátrica	...	...	...	...	...	...	...	...
Lavanderia	...	...	...	...	...	...	...	...
Limpeza e Higienização	...	...	...	...	...	...	...	...
Nutrição e Dietética	...	...	...	...	...	...	...	...
Radiologia	...	...	...	...	...	...	...	...
Unidade de Tratamento Intensivo	...	...	...	...	...	...	...	...

Fonte: Registro dos empregados.

As mulheres predominam, tal como mostrado na Tabela 7.2.

Tabela 7.2. Distribuição por sexo dos trabalhadores

Setor	Sexo	
	masc. (%)	fem. (%)
Administração	...	...
Almoxarifado	...	...
Amb. de Pronto Atendimento	...	...
Central de Esterilização	...	...
Internação — Clínica Médica	...	...
Internação — Clínica Pediátrica	...	...
Lavanderia	...	...
Limpeza e Higienização	...	...
Nutrição e Dietética	...	...
Radiologia	...	...
Unidade de Tratamento Intensivo	...	...

Fonte: Registro dos empregados.

A incidência, por setor, dos agravos relacionados ao trabalho é a demonstrada nas Tabelas 7.3 e 7.4.

Tabela 7.3. Incidência (%) de agravos infecciosos à saúde relacionados ao trabalho, 1º.2.2009 a 31.1.2010

Setor	Agravo		
	tuberculose	sepse	varicela
Administração	...	...	...
Almoxarifado	...	...	...
Amb. de Pronto Atendimento	...	...	...
Central de Esterilização	...	...	...
Internação — Clínica Médica	2,08	...	...
Internação — Clínica Pediátrica	...	2,50	...
Lavanderia	...	...	...
Limpeza e Higienização	...	...	4,54
Nutrição e Dietética	...	...	...
Radiologia	...	...	...
Unidade de Tratamento Intensivo	...	...	...

Fonte: Exames de saúde ocupacional.

Tabela 7.4. Incidência (%) de agravos não infecciosos à saúde relacionados ao trabalho, 1º.2.2009 a 31.1.2010

Setor	Agravos			
	lombalgia	depressão	...	...
Administração	...	...	...	...
Almoxarifado	...	...	...	...
Amb. de Pronto Atendimento	...	...	...	...
Central de Esterilização	...	...	...	...
Internação — Clínica Médica	5,20	...	...	...
Internação — Clínica Pediátrica	...	...	...	...
Lavanderia	1,30	...	...	...
Limpeza e Higienização	1,82	...	...	...
Nutrição e Dietética	...	...	...	...
Radiologia	...	...	...	...
Unidade de Tratamento Intensivo	...	...	...	...

Fonte: Exames de saúde ocupacional.

Quanto a agravos não relacionados ao trabalho, são mostradas nas Tabelas 7.5 e 7.6 sua incidência e prevalência.

Tabela 7.5. Incidência (%) de agravos à saúde não relacionados ao trabalho, 1º.2.2009 a 31.1.2010

Setor	Agravo	
	hipertensão arterial	diabetes melito
Administração	...	...
Almoxarifado	...	...
Amb. de Pronto Atendimento	...	...
Central de Esterilização	...	...
Internação — Clínica Médica	...	...
Internação — Clínica Pediátrica	...	...
Lavanderia	...	...
Limpeza e Higienização	...	...
Nutrição e Dietética	...	...
Radiologia	...	...
Unidade de Tratamento Intensivo	...	...

Fonte: Exames de saúde ocupacional.

Tabela 7.6. Prevalência (%) de agravos à saúde não relacionados ao trabalho, 1º.2.2009 a 31.1.2010

Setor	Agravo		
	hipertensão arterial	diabetes melito	varizes
Administração	...	...	...
Almoxarifado	...	...	...
Amb. de Pronto Atendimento	...	...	...
Central de Esterilização	...	...	...
Internação — Clínica Médica	...	...	...
Internação — Clínica Pediátrica	...	...	...
Lavanderia	...	...	...
Limpeza e Higienização	...	...	...
Nutrição e Dietética	...	...	...
Radiologia	...	...	...
Unidade de Tratamento Intensivo	...	...	...

Fonte: Exames de saúde ocupacional.

A Tabela 7.7 mostra a incidência de casos de exposição acidental a agentes biológicos.

Tabela 7.7. Incidência (% em relação ao número médio de trabalhadores) de casos de exposição acidental a agentes biológicos, 1º.2.2009 a 31.1.2010

Setor	Incidência	
	todos os casos	com material perfurocortante
Amb. de Pronto Atendimento	...	...
Central de Esterilização	...	...
Internação — Clínica Médica	...	...
Internação — Clínica Pediátrica	...	...
Lavanderia	...	...
Limpeza e Higienização	...	...
Nutrição e Dietética	...	...
Radiologia	...	...
Unidade de Tratamento Intensivo	...	...

Fonte: Relatório do PCMSO.

As Tabelas 7.8, 7.9 e 7.10 mostram dados sobre absenteísmo.

Tabela 7.8. Absenteísmo por agravos relacionados ao trabalho, 1º.2.2009 a 31.1.2010

Setor	Afastamentos		
	N. absoluto	N. relativo	Taxa de frequência*
Administração	...	...	...
Almoxarifado	...	...	...
Amb. de Pronto Atendimento	...	...	...
Central de Esterilização	...	...	...
Internação — Clínica Médica	...	...	...
Internação — Clínica Pediátrica	...	...	...
Lavanderia	...	...	...
Limpeza e Higienização	...	...	...
Nutrição e Dietética	...	...	...
Radiologia	...	...	...
Unidade de Tratamento Intensivo	...	...	...

* Base de cálculo: 1.000.000 de horas.

Fonte: Prontuários médicos de saúde ocupacional.

Tabela 7.9. Absenteísmo por agravos não relacionados ao trabalho, 1º.2.2009 a 31.1.2010

Setor	Afastamentos		
	N. absoluto	N. relativo	Taxa de frequência*
Administração	...	...	...
Almoxarifado	...	...	...
Amb. de Pronto Atendimento	...	...	...
Central de Esterilização	...	...	...
Internação — Clínica Médica	...	...	...
Internação — Clínica Pediátrica	...	...	...
Lavanderia	...	...	...
Limpeza e Higienização	...	...	...
Nutrição e Dietética	...	...	...
Radiologia	...	...	...
Unidade de Tratamento Intensivo	...	...	...

* Base de cálculo: 1.000.000 de horas.
Fonte: Prontuários médicos de saúde ocupacional.

Tabela 7.10. Taxa de frequência* por grupos de agravos, 1º.2.2009 a 31.1.2010

Setor	Grupos (CID)							
	I	II	III	IV	V	VI	VII	VIII
Administração	...	...	...	...	...	...	...	...
Almoxarifado	...	...	...	...	...	...	...	...
Amb. de Pronto Atendimento	...	...	...	...	...	...	...	...
Central de Esterilização	...	...	...	...	...	...	...	...
Internação — Clínica Médica	...	...	...	...	...	...	...	...
Internação — Clínica Pediátrica	...	...	...	...	...	...	...	...
Lavanderia	...	...	...	...	...	...	...	...
Limpeza e Higienização	...	...	...	...	...	...	...	...
Nutrição e Dietética	...	...	...	...	...	...	...	...
Radiologia	...	...	...	...	...	...	...	...
Unidade de Tratamento Intensivo	...	...	...	...	...	...	...	...
Total	...	...	...	...	...	...	...	...

* Base de cálculo: 1.000.000 de horas.
Fonte: Prontuários médicos de saúde ocupacional.

Os dados das tabelas acima foram considerados para o planejamento das ações de saúde previstas neste Programa.

8. Prevenção, rastreamento e diagnóstico precoce dos agravos à saúde relacionados ao trabalho

Com esse objetivo, serão implementadas as seguintes ações:

a) para prevenção primária:

• promoção da saúde:

— educação para a saúde, durante os exames de saúde ocupacional, abordando a prevenção de doenças relacionadas ao trabalho (ver, mais à frente, "Protocolos para exames de saúde ocupacional");

• proteção específica:

— imunização (veja subitem 13.2; cronograma no documento complementar X, anexo);

— ações previstas no item 9, abaixo (Articulação com outras NRs);

b) para prevenção secundária:

• diagnóstico precoce:

— exames admissionais, com o uso de questionário para entrevista (documento complementar I[(23)]) e de formulário para anamnese e exame físico (documento complementar II); alguns exames complementares, citados no subitem 12.1, como PPD, também permitirão diagnóstico precoce;

— exames periódicos, anualmente ou a intervalos menores, conforme exposto no subitem 12.1.2, e outros exames subsequentes, com o uso de questionário para entrevista (documento complementar III) e formulário para anamnese e exame físico (documento complementar IV); alguns exames complementares, citados no subitem 12.2, como PPD, também permitirão diagnóstico precoce;

— busca ativa de trabalhadores sintomáticos respiratórios e com lesões cutâneas (documento complementar V); o cronograma está no item 9, a seguir;

— acompanhamento da leitura dos dosímetros individuais de radiação, com registro no prontuário médico dos técnicos em radiologia, conforme descrito no documento complementar XI;

• tratamento precoce:

— atendimento imediato dos trabalhadores com exposição acidental a agentes biológicos, com aplicação dos protocolos dos documentos complementares VI a IX;

— atendimento imediato dos técnicos em radiologia com exposição acidental a radiação ou com dose efetiva mensal a partir de 0,3 mSv em exposição não acidental (ver subitem 12.12, à frente, e documento complementar XI);

— encaminhamento para tratamento imediato dos trabalhadores com agravos à saúde;

---

(23) Os documentos complementares estão anexos a este PCMSO.

c) para proteção terciária: nenhuma ação é necessária no momento.

Outras ações poderão ser implementadas durante a vigência deste Programa diante de novas situações que possam indicá-las.

Todas as ações serão documentadas e as evidências serão anexadas ao relatório anual do PCMSO.

9. Articulação com outras NRs

A articulação principal, com as NRs 9 e 32, está contemplada respectivamente nos itens 10 (Riscos Ocupacionais Não Biológicos) e 11 (Riscos Biológicos) e naquelas ações previstas neste Programa que permitam evitar ou diminuir a exposição aos riscos. Para outras NRs, serão realizadas **visitas técnicas**, por um dos médicos (coordenador ou examinadores), conforme segue:

Cronograma	Setores	NR de referência	Objetivos
Mensal (no mínimo, uma vez a cada mês)*	Todos com exposição a riscos biológicos	1 6 9 32	Verificar se são adotadas práticas que aumentam o risco de exposição a agentes biológicos (improvisação, técnicas inadequadas de trabalho, uso de EPIs ou de vestimentas de trabalho inadequados, lavagem inadequada das mãos, preenchimento de recipientes de descarte acima da capacidade indicada etc.).
Mensal (no mínimo, uma vez a cada mês)*	Todos com exposição a riscos biológicos	9 32	Fazer busca ativa de trabalhadores sintomáticos respiratórios e com lesões cutâneas (aplicar o questionário descrito no documento complementar V).
Mensal	Todos com exposição simultânea a riscos biológicos e ergonômicos	17	Implementar grupos de discussão conforme descrito no subitem 10.2, alínea f
Mensal	Radiologia	9 32	Coletar dados das leituras dos dosímetros individuais de radiação para anotar nos prontuários médicos e adotar procedimentos cabíveis quando necessário (ver documento complementar XI); verificar se os resultados das leituras foram informados aos técnicos em radiologia
Fevereiro 2010	Internação — Cl. Médica	11 17	Solicitar ao diretor, através de documento formal, a compra de dispositivos mecânicos ou eletromecânicos para auxílio na movimentação de pacientes obesos (transferência de maca ou cadeira de rodas para o leito e vice-versa) e de camas motorizadas.**
Abril 2010	Internação — Cl. Médica	11 17	Acompanhar a instalação dos dispositivos e camas citadas acima e o treinamento dos trabalhadores.

Cronograma	Setores	NR de referência	Objetivos
Março 2010	Administração Almoxarifado Amb. de Pronto Atendimento Radiologia	17	Verificar adequação dos postos de trabalho com microcomputador.
Fev. e agosto de 2010	Todos	24	Verificar adequação das condições sanitárias e de conforto no estabelecimento.

* O médico será acompanhado pelo enfermeiro responsável pelo serviço de enfermagem do setor.
** Dois dispositivos e três camas.

Serão feitos relatórios com todos os dados obtidos durante as visitas técnicas; cópias serão anexadas ao relatório anual do PCMSO.

10. Riscos ocupacionais não biológicos

10.1. Riscos por setor e função

Setor	Função	Riscos*
Administração	Auxiliar administrativo(a)	Movimentos repetitivos
	Diretor	Sem riscos ocupacionais específicos
	...	...
Almoxarifado	Almoxarife	Sem riscos ocupacionais específicos
Ambulatório de Pronto Atendimento	Auxiliar administrativo(a)	Trabalho noturno** Jornada de trabalho prolongada
	Técnico(a) de enfermagem	Trabalho noturno** Jornada de trabalho prolongada Imposição de ritmo excessivo de trabalho Exigência de postura inadequada Sobrecarga mental e psíquica
	Médico(a) plantonista	Trabalho noturno** Jornada de trabalho prolongada Imposição de ritmo excessivo de trabalho Sobrecarga mental e psíquica
	...	...
Central de Esterilização	Técnico(a) de enfermagem	Trabalho noturno** Jornada de trabalho prolongada Exigência de postura inadequada Calor Hipoclorito de sódio a 1%
	...	...

Setor	Função	Riscos*
Internação — Clínica Médica	Técnico(a) de enfermagem	Trabalho noturno** Jornada de trabalho prolongada Imposição de ritmo excessivo de trabalho Exigência de postura inadequada Levantamento manual de peso Sobrecarga mental e psíquica
	...	...
Internação — Clínica Pediátrica	Técnico(a) de enfermagem	Trabalho noturno** Jornada de trabalho prolongada Imposição de ritmo excessivo de trabalho Exigência de postura inadequada Sobrecarga mental e psíquica
	...	...
Lavanderia	Auxiliar de lavanderia	Exigência de postura inadequada Calor Hipoclorito de sódio a 1% Sabão em pó Neutralizantes Amaciantes
	...	...
Limpeza e Higienização	Aux. de limpeza e higienização	Trabalho noturno** Jornada de trabalho prolongada Exigência de postura inadequada Hipoclorito de sódio a 1% Sabão em pó
	...	...
	...	...
Nutrição e Dietética	Copeira	Exigência de postura inadequada Trabalho noturno*** Sabão em pó Detergente líquido
	Cozinheira	Jornada de trabalho prolongada Exigência de postura inadequada Calor Detergente líquido
	Nutricionista	—
Radiologia	Técnico(a) em radiologia	Radiação ionizante (raios X) Trabalho noturno** Exigência de postura inadequada Jornada de trabalho prolongada*** Sobrecarga mental e psíquica
	...	...

Setor	Função	Riscos*
Unidade de Trat. Intensivo (UTI)	Técnico(a) de enfermagem	Trabalho noturno** Jornada de trabalho prolongada Imposição de ritmo excessivo de trabalho Exigência de postura inadequada Sobrecarga mental e psíquica
	Médico(a) plantonista	Trabalho noturno**** Jornada de trabalho prolongada Imposição de ritmo excessivo de trabalho Sobrecarga mental e psíquica
	...	...
...	...	...

* Ruído não foi considerado risco ocupacional nos setores Central de Esterilização, Lavanderia e Nutrição e Dietética, pois o NEN se mostrou menor que 80 dB(A), isto é, abaixo do nível de ação.

** Trabalho noturno não se aplica a todos os trabalhadores. No ASO constará esse risco quando for o caso.

*** Apenas uma copeira; no respectivo ASO constará o risco.

**** Apenas dois técnicos; nos respectivos ASOs constará o risco.

10.2. Avaliação dos riscos ergonômicos e da exposição dos trabalhadores

a) Trabalho noturno

<table>
<tr><th colspan="3">Onde se faz presente</th><th rowspan="2">Caracterização</th></tr>
<tr><th>Setor</th><th>Funções</th><th>N. de trabalhadores expostos</th></tr>
<tr><td rowspan="3">Ambulatório de Pronto Atendimento</td><td>Auxiliar administrativo(a)</td><td>2</td><td rowspan="2">Jornada de trabalho das 19 às 7 horas do dia seguinte, em dias alternados</td></tr>
<tr><td>Técnico(a) de enfermagem</td><td>4</td></tr>
<tr><td>Médico(a) plantonista</td><td>7</td><td>Jornada de trabalho das 19 às 7 horas do dia seguinte, uma vez por semana</td></tr>
<tr><td>Central de Esterilização</td><td>Técnico(a) de enfermagem</td><td>4</td><td rowspan="6">Jornada de trabalho das 19 às 7 horas do dia seguinte, em dias alternados</td></tr>
<tr><td>Internação — Clínica Médica</td><td>Técnico(a) de enfermagem</td><td>24</td></tr>
<tr><td>Internação — Clínica Pediátrica</td><td>Técnico(a) de enfermagem</td><td>20</td></tr>
<tr><td>Limpeza e Higienização</td><td>Auxiliar de limpeza e higienização</td><td>9</td></tr>
<tr><td>Nutrição e Dietética</td><td>Copeira</td><td>1</td></tr>
<tr><td>Radiologia</td><td>Técnico(a) em radiologia</td><td>3</td><td>Jornada de trabalho das 22 às 2, para um técnico, e das 2 às 6 horas, para outro, 6 dias por semana (segunda a sábado); mais um técnico cumpre uma jornada das 18 às 6 horas aos domingos</td></tr>
<tr><td rowspan="2">UTI</td><td>Técnico(a) de enfermagem</td><td>4</td><td>Jornada de trabalho das 19 às 7 horas do dia seguinte, em dias alternados</td></tr>
<tr><td>Médico(a) plantonista</td><td>7</td><td>Jornada de trabalho das 19 às 7 horas do dia seguinte, uma vez por semana</td></tr>
</table>

Possíveis danos à saúde (literatura técnica)	Danos à saúde encontrados (dados da empresa)	Medidas de controle já existentes	Medidas de controle a serem implementadas
Redução da duração e da qualidade do sono Distúrbios digestivos Redução da capacidade imunológica (provável) Fadiga Distúrbios psíquicos (irritabilidade, estresse, ansiedade, entre outras) Prejuízo da vida social	...	Intervalo intrajornada Micropausas	Identificação dos trabalhadores teoricamente mais ajustáveis ao trabalho noturno (ver protocolos para exames médicos)

Matriz de estimativa de risco

(de acordo com o subitem 6.3 do documento-base do PPRA)

Risco	Probabilidade	Consequências	Categoria do risco
Trabalho noturno	Alta	Danoso	IMPORTANTE

b) Jornada de trabalho prolongada

Onde se faz presente			Caracterização
Setor	Funções	N. de trabalhadores expostos	
Ambulatório de Pronto Atendimento	Auxiliar administrativo(a)	4	Jornada de trabalho de 12 horas, em dias alternados
	Técnico(a) de enfermagem	8	
	Médico(a) plantonista	14	Jornada de trabalho de 12 horas, uma vez por semana
Central de Esterilização	Técnico(a) de enfermagem	8	Jornada de trabalho de 12 horas, em dias alternados
Internação — Clínica Médica	Técnico(a) de enfermagem	48	
Internação — Clínica Pediátrica	Técnico(a) de enfermagem	40	
Limpeza e Higienização	Auxiliar de limpeza e higienização	22	
Nutrição e Dietética	Cozinheira	4	
Radiologia	Técnico(a) em radiologia	2	Jornada de trabalho das 6 às 18 horas para um técnico e das 18 às 6 horas para outro, apenas aos domingos
UTI	Técnico(a) de enfermagem	8	Jornada de trabalho de 12 horas, em dias alternados
	Médico(a) plantonista	14	Jornada de trabalho de 12 horas, uma vez por semana

Possíveis danos à saúde (literatura técnica)	Danos à saúde encontrados (dados da empresa)	Medidas de controle já existentes	Medidas de controle a serem implementadas
Fadiga Mialgias Algias da coluna vertebral (dorso, lombo e cervicalgias) Cefaleia Distúrbios digestivos Distúrbios psíquicos	...	Intervalo intrajornada Micropausas	—

Matriz de estimativa de risco (de acordo com o subitem 6.3 do documento-base do PPRA)

Risco	Probabilidade	Consequências	Categoria do risco
Jornada de trabalho prolongada	Alta	Danoso	IMPORTANTE

c) Imposição de ritmo excessivo de trabalho

<table>
<tr><th colspan="3">Onde se faz presente</th><th rowspan="2">Caracterização</th></tr>
<tr><th>Setor</th><th>Funções</th><th>N. de trabalhadores expostos</th></tr>
<tr><td rowspan="2">Ambulatório de Pronto Atendimento</td><td>Técnico(a) de enfermagem</td><td>8</td><td>O ritmo excessivo resulta: 1) do grande número de pacientes atendidos em cada turno de trabalho de 12 horas (em média, x pacientes); 2) do número elevado de procedimentos realizados para atender cada paciente: preenchimento de relatórios, administração de medicamentos, curativos, nebulizações, preparo de bandejas para pequenas cirurgias, verificação de sinais vitais, instalação de sonda, entre outros.</td></tr>
<tr><td>Médico(a) plantonista</td><td>14</td><td>O ritmo excessivo resulta: 1) do grande número de pacientes atendidos em cada turno de trabalho de 12 horas (em média, x pacientes); 2) do número elevado de procedimentos realizados para atender cada paciente: preenchimento de relatórios, anamnese médica, exame físico, prescrições, solicitação de exames complementares, reanimação cardiorrespiratória, pequenas cirurgias, entre outros.</td></tr>
<tr><td>Internação — Clínica Médica</td><td>Técnico(a) de enfermagem</td><td>48</td><td rowspan="2">O ritmo excessivo resulta: 1) do número de pacientes atendidos em cada turno de trabalho de 12 horas: cada trabalhador é responsável pela assistência a 6 pacientes internados; 2) do número elevado de procedimentos realizados para cada paciente: preenchimento de relatórios, administração de medicamentos, curativos, nebulizações, verificação de sinais vitais, instalação de sonda, banho no leito, entre outros; ao longo da jornada, o número de procedimentos por paciente supera 40.</td></tr>
<tr><td>Internação — Clínica Pediátrica</td><td>Técnico(a) de enfermagem</td><td>40</td></tr>
<tr><td rowspan="2">UTI</td><td>Técnico(a) de enfermagem</td><td>8</td><td>O ritmo excessivo resulta: 1) do número de pacientes atendidos em cada turno de trabalho de 12 horas: cada trabalhador é responsável pela assistência a 4 pacientes internados; 2) do número elevado de procedimentos realizados para cada paciente: preenchimento de relatórios, administração de medicamentos, curativos, nebulizações, aspiração de secreção brônquica, verificação de sinais vitais, instalação de sonda, banho no leito, entre outros; ao longo da jornada, o número de procedimentos por paciente supera 40.</td></tr>
<tr><td>Médico(a) plantonista</td><td>14</td><td>O ritmo excessivo resulta: 1) do número de pacientes atendidos em cada turno de trabalho de 12 horas: cada médico assiste geralmente 8 pacientes; 2) do número elevado de procedimentos realizados para atender cada paciente: preenchimento de relatórios, anamnese médica, exame físico, prescrições, solicitação de exames complementares, procedimentos invasivos, reanimação cardiorrespiratória, entre outros.</td></tr>
</table>

Possíveis danos à saúde (literatura técnica)	Danos à saúde encontrados (dados da empresa)	Medidas de controle já existentes	Medidas de controle a serem implementadas
Fadiga Mialgias Cefaleia Distúrbios digestivos Distúrbios psíquicos	...	Intervalo intrajornada Micropausas	—

Matriz de estimativa de risco (ver subitem 6.3 do documento-base do PPRA)

Risco	Probabilidade	Consequências	Categoria do risco
Imposição de ritmo excessivo de trabalho	Alta	Danoso	IMPORTANTE

d) Exigência de postura inadequada

Onde se faz presente			Caracterização
Setor	Funções	N. de trabalhadores expostos	
Ambulatório de Pronto Atendimento	Técnico(a) de enfermagem	8	Durante 84%* do tempo de trabalho, os trabalhadores permanecem na postura de pé. São frequentes também: 1) a postura estática prolongada — para preparar medicamentos e prestar assistência aos pacientes; 2) a flexão da coluna vertebral.
Central de Esterilização	Técnico(a) de enfermagem	8	Durante 72%* do tempo de trabalho, os trabalhadores permanecem na postura de pé.
Internação — Clínica Médica	Técnico(a) de enfermagem	48	Durante 87%* do tempo de trabalho, os trabalhadores permanecem na postura de pé. São frequentes também: 1) a postura estática prolongada — para preparar medicamentos e prestar assistência aos pacientes; 2) a flexão e rotação da coluna vertebral — durante manuseio de pacientes no leito, trocas de roupa de cama com pacientes no leito e banho de leito.
Internação — Clínica Pediátrica	Técnico(a) de enfermagem	40	Durante 85%* do tempo de trabalho, os trabalhadores permanecem na postura de pé. São frequentes também: 1) a postura estática prolongada — para preparar medicamentos e prestar assistência aos pacientes; 2) a flexão e rotação da coluna vertebral — durante manuseio de pacientes no leito, trocas de roupa de cama com pacientes no leito e banho de leito.
Limpeza e Higienização	Auxiliar de limpeza e higienização	18	Os trabalhadores permanecem na postura de pé praticamente durante toda a jornada de trabalho. Também são frequentes a flexão e rotação da coluna vertebral.
Nutrição e Dietética	Copeira	8	Os trabalhadores permanecem na postura de pé praticamente durante toda a jornada de trabalho. Também é frequente a postura estática prolongada.
	Cozinheira	4	
Radiologia	Técnico(a) em radiologia	9	Os trabalhadores permanecem na postura de pé praticamente durante toda a jornada de trabalho.

* Média entre os trabalhadores de cada setor.

Possíveis danos à saúde (literatura técnica)	Danos à saúde encontrados (dados da empresa)	Medidas de controle já existentes	Medidas de controle a serem implementadas
Fadiga Algias da coluna vertebral (dorso, lombo e cervicalgias) Dores nos ombros Estresse	...	Intervalo intrajornada Micropausas	Capacitação dos trabalhadores para adotar mecânica corporal correta na movimentação de pacientes.

Matriz de estimativa de risco (de acordo com o subitem 6.3 do documento-base do PPRA)

Risco	Probabilidade	Consequências	Categoria do risco
Exigência de postura inadequada	Alta	Danoso	IMPORTANTE

e) Levantamento manual de peso

Onde se faz presente			Caracterização
Setor	Funções	N. de trabalhadores expostos	
Internação – Clínica Médica	Técnico(a) de enfermagem	48	Ocorre durante: 1) transferências de pacientes entre leito e maca ou cadeira de rodas; 2) manuseio de paciente no leito; 3) banho de leito nos pacientes.

Possíveis danos à saúde (literatura técnica)	Danos à saúde encontrados (dados da empresa)	Medidas de controle já existentes	Medidas de controle a serem implementadas
Fadiga Algias da coluna vertebral (dorso, lombo e cervicalgias)	...	–	Auxílio de meios mecânicos ou eletromecânicos nos procedimentos de movimentação de pacientes (ver item 8). Capacitação dos trabalhadores para adotar mecânica corporal correta na movimentação de pacientes.

Matriz de estimativa de risco (de acordo com o subitem 6.3 do documento-base do PPRA)

Risco	Probabilidade	Consequências	Categoria do risco
Levantamento manual de peso	Alta	Danoso	IMPORTANTE

f) Sobrecarga mental e psíquica

<table>
<tr><th colspan="3">Onde se faz presente</th><th rowspan="2">Caracterização</th></tr>
<tr><th>Setor</th><th>Funções</th><th>N. de trabalhadores expostos</th></tr>
<tr><td rowspan="2">Ambulatório de Pronto Atendimento</td><td>Técnico(a) de enfermagem</td><td>8</td><td>A sobrecarga mental advém de: 1) interrupções frequentes das tarefas (para atender a médicos, telefonemas e solicitações de pacientes e acompanhantes); 2) excesso de tarefas; 3) grande número de informações — dados dos pacientes; diagnósticos; sobre materiais, medicamentos e equipamentos — que devem ser absorvidas, algumas de memorização complexa; 4) ilegibilidade da letra de alguns médicos. A sobrecarga psíquica advém de: 1) excesso de responsabilidades envolvidas nas tarefas; 2) brevidade nas comunicações com médicos, doentes e colegas; com estes, o tempo é insuficiente para "passar o plantão"; 3) confrontação com sofrimento, incapacidade e morte.</td></tr>
<tr><td>Médico(a) plantonista</td><td>14</td><td>A sobrecarga mental advém de: 1) interrupções frequentes das tarefas (para atender a telefonemas e solicitações de pacientes e acompanhantes); 2) excesso de tarefas; 3) grande número de informações — dados dos pacientes; diagnósticos; sobre materiais, medicamentos e equipamentos — que devem ser absorvidas, algumas de memorização complexa; 4) excesso de formulários a preencher (prontuários, pedidos de exames, prescrições). A sobrecarga psíquica advém de: 1) excesso de responsabilidades envolvidas nas tarefas; 2) brevidade nas comunicações com doentes e colegas; 3) constante necessidade de tomada de decisões; 4) confrontação com sofrimento, incapacidade e morte.</td></tr>
<tr><td>Internação — Cl. Médica</td><td>Técnico(a) de enfermagem</td><td>48</td><td rowspan="2">A sobrecarga mental advém de: 1) interrupções frequentes das tarefas (para atender a médicos, telefonemas e solicitações de pacientes e acompanhantes); 2) excesso de tarefas; 3) grande número de informações — dados dos pacientes; diagnósticos; sobre materiais, medicamentos e equipamentos — que devem ser absorvidas, algumas de memorização complexa; 4) ilegibilidade da letra de alguns médicos. A sobrecarga psíquica advém de: 1) excesso de responsabilidades envolvidas nas tarefas; 2) brevidade nas comunicações com médicos, doentes e colegas; com estes, o tempo é insuficiente para "passar o plantão"; 3) confrontação com sofrimento, incapacidade e morte.</td></tr>
<tr><td>Internação — Cl. Pediátrica</td><td>Técnico(a) de enfermagem</td><td>40</td></tr>
</table>

Onde se faz presente			Caracterização
Setor	Funções	N. de trabalhadores expostos	
Radiologia	Técnico(a) em radiologia	14	A sobrecarga mental advém de: 1) interrupções frequentes das tarefas (para atender a médicos, telefonemas e solicitações de pacientes e acompanhantes); 2) excesso de tarefas; 3) grande número de informações — dados dos pacientes; diagnósticos; sobre materiais, medicamentos e equipamentos — que devem ser absorvidas, algumas de memorização complexa; 4) ilegibilidade da letra de alguns médicos. A sobrecarga psíquica advém de: 1) excesso de responsabilidades envolvidas nas tarefas; 2) brevidade nas comunicações com médicos, doentes e colegas; 3) confrontação com sofrimento, incapacidade e morte.
UTI	Técnico(a) de enfermagem	8	A sobrecarga mental advém de: 1) interrupções frequentes das tarefas (para atender a médicos, telefonemas e solicitações de pacientes e acompanhantes); 2) excesso de tarefas; 3) grande número de informações – dados dos pacientes; diagnósticos; sobre materiais, medicamentos e equipamentos – que devem ser absorvidas, algumas de memorização complexa; 4) ilegibilidade da letra de alguns médicos. A sobrecarga psíquica advém de: 1) excesso de responsabilidades envolvidas nas tarefas; 2) brevidade nas comunicações com médicos, doentes e colegas; com estes, o tempo é insuficiente para "passar o plantão"; 3) confrontação com sofrimento, incapacidade e morte.
	Médico(a) plantonista	14	A sobrecarga mental advém de: 1) interrupções frequentes das tarefas (para atender a telefonemas e solicitações de pacientes e acompanhantes); 2) excesso de tarefas; 3) grande número de informações – dados dos pacientes; diagnósticos; sobre materiais, medicamentos e equipamentos – que devem ser absorvidas, algumas de memorização complexa; 4) excesso de formulários a preencher (prontuários, pedidos de exames, prescrições). A sobrecarga psíquica advém de: 1) excesso de responsabilidades envolvidas nas tarefas; 2) brevidade nas comunicações com doentes e colegas; 3) constante necessidade de tomada de decisões; 4) confrontação com sofrimento, incapacidade e morte.

Possíveis danos à saúde (literatura técnica)	Danos à saúde encontrados (dados da empresa)	Medidas de controle já existentes	Medidas de controle a serem implementadas
Fadiga Estresse Síndrome de *burn-out* (síndrome do esgotamento profissional)	...	—	Criação de grupos de discussão, com a participação de um psicólogo.* Reuniões mensais. Revisão do tempo atualmente empregado para passagem de plantão (fixar novo tempo após discussão com os trabalhadores).

* A finalidade do grupo será: 1) proporcionar apoio aos trabalhadores; 2) identificação dos sinais e sintomas (físicos, emocionais, comportamentais, cognitivos, sociais) mais frequentemente relacionados ao estresse; 3) desenvolver habilidades de comunicação, autopercepção e tomada de decisão. Se necessário, a critério do psicólogo, alguns trabalhadores poderão receber atendimento individual.

Matriz de estimativa de risco (de acordo com o subitem 6.3 do documento-base do PPRA)

Risco	Probabilidade	Consequências	Categoria do risco
Sobrecarga mental e psíquica	Alta	Danoso	IMPORTANTE

g) Movimentos repetitivos

Onde se faz presente			Caracterização
Setor	Funções	N. de trabalhadores expostos	
Administração	Auxiliar administrativo(a)	5	A condição decorre do grande número de documentos que são digitados. Empregando-se a metodologia Hand Activity Level (Nível de Atividade das Mãos), da ACGIH, foi ultrapassado o nível de ação, porém sem atingir o limite de tolerância, para todos os trabalhadores do setor.

Possíveis danos à saúde (literatura técnica)	Danos à saúde encontrados (dados da empresa)	Medidas de controle já existentes	Medidas de controle a serem implementadas
Distúrbios osteomusculares relacionados ao trabalho	...	-	Adequação dos postos de trabalho. Contratação de mais um auxiliar administrativo.

Matriz de estimativa de risco (de acordo com o subitem 6.3 do documento-base do PPRA)

Risco	Consideração técnica da exposição	Situação da exposição
Movimentos repetitivos	Entre 50% e 100% do LEO	MODERADA

11. Riscos biológicos

As planilhas a seguir mostram os riscos biológicos para as diversas funções.

Sempre que houver necessidade de transferência permanente ou ocasional do trabalhador para outro posto de trabalho que implique mudança de risco, um dos médicos examinadores deverá ser comunicado antes de se efetivar a transferência.

Considerou-se **risco biológico** como a probabilidade da exposição ocupacional a agentes biológicos, conforme consta na NR-32.

Para sua determinação, foram considerados, conforme consta no PPRA:

— a localização geográfica da empresa;

— as características da assistência médica prestada;

— a organização do trabalho (execução das tarefas, setor);

— as informações colhidas dos próprios trabalhadores expostos;

— os relatórios dos PCMSOs anteriores e as evidências clínicas e de saúde ocupacional referentes aos trabalhadores;

— as evidências contidas na literatura médica.

Esta seção contempla os subitens a seguir:

I – Relação nominal dos trabalhadores, com sua função, o local em que desempenham suas atividades e os riscos a que estão expostos;

II – Reconhecimento e avaliação dos riscos biológicos;

III - Localização das áreas de risco segundo os parâmetros do item 32.2.2 da NR-32;

IV – Vigilância médica dos trabalhadores potencialmente expostos;

V – Programa de vacinação.

I – Relação nominal dos trabalhadores, com sua função, o local em que desempenham suas atividades e os riscos a que estão expostos

Setor	Trabalhador(a)	Função	Riscos*
ADMINISTRAÇÃO	....	Diretor	Sem riscos ocupacionais específicos
	....	Auxiliar administrativo(a)	Movimentos repetitivos
ALMOXARIFADO	....	Almoxarife	Sem riscos ocupacionais específicos
AMBULATÓRIO DE PRONTO ATENDIMENTO	....	Auxiliar administrativo	Trabalho noturno Jornada de trabalho prolongada
	....	Auxiliar administrativo	Jornada de trabalho prolongada
	....	Técnico(a) de enfermagem	Micro-organismos Trabalho noturno Jornada de trabalho prolongada Imposição de ritmo excessivo de trabalho Exigência de postura inadequada Sobrecarga mental e psíquica
	....	Técnico(a) de enfermagem	Micro-organismos Jornada de trabalho prolongada Imposição de ritmo excessivo de trabalho Exigência de postura inadequada Sobrecarga mental e psíquica
	....	Médico(a) plantonista	Micro-organismos Trabalho noturno Jornada de trabalho prolongada Imposição de ritmo excessivo de trabalho Sobrecarga mental e psíquica
	....	Médico(a) plantonista	Micro-organismos Jornada de trabalho prolongada Imposição de ritmo excessivo de trabalho Sobrecarga mental e psíquica

Setor	Trabalhador(a)	Função	Riscos
CENTRAL DE ESTERILIZAÇÃO	....	Técnico(a) de enfermagem	Micro-organismos Trabalho noturno Jornada de trabalho prolongada Exigência de postura inadequada Calor Hipoclorito de sódio a 1%
	....	Técnico(a) de enfermagem	Micro-organismos Jornada de trabalho prolongada Exigência de postura inadequada Calor Hipoclorito de sódio a 1%
INTERNAÇÃO – CLÍNICA MÉDICA	....	Técnico(a) de enfermagem	Micro-organismos Trabalho noturno Jornada de trabalho prolongada Imposição de ritmo excessivo de trabalho Exigência de postura inadequada Levantamento manual de peso Sobrecarga mental e psíquica
	....	Técnico(a) de enfermagem	Micro-organismos Jornada de trabalho prolongada Imposição de ritmo excessivo de trabalho Exigência de postura inadequada Levantamento manual de peso Sobrecarga mental e psíquica

Setor	Trabalhador(a)	Função	Riscos
INTERNAÇÃO – CLÍNICA PEDIÁTRICA	....	Técnico(a) de enfermagem	Micro-organismos Trabalho noturno Jornada de trabalho prolongada Imposição de ritmo excessivo de trabalho Exigência de postura inadequada Sobrecarga mental e psíquica
	....	Técnico(a) de enfermagem	Micro-organismos Jornada de trabalho prolongada Imposição de ritmo excessivo de trabalho Exigência de postura inadequada Sobrecarga mental e psíquica
LAVANDERIA	....	Auxiliar de lavanderia	Micro-organismos Exigência de postura inadequada Calor Hipoclorito de sódio a 1% Sabão em pó Neutralizantes Amaciantes
	....		
LIMPEZA E HIGIENIZAÇÃO	....	Aux. de limpeza e higienização	Micro-organismos Trabalho noturno Jornada de trabalho prolongada Exigência de postura inadequada Hipoclorito de sódio a 1% Sabão em pó
	....	Aux. de limpeza e higienização	Micro-organismos Jornada de trabalho prolongada Exigência de postura inadequada Hipoclorito de sódio a 1% Sabão em pó

Setor	Trabalhador(a)	Função	Riscos
NUTRIÇÃO E DIETÉTICA	....	Copeira	Exigência de postura inadequada Trabalho noturno Sabão em pó Detergente líquido
	....	Copeira	Exigência de postura inadequada Sabão em pó Detergente líquido
	....	Cozinheira	Exigência de postura inadequada Jornada de trabalho prolongada Calor Detergente líquido
	....	Nutricionista	Micro-organismos
RADIOLOGIA	....	Técnico(a) em radiologia	Micro-organismos Radiação ionizante (raios X) Trabalho noturno Exigência de postura inadequada Sobrecarga mental e psíquica
	....	Técnico(a) em radiologia	Micro-organismos Radiação ionizante (raios X) Exigência de postura inadequada Sobrecarga mental e psíquica
	....	Técnico(a) em radiologia	Micro-organismos Radiação ionizante (raios X) Exigência de postura inadequada Jornada de trabalho prolongada Sobrecarga mental e psíquica

Setor	Trabalhador(a)	Função	Riscos
UNIDADE DE TRATAMENTO INTENSIVO (UTI)	....	Técnico(a) de enfermagem	Micro-organismos Trabalho noturno Jornada de trabalho prolongada Imposição de ritmo excessivo de trabalho Exigência de postura inadequada Sobrecarga mental e psíquica
	....	Técnico(a) de enfermagem	Micro-organismos Jornada de trabalho prolongada Imposição de ritmo excessivo de trabalho Exigência de postura inadequada Sobrecarga mental e psíquica
	....	Médico(a) plantonista	Micro-organismos Trabalho noturno Jornada de trabalho prolongada Imposição de ritmo excessivo de trabalho Sobrecarga mental e psíquica
	....	Médico(a) plantonista	Micro-organismos Jornada de trabalho prolongada Imposição de ritmo excessivo de trabalho Sobrecarga mental e psíquica

*Os micro-organismos para cada função estão descritos no próximo item.

II – Reconhecimento e avaliação dos riscos biológicos e localização das áreas de risco (Transcrever aqui as planilhas do item "I – Identificação dos riscos biológicos mais prováveis" contidas no documento "PPRA: desenvolvimento – proposta de um modelo").

III – Localização das áreas de risco (Transcrever aqui as planilhas do item "II – Avaliação do local de trabalho e do trabalhador" contidas no documento "PPRA: desenvolvimento – proposta de um modelo").

IV – Vigilância médica dos trabalhadores potencialmente expostos a agentes biológicos

Será realizada através de:

— exames de saúde ocupacional, obedecendo-se aos protocolos descritos no item 11, a seguir ("Desenvolvimento");

— exame dos trabalhadores afastados por motivo de doença, que deverão obrigatoriamente apresentar o atestado de afastamento a um dos médicos examinadores (ver subitem 11.5);

— exame médico dos trabalhadores sintomáticos respiratórios ou que apresentem lesões cutâneas nos membros superiores; a identificação de tais trabalhadores será realizada através de busca ativa e eles serão orientados a procurar um dos médicos examinadores quando da existência daquelas condições (o formulário encontra-se mais à frente);

— implementação de ações descritas nos documentos — todos anexos a este PCMSO — "Possibilidade de exposição acidental aos agentes biológicos", "Protocolo para contato com pacientes com tuberculose", "Exposição ocupacional ao meningococo" e "Exposição ocupacional ao vírus da varicela-zóster";

— verificação da eficácia da vacinação contra hepatite B, conforme descrito no documento "Programa de Vacinação".

V – Programa de vacinação

Descrito em documento complementar, anexo a este PCMSO.

12. Desenvolvimento

12.1. Protocolos para exames médicos de saúde ocupacional

São obrigatórios os seguintes exames: admissional, periódico, demissional, de mudança de função e de retorno ao trabalho. As características de cada um seguem adiante.

12.1.1. Exame admissional

Compreende avaliação clínica, abrangendo anamnese ocupacional e exames físico e mental, e exames complementares. É realizado obrigatoriamente antes de o trabalhador assumir suas atividades.

Para as funções atualmente abrangidas por este PCMSO, serão solicitados os seguintes exames:

— clínico ("exame clínico" neste PCMSO e nos ASOs significa "avaliação clínica, abrangendo anamnese ocupacional e exames físico e mental"), com as seguintes especificidades:

Funções às quais se aplica	Especificidade
Todas	Atenção especial à prevenção de agravos à saúde relacionados ao trabalho e de doenças crônico-degenerativas
Auxiliar de lavanderia Auxiliar de limpeza e higienização Copeira Cozinheira Médico plantonista Nutricionista Técnico de enfermagem Técnico em radiologia	Atenção especial ao histórico de doenças infecciosas prévias e de exposição acidental a material biológico, vacinas já recebidas, uso de medicamentos imunossupressores e doenças de pele, crônicas, incapacitantes e imunodepressoras
Auxiliar administrativo (da Administração apenas) Auxiliar de lavanderia Auxiliar de limpeza e higienização Copeira Cozinheira Técnico de enfermagem Técnico em radiologia	Atenção especial ao sistema osteomuscular
Auxiliar administrativo (do Ambulatório de Pronto Atendimento) Auxiliar de limpeza e higienização Copeira Cozinheira Médico plantonista Técnico de enfermagem Técnico em radiologia	Atenção especial à presença de distúrbios psíquicos, passados ou atuais
Para aquelas funções em que ocorre trabalho noturno (ver subitem 10.2 a)	Após *análise individual* de cada caso, os trabalhadores que apresentarem uma ou mais das condições a seguir poderão ser considerados inaptos para o trabalho noturno: 1) doenças, passadas ou atuais, do sistema digestivo, como gastrite e úlcera, dentre outras; 2) diabetes melito de difícil controle; 3) hipertireoidismo; 4) epilepsia; 5) infarto agudo do miocárdio recente; 6) depressão; 7) más condições de moradia (estão associadas a um sono diurno inadequado); 8) excesso de responsabilidades em casa, como cuidar de um familiar cronicamente doente (tal condição pode reduzir ainda mais o sono diurno); 9) idade abaixo de 25 ou acima de 60 anos de idade.
Técnico em radiologia	Atenção especial ao histórico de exposição (não acidental e acidental) a radiação e a órgãos hematopoiéticos, tireoide, gônadas, visão e sistema digestivo; coleta de dados de leituras de dosímetros individuais de radiação de outros vínculos empregatícios.

— telerradiografia de tórax em PA;

— hemograma/plaquetas;

— glicemia de jejum.

Ademais, serão acrescentados os seguintes exames, conforme segue:

— para trabalhadores que serão expostos a riscos biológicos:

• HBsAg, para não vacinados contra hepatite B; naqueles que comprovarem ter recebido 3 doses da vacina, será substituído por anti-HBs quantitativo (se apenas iniciado o esquema, este será completado primeiramente, antes do exame anti-HBs, que será realizado, portanto, posteriormente — 2 meses após a 3ª dose —, já como exame periódico);

• Anti-HCV;

• PPD.

— para trabalhadores nos setores de SND/Cozinha e SND/Copa: exame parasitológico de fezes, coprocultura e sorologia para hepatite A (anti-HAV IgG).

Outros exames poderão ser solicitados se houver indicação devido a alguma condição clínica ou exposição ocupacional pregressa a determinados agentes nocivos ou devido a características de novas tarefas que o trabalhador possa vir a desempenhar.

12.1.2. Exame periódico

Compreende também avaliação clínica, abrangendo anamnese ocupacional e exames físico e mental, e exames complementares.

Os exames mínimos (outros poderão ser solicitados, se necessário) serão os seguintes:

— clínico, com periodicidade anual (ou menor, a critério médico), para todos; deverão ser observadas as especificidades descritas para o admissional;

— para trabalhadores do setor de Nutrição e Dietética: exame parasitológico de fezes, coprocultura e hemograma, anualmente;

— para os técnicos em radiologia: hemograma/plaquetas, a cada seis meses;

— para expostos a riscos biológicos:

Exame	Indicação	Observação
Hemograma/contagem de plaquetas	Todos	Periodicidade anual.
HbsAg	Trabalhadores que **não** o fizeram na admissão **e** **não** receberam a vacina contra hepatite B.	A conduta a seguir dependerá do resultado do exame.

Exame	Indicação	Observação
Anti-HBs quantitativo	Trabalhadores que já receberam a vacina contra hepatite B (fazer dois meses após a 3ª dose). Se realizado no admissional, não será repetido.	Se foi aplicada apenas uma ou duas doses, o esquema será completado primeiramente; o exame será feito apenas uma única vez. Aqueles que não apresentarem soroconversão deverão ser revacinados com novo esquema de três doses de vacina. Não havendo soroconversão após a revacinação, não estão indicadas novas doses.
Telerradiografia de tórax PA e pesquisa de BAAR no escarro (e outros, se necessário)	Trabalhadores sintomáticos respiratórios (serão adotados os critérios do II Consenso Brasileiro de Tuberculose; ver coluna à direita).	A Coordenação de Pneumologia Sanitária do Ministério da Saúde define sintomáticos respiratórios como "pessoas com tosse e expectoração por quatro semanas ou mais"; tal período foi reduzido para três semanas nos critérios do II Consenso Brasileiro de Tuberculose (2004).
PPD	Trabalhadores em que haja possibilidade de exposição* ao *Micobacterium tuberculosis* e que não apresentem cicatriz vacinal do BCG intradérmico.	Visa conhecer a prevalência de tuberculose-infecção (não tuberculose-doença). A conduta a seguir está descrita no documento "Protocolo para contato com pacientes com tuberculose", anexo a este PCMSO.

* Setores: Ambulatório de Pronto Atendimento, Internação — Clínica Médica, Internação – Clínica Pediátrica e UTI.

Portanto, no periódico os exames por setores serão os seguintes:

Setor	Funções	Exame	Periodicidade máxima
Administração	Todas	Clínico	Anual
Almoxarifado	Almoxarife	Clínico	Anual
Ambulatório de Pronto Atendimento	Auxiliar administrativo	Clínico	Anual
	Técnico(a) de enfermagem Médico(a) plantonista	Clínico	Anual
		Hemograma/plaquetas	Anual
		HbsAg ou anti-HBs	Conforme descrição acima
		Telerradiografia de tórax PA e pesquisa de BAAR no escarro (e outros, se necessário)	Somente se sintomático respiratório
		PPD	Conforme descrito no documento "Protocolo para contato com pacientes com tuberculose", anexo a este PCMSO.

Setor	Funções	Exame	Periodicidade máxima
Central de Esterilização	Técnico(a) de enfermagem	Clínico	Anual
		Hemograma/plaquetas	Anual
		HbsAg ou anti-HBs	Conforme descrição acima
Internação — Clínica Médica Internação — Clínica Pediátrica	Técnico(a) de enfermagem	Clínico	Anual
		Hemograma/plaquetas	Anual
		HbsAg ou anti-HBs	Conforme descrição acima
		Telerradiografia de tórax PA e pesquisa de BAAR no escarro (e outros, se necessário)	Somente se sintomático respiratório
		PPD	Conforme descrito no documento "Protocolo para contato com pacientes com tuberculose", anexo a este PCMSO.
Lavanderia	Auxiliar de lavanderia	Clínico	Anual
		Hemograma/plaquetas	Anual
		HbsAg ou anti-HBs	Conforme descrição acima
Limpeza e Higienização	Auxiliar de limpeza e higienização	Clínico	Anual
		Hemograma/plaquetas	Anual
		HbsAg ou anti-HBs	Conforme descrição acima
		Telerradiografia de tórax PA e pesquisa de BAAR no escarro (e outros, se necessário)	Somente se sintomático respiratório
		PPD	Conforme descrito no documento "Protocolo para contato com pacientes com tuberculose", anexo a este PCMSO.

Setor	Funções	Exame	Periodicidade máxima
Nutrição e Dietética	Copeira Cozinheira Nutricionista	Clínico	Anual
		Hemograma/plaquetas	Anual
		HbsAg ou anti-HBs	Conforme descrição acima
		Exame parasitológico de fezes	Anual
		Coprocultura	Anual
Radiologia	Técnico(a) em radiologia	Clínico	Anual
		Hemograma/plaquetas	Semestral
		HbsAg ou anti-HBs	Conforme descrição acima
UTI	Técnico(a) de enfermagem Médico(a) plantonista	Clínico	Anual
		Hemograma/plaquetas	Anual
		HbsAg ou anti-HBs	Conforme descrição acima
		Telerradiografia de tórax PA e pesquisa de BAAR no escarro (e outros, se necessário)	Somente se sintomático respiratório
		PPD	Conforme descrito no documento "Protocolo para contato com pacientes com tuberculose", anexo a este PCMSO.

Haverá, ainda, um protocolo adicional para os técnicos em radiologia, conforme segue:

Procedimento	Como	Frequência
Verificar utilização adequada do dosímetro individual de radiação	Inspeção visual durante visita técnica	Mensal
Coletar dados das leituras dos dosímetros individuais de radiação	Verificação do documento emitido pelo laboratório de monitoração individual credenciado pela CNEN durante visita técnica; anotação no prontuário de saúde ocupacional	Mensal
Verificar se os resultados das leituras foram informados aos técnicos em radiologia	Entrevista com o trabalhador durante visita técnica; anotação no prontuário de saúde ocupacional de cada técnico	Mensal

Procedimento	Como	Frequência
Coletar dados das leituras dos dosímetros individuais de radiação de outros vínculos empregatícios porventura existentes	Verificação do documento emitido pelo laboratório de monitoração individual credenciado pela CNEN durante visita técnica; anotação no prontuário de saúde ocupacional de cada técnico	Mensal
Aplicação do protocolo descrito no documento complementar XI, anexo a este PCMSO	Seguimento das diretrizes do protocolo	Sempre que necessário

A qualquer momento, sempre que necessário, serão aplicados também os protocolos descritos neste PCMSO quando houver exposição acidental a material biológico.

12.1.3. Exame de retorno ao trabalho

Será realizado no primeiro dia de retorno ao trabalho, quando o trabalhador estiver ausente por 30 dias ou mais, devido à doença, acidente (ocupacional ou não) ou parto. Seguirá o mesmo protocolo do periódico.

12.1.4. Exame de mudança de função

Será realizado quando houver alteração de atividade, posto de trabalho ou setor que implique exposição a risco diferente daquele a que o trabalhador estava exposto. Seguirá o mesmo protocolo do periódico e tendo em vista os novos riscos ocupacionais.

12.1.5. Exame demissional

Será realizado obrigatoriamente dentro dos quinze dias que antecedem o desligamento do trabalhador, quando necessário (poderá ser dispensado, dependendo do intervalo do último exame ocupacional, conforme consta na NR-7). Seguirá o mesmo protocolo do periódico.

12.2. Exames complementares

Serão executados e interpretados de acordo com os riscos discriminados nos quadros I e II da NR-7, quando aplicáveis. Os exames complementares mínimos a serem realizados estão discriminados acima.

Para os indicadores biológicos do quadro I, se os mesmos vierem a ser necessários, os exames serão, no mínimo, semestrais, podendo tal período ser reduzido a critério médico.

Se outros agentes químicos, não constantes dos quadros I e II, vierem a ser detectados no ambiente de trabalho, outros indicadores biológicos poderão ser empregados para avaliação de órgãos e sistemas orgânicos.

O trabalhador deve ser obrigatoriamente orientado pelo empregador, por escrito, que, sempre que o desejar, o médico lhe entregará cópia dos exames complementares a que se submeteu.

Serão encarregadas as seguintes entidades para a realização dos exames complementares, pois são consideradas devidamente capacitadas, equipadas e qualificadas para tanto:

— radiografias de tórax: no próprio estabelecimento;

— exames de laboratório: Laboratório X.

12.3. Atestado de saúde ocupacional

Será emitido, em duas vias. A primeira via deverá ficar arquivada no local de trabalho do trabalhador, à disposição da fiscalização do Ministério do Trabalho; a segunda será entregue ao trabalhador, mediante recibo na primeira via.

12.4. Acidentes de trabalho

O trabalhador deve ser obrigatoriamente orientado pelo empregador, por escrito, a comunicar qualquer acidente de trabalho. Tendo ocorrido este, o trabalhador será encaminhado para assistência médica, se ainda não a procurou.

O empregador será o responsável por ministrar os primeiros socorros (em casos de acidentes de trabalho e de mal súbito).

Em caso de acidente de trabalho envolvendo material biológico, a empresa deverá seguir o protocolo que faz parte deste PCMSO, intitulado "Possibilidade de exposição acidental aos agentes biológicos". O médico coordenador e o responsável técnico do estabelecimento deverão ser comunicados de imediato; em conjunto, aplicarão as medidas necessárias.

12.5. Afastamentos do trabalho por doença

O trabalhador deve ser obrigatoriamente orientado pelo empregador, por escrito, a procurar um dos médicos examinadores quando estiver impossibilitado de comparecer no trabalho por motivo de doença, portando o atestado pertinente, expedido pelo profissional que o assiste (médico ou odontólogo).

Quando o empregado afastado retornar à sua função, poderá haver restrições para algumas de suas atividades se alguma condição clínica que apresente assim o justificar, de acordo com a avaliação do médico coordenador.

12.6. Arquivamento

Os dados obtidos nos exames médicos e complementares, as conclusões e as medidas aplicadas ficarão arquivados no prontuário médico do trabalhador e mantidos durante um período de trinta anos após o desligamento deste da empresa.

13. Planejamento das ações de saúde

13.1. Exames de saúde ocupacional

Exames admissionais, demissionais, de mudança de função e de retorno ao trabalho serão realizados sempre que necessário.

Os periódicos serão realizados de acordo com a periodicidade prevista e já mencionada. O cronograma é o seguinte (para exames clínicos e complementares, obedecendo-se ao previsto nos protocolos descritos no item 12):

Fevereiro 2010
....
....
....
....
....

Junho 2010
....
....
....
....
....

Outubro 2010
....
....
....
....
....

Março 2010
....
....
....
....
....

Julho 2010
....
....
....
....
....

Novembro 2010
....
....
....
....
....

Abril 2010
....
....
....
....
....

Agosto 2010
....
....
....
....
....

Dezembro 2010
....
....
....
....
....

Maio 2010
....
....
....
....
....

Setembro 2010
....
....
....
....
....

Janeiro 2011
....
....
....
....
....

Obs.: — Os seguintes trabalhadores encontram-se afastados:
....
....
....
....
....

13.2. Outras ações de saúde

Ação	Cronograma
Vacinação	Conforme consta no documento "Programa de Vacinação"
Educação para a saúde, abordando a prevenção de doenças relacionadas ao trabalho e crônico-degenerativas	Durante os exames de saúde ocupacional
Distribuição de material educativo sobre dengue	Fevereiro de 2010
Distribuição de material educativo sobre hipertensão arterial	Março de 2010
Distribuição de material educativo sobre prevenção do câncer do colo do útero	Abril de 2010
Capacitação continuada[24]: exposição a agentes biológicos	Maio, julho, setembro e novembro de 2010
...	...

................................., 1º de fevereiro de 2010.

____

Dr. ....

Médico do trabalho, coordenador — CRM ....

Visto:

__________________________________ __________________________________

....

Diretor Clínico Diretor Administrativo

(24) Naturalmente, o estabelecimento deverá também promover capacitação inicial, tal como exigido pela NR-32 (ver capítulo 9).

Capítulo 7
PCMSO: Discussão do Modelo Apresentado

"Evitar o perigo não é mais seguro do que viver exposto a ele. A vida é uma grande aventura, ou então não é nada."

Helen Keller (1880-1968)

Tal como já foi dito na "Apresentação" deste livro, o PCMSO que propomos será composto de dois documentos: o programa propriamente dito — visto no capítulo anterior — e os documentos complementares — apresentados no próximo capítulo.

A seguir, são discutidos alguns itens que merecem atenção.

Página de rosto

Serve para identificar o documento e anotar os acréscimos (revisões) que porventura surgirem ao longo do tempo.

Identificação da empresa

As ações do Programa são implementadas em cada estabelecimento, adaptadas às particularidades de cada um. Portanto, cada estabelecimento terá seu PCMSO.

Identificação dos médicos

Identificar claramente os médicos coordenador e examinadores. De preferência, o primeiro deverá ser igualmente examinador e os examinadores deverão ter contribuído na elaboração do Programa e participar de sua implementação, fazendo não apenas exames clínicos, mas também visitas técnicas. Lembrar que é o coordenador — e não a empresa — o responsável por encarregar os exames médicos ao examinador e que este deve ser familiarizado com os princípios de patologia ocupacional.

Endereço para atendimento

Quando houver mais de um — por exemplo, um endereço para cada médico examinador —, constar o que for pertinente.

Instrumental clínico-epidemiológico

As tabelas apresentadas — algumas com números exemplificativos, fictícios, outras com campos com reticências, para serem preenchidos com os dados de cada estabelecimento — servem para identificar as características clínicas e epidemiológicas da população de trabalhadores. Tais dados deverão embasar a escolha das ações de saúde a serem implementadas, visando à prevenção de agravos, isto é, as ações **não** podem ser as mesmas para todo e qualquer estabelecimento, independentemente dos agravos ali mais frequentes, dos tipos de acidentes mais corriqueiros, da composição etária dos trabalhadores etc.

Cada tabela deverá ser analisada pelo médico do trabalho, o que permitirá compor o perfil epidemiológico do grupo de trabalhadores. De acordo com a realidade de cada serviço, outras tabelas poderão ser elaboradas; em alguns casos, nem todas serão necessárias.

Prevenção, rastreamento e diagnóstico precoce dos agravos à saúde relacionados ao trabalho

No subitem 7.2.3 da NR-7 consta que "O PCMSO deverá ter caráter de prevenção, rastreamento e diagnóstico precoce dos agravos à saúde relacionados ao trabalho, inclusive de natureza subclínica...".

Prevenção em saúde é a ação antecipada, com o objetivo de interceptar ou anular a evolução de uma doença. É clássica sua divisão em três fases, feita por Leavell e Clark (1965): *primária, secundária* e *terciária*. A *primária* é alcançada com medidas aplicáveis no período pré-patogênico[25]; as demais, com medidas aplicáveis no período patogênico — *secundária*, antes que se que estabeleça defeito, e *terciária*, depois de instalado defeito.

A prevenção **primária** consiste em interceptar os fatores pré-patogênicos e é feita através de promoção da saúde e proteção específica (esta não inclui tão somente imunização, mas também saneamento ambiental, proteção contra acidentes, tratamento da água e esgoto, destino adequado do lixo e medidas de controle de vetores, entre outros). A **secundária** é realizada no indivíduo, já sob a ação do agente patogênico (estado de doença), através de diagnóstico precoce (utilizando, por exemplo, inquéritos para descoberta de casos, exames periódicos, isolamento para evitar a propagação de doenças e tratamento para impedir a progressão de um agravo) e de limitação da incapacidade (para evitar futuras complicações e sequelas). E a **terciária** consiste em evitar a incapacidade total através de medidas destinadas à reabilitação, feita através de fisioterapia, terapia ocupacional e emprego para o reabilitado.

Rastreamento[26] é um "conjunto de exames e testes que se faz em uma população aparentemente sadia para descobrir doenças latentes ou em estágio precoce" (Dicionário Houaiss). Consiste em fazer rotineiramente procedimentos clínicos ou exames complementares — audiometria, radiografia de tórax, hemograma etc. —, visando a identificar fatores de riscos ou agravos à saúde em pessoas assintomáticas.

Rastreamento e diagnóstico precoce já estão incluídos na prevenção secundária.

---

(25) Período pré-patogênico (ou de pré-patogênese) é aquele em que ocorre a interação preliminar entre agentes potenciais, fatores ambientais e hospedeiro; antecede a instalação da doença.

(26) Também referido na literatura médica como *screening*.

Articulação com outras NRs

A articulação com outras NRs, exigida pelo subitem 7.2.1 da NR-7, é necessária para conferir eficácia ao PCMSO. No modelo são dados alguns exemplos de ações para se alcançar tal objetivo. A maioria delas exigirá a realização de visitas periódicas aos postos de trabalho, pelo médico coordenador ou examinador, para indicar de imediato ou planejar ações preventivas. Portanto, para implementar de fato o Programa são necessários tempo e dedicação. Dificilmente o médico que encare a medicina do trabalho como algo sem importância os terá!

Naturalmente, ficar apenas no consultório, fazendo exames clínicos e emitindo atestados, sem cuidar de ações preventivas *in loco*, é o mais cômodo — mas aí teremos um PCMSO incompleto, que pouco contribuirá para a prevenção de agravos e para a promoção da saúde dos trabalhadores.

Riscos ocupacionais não biológicos

Os riscos físicos e químicos foram abordados no PPRA e não há por que avaliá-los novamente no PCMSO. No entanto, como os ergonômicos não foram contemplados naquele primeiro Programa, pois a NR-9 não o exige, deve ser feita no PCMSO sua avaliação — e não apenas citá-los —, como está no modelo.

A abordagem dos riscos ergonômicos apresentada não é uma análise ergonômica. Esta, como se sabe, não é para ser realizada indistintamente, mas apenas quando houver uma demanda. Se for realizada, deverá constar em documento diverso do PCMSO.

Riscos ocupacionais biológicos

Foi feita sua avaliação no PPRA. Deste devem ser transcritos os tópicos pertinentes, pois a NR-32 exige igualmente a abordagem dos riscos biológicos no PCMSO. No entanto, este último deverá conter também, de acordo com o subitem 3.2.3.1, (1) a relação nominal dos trabalhadores, com sua função, local de suas atividades e os riscos a que estão expostos, (2) a vigilância médica dos trabalhadores potencialmente expostos e (3) o programa de vacinação. Esses três assuntos estão descritos no modelo proposto.

Desenvolvimento

Foram apresentados protocolos que, na opinião do autor, são adequados e úteis para os exames de saúde ocupacional dos trabalhadores do hospital hipotético utilizado no modelo. Tais protocolos terão que ser adaptados à realidade de cada serviço; por exemplo, um exame complementar como o PPD raramente será necessário num serviço de radiologia odontológica que atenda exclusivamente pacientes particulares.

O *exame admissional* tem como objetivos: a) determinar se o trabalhador se ajusta física e psicologicamente ao posto de trabalho; b) assegurar que a atividade que o trabalhador irá exercer não será um agravante para alguma condição clínica já presente; c) auxiliar na preservação e promoção da saúde do trabalhador; d) evitar que outras pessoas sejam expostas a riscos (por exemplo, a detecção de uma bactéria como a *Salmonella tiphy*, causadora da febre tifoide, numa cozinheira, torna-a inapta até que o micro-organismo seja erradicado, para evitar que ela possa transmiti-lo para colegas de trabalho ou pacientes).

A gestação, por si só, não implica inaptidão para o trabalho. Naturalmente, não deverá haver risco para a evolução da gravidez e para o feto.

Desnecessário dizer que a legislação proíbe a exigência de atestados de gravidez e de outras práticas discriminatórias para efeito de admissão ou permanência da condição de empregado.

O *exame periódico* tem os mesmos objetivos do admissional. Particularmente, porém, visa a detectar, o quanto antes possível, qualquer efeito adverso na saúde do trabalhador — com atenção especial para aquele mais vulnerável ou portador de doença crônica — causado pelas práticas de trabalho e avaliar, indiretamente, a eficácia das medidas de controle implementadas.

Merece atenção o fato de alguns médicos do trabalho incluírem no PCMSO a realização de vários exames complementares com a finalidade de rastreamento, sem relação direta com patologia ocupacional. Ao fazê-lo, o profissional deve considerar:

— A realização exaustiva e excessiva de tais exames não contribui para conferir caráter preventivo ao Programa. A prevenção de agravos à saúde relacionados ao trabalho pode ser conseguida com a implementação das ações sugeridas nos itens 8 e 9 do PCMSO apresentado como modelo.

— O tempo dedicado ao Programa. Terá ele disponibilidade para solicitar e analisar vários exames complementares e, a seguir, indicar a conduta para cada caso? Pode ser mais adequado, em determinadas circunstâncias, que um outro médico se encarregue do assunto, deixando para o médico do trabalho tempo suficiente para implementação de fato do PCMSO.

— A relevância clínica e epidemiológica do agravo ou do fator de risco pesquisado na população de trabalhadores. Por exemplo, a prevalência de hipertensão arterial e de diabetes melito entre brasileiros acima de 40 anos é de 35% e 11% respectivamente, segundo dados do Ministério da Saúde. Portanto, ao lado da relevância clínica já conhecida desses agravos, ainda mais que muitos não sabem que os têm — cerca de 40%, para hipertensão, e 50%, para diabetes —, em muitos estabelecimentos de saúde certamente haverá também importância epidemiológica. Para se avaliar esta última, além da morbidade, como nos exemplos citados (hipertensão e diabetes), é preciso verificar igualmente mortalidade, incidência e risco relativo, considerando-se a população de trabalhadores da empresa.

— A eficácia do método de rastreamento. Por exemplo, o eletrocardiograma de repouso tem baixo valor preditivo. Além deste, avaliar também a sensibilidade e a especificidade do exame.

— A eficácia e o impacto na saúde como um todo.

— A relação custo-efetividade. Por exemplo, a citologia cervicovaginal (Papanicolau) e a mamografia devem, pelo menos, ser recomendadas[27] durante os exames de saúde ocupacional, considerando-se naturalmente a idade das trabalhadoras, pois apresentam boa relação custo-efetividade.

— Implicações éticas. É necessário evitar procedimentos que envolvam discriminação, conflito de interesses e intervenções abusivas.

Ainda com relação aos exames complementares, são pertinentes os seguintes comentários:

— A descoberta de que um trabalhador é portador de um vírus não o torna incapaz para o trabalho. Suas condições clínicas é que irão definir a aptidão/inaptidão.

— É comum submeter os trabalhadores da área da saúde, indiscriminadamente, a radiografias de tórax, supostamente para detecção de tuberculose. **A busca de casos por esse meio tem sido o método de menor rendimento e de maiores custos, sem falar no risco potencial pela exposição a radiações ionizantes**[28]. Assim, o modelo apresentado não recomenda a radiografia de tórax com essa finalidade; a vigilância da saúde dos trabalhadores potencialmente expostos a tuberculose pode ser alcançada por outros meios, conforme discutido no modelo.

— Compete ao médico coordenador, de acordo com o subitem 7.3. da NR-7 — e não à empresa —, encarregar dos exames complementares os profissionais e entidades que julgar devidamente capacitados, equipados e qualificados.

Planejamento das ações de saúde

A NR-7 exige, em seu subitem 7.4.6, que "o PCMSO deverá obedecer a um planejamento em que estejam previstas as ações de saúde a serem executadas durante o ano, ...".

Pois bem, as primeiras ações que saltam à vista são, naturalmente, os exames de saúde ocupacional. Entre eles, somente os periódicos podem ser previstos, como o modelo o faz (no cronograma quase ao final do item 12, constar os nomes dos trabalhadores no lugar das reticências, de acordo com a distribuição dos exames em cada mês); os demais serão realizados quando necessários.

Porém, apenas exames não são suficientes para se alcançar o objetivo amplo que tem o PCMSO, que é a preservação e promoção da saúde do trabalhador. São necessárias outras ações, como as descritas nos itens 8 e 9 — que dizem respeito a agravos relacionados ao trabalho — e no subitem 13.2 ("Outras ações de saúde"). Quanto às

(27) Cabe à direção do serviço de saúde decidir se vai ou não financiar os procedimentos.

(28) É precisamente devido a esse risco que a ANVISA, em sua Portaria n. 453, de 1º de junho de 1998, proíbe a realização de exames radiológicos para rastreamento em massa de grupos populacionais, exceto quando o Ministério da Saúde julgar que as vantagens esperadas para os indivíduos examinados e para a população são suficientes para compensar o custo econômico e social, incluindo o detrimento radiológico.

últimas, é indispensável que sejam vinculadas ao perfil epidemiológico da população de trabalhadores, considerando-se agravos com e sem relação com o trabalho, e à natureza das tarefas desenvolvidas no serviço de saúde.

Documentos complementares

O médico deve anexar a seu PCMSO os documentos complementares pertinentes, tendo em vista a complexidade de cada estabelecimento de saúde.

O documento que trata de vacinas deverá ser adaptado de acordo com as imunizações que o profissional escolher para constar no Programa que elaborar.

Capítulo 8
PCMSO: Documentos Complementares

"Nam sine doctrina vita est quasi mortis imago."
(Pois sem instrução a vida é como a imagem da morte)
Molière (1622-1673), em *O Burguês Gentil-homem*

N.	Citação no PCMSO (item ou subitem)	Título
I	8 b	Formulário para entrevista admissional (frente e verso)
II	8 b	Formulário para anamnese e exame físico (admissional — masculino e feminino)
III	8 b	Questionário para exames subsequentes
IV	8 b	Formulário para exames subsequentes – anamnese e exame físico
V	8 b; 9	Questionário para busca ativa (frente e verso) — Presença de tosse e de lesões cutâneas
VI	11 IV; 12.4	Possibilidade de exposição acidental aos agentes biológicos
VII	11 IV	Protocolo para contato com pacientes com tuberculose
VIII	11 IV	Exposição ocupacional ao meningococo
IX	11 IV	Exposição ocupacional ao vírus da varicela-zóster
X	8 a; 11 IV; 13,2	Programa de Vacinação
XI	8 b; 12.1.2	Exposição a radiação ionizante (raios X): procedimentos

Documento I – Formulário para entrevista admissional

(FRENTE)

Nome: ______________________________ Ident.: __________

Setor: ______________________________ Função: ______________________________

Cor: _______ Sexo: _____ Data de nasc.: _____/_____/_____

Naturalidade: ______________________ E. civil: ________________ Escolaridade: __________

Última ocupação: ____

Endereço: ____

QUESTIONÁRIO

1 – OCUPAÇÕES ANTERIORES
a)________________EMPRESA: ______________PERÍODO:__________
RISCOS OCUPACIONAIS: ______________________________________
b)________________EMPRESA: ______________PERÍODO:__________
RISCOS OCUPACIONAIS: ______________________________________
c)________________EMPRESA: ______________PERÍODO:__________
RISCOS OCUPACIONAIS: ______________________________________
TEVE DOENÇA(S) RELACIONADA(S) COM ESSA(S) OCUPAÇÃO(ÕES)? [ ] SIM [ ] NÃO
CITE-AS: ______________________________________

2 – JÁ TEVE ALGUM ACIDENTE DE TRABALHO? ________ QUANTAS VEZES? __________
QUANDO? __________________ DESCREVA-OS: ______________________
____
____
____
____

3 – JÁ TEVE ALGUMA EXPOSIÇÃO ACIDENTAL A MATERIAL BIOLÓGICO? ________
QUANTAS VEZES? __________ QUANDO? __________________
DESCREVA-AS: ______________________________________
____
____
____
____

4 – JÁ GOZOU BENEFÍCIO(S) DO INSS? _____ QUANTAS VEZES? ________ PERÍODO: __________

5 – N. DE FILHOS: VIVOS: ____ CONDIÇÕES DE SAÚDE: ______________________
FALECIDOS: ____ CITAR CAUSAS DA MORTE: ______________________

6 – PAI: [ ] VIVO – CONDIÇÕES DE SAÚDE: ______________________
[ ] FALECIDO – CAUSAS DA MORTE: ______________________
MÃE: [ ] VIVA – CONDIÇÕES DE SAÚDE: ______________________
[ ] FALECIDA – CAUSAS DA MORTE: ______________________

7 – CÔNJUGE OU COMPANHEIRO(A) [ ] VIVO – CONDIÇÕES DE SAÚDE: ______________
[ ] FALECIDO – CAUSAS DA MORTE: ______________

8 – IRMÃOS (DADOS DE IMPORTÂNCIA): ______________________________
____

9 – NA FAMÍLIA HÁ CASOS DE:
[ ] PRESSÃO ALTA EM QUEM? ______________________
[ ] DOENÇA DO CORAÇÃO EM QUEM? ______________________
[ ] TUBERCULOSE EM QUEM? ______________________

(VERSO)

[ ] DIABETE EM QUEM? ____________________

[ ] CONVULSÃO EM QUEM? ____________________

[ ] DESMAIOS EM QUEM? ____________________

[ ] OUTRAS QUAL? ____________________

EM QUEM? ____________________

10 – INFORMAR SE JÁ TEVE OU TEM QUALQUER DOS CASOS OU DOENÇAS ABAIXO (MARQUE COM UM "X"):

[ ] DOR DE CABEÇA FREQUENTE
[ ] DESMAIOS
[ ] ÚLCERA (ESTÔMAGO; DUODENO)
[ ] EVACUAÇÕES COM SANGUE
[ ] PIROSE OU AZIA
[ ] ECZEMAS
[ ] ASMA OU BRONQUITE
[ ] RESPIRAR PELA BOCA
[ ] PRESSÃO ALTA
[ ] DOR NO PEITO
[ ] INCONTINÊNCIA DE URINA
[ ] URINA COM SANGUE
[ ] ESGOTAMENTO NERVOSO
[ ] PUS NOS OUVIDOS
[ ] FURÚNCULOS
[ ] DOR DE GARGANTA FREQUENTE
[ ] SARAMPO
[ ] CONVULSÃO ("ACESSO")
[ ] COREIA
[ ] VÔMITO DE SANGUE
[ ] CÓLICAS ABDOMINAIS
[ ] DOENÇAS DO FÍGADO
[ ] URTICÁRIA
[ ] TUBERCULOSE
[ ] ESCARRO COM SANGUE
[ ] PALPITAÇÃO
[ ] VARIZES
[ ] DORES AO URINAR
[ ] RETENÇÃO DE URINA
[ ] ANSIEDADE
[ ] ZUMBIDOS NOS OUVIDOS
[ ] GRIPES FREQUENTES
[ ] CAXUMBA
[ ] OUTRAS ____________________
[ ] PARALISIA
[ ] HÉRNIA
[ ] HEMORROIDAS
[ ] ICTERÍCIA
[ ] INTESTINO PRESO
[ ] PNEUMONIA
[ ] SINUSITE
[ ] FALTA DE AR
[ ] APERTO NO PEITO
[ ] REUMATISMO
[ ] VARICOCELE
[ ] INSÔNIA
[ ] DEPRESSÃO
[ ] DOR NA COLUNA
[ ] CATAPORA
[ ] COQUELUXE

11 – JÁ TEVE ALGUMA DOENÇA GRAVE? ________ QUAL (QUAIS)? ____________

JÁ ESTEVE INTERNADO? ____________ QUANTO TEMPO? __________ MOTIVO: __________

FOI OPERADO? ______ DE QUE? ____________________

JÁ USOU OU USA ÓCULOS? ____________ POR/HÁ QUANTO TEMPO? __________

FUMA? ________ HÁ QUANTO TEMPO? ____________ QUANTOS CIGARROS POR DIA? ______

TOMA BEBIDA ALCOÓLICA? ________ QUAL(QUAIS)? ____________________

N. DE DOSES E N. DE VEZES POR SEMANA: ____________________

12 – TRABALHA EM CASA? O QUE FAZ? HÁ QUANTO TEMPO? ____________________

____

TRABALHA COM COMPUTADOR EM CASA? ______ CERCA DE QUANTAS HORAS POR DIA? ______

DECLARO QUE AS INFORMAÇÕES ACIMA PRESTADAS SÃO VERDADEIRAS .

DATA: _____/_____/______ ____________________

ASSINATURA DO TRABALHADOR

NÃO ESCREVER NAS LINHAS ABAIXO!

VACINAS: ____________________

____

INFORMAÇÕES ADICIONAIS: ____________________

____

RISCOS OCUPACIONAIS: ____________________

____

Médico(a) examinador(a)

Documento II – Formulário para anamnese e exame físico (admissional)

(masculino)

ANAMNESE (ver também a entrevista admissional; se necessário, usar o verso)

Nome ____ Data ___/___/____
Turno [ ] diurno [ ] noturno

CLÍNICA: ____
____
____
____

OCUPACIONAL: ____
____
____
____

EXAME FÍSICO

I – GERAL: estatura __________m; peso ___________kg; IMC: ________ biótipo ___________;
fácies _______________; estado geral _______________________________________;
mucosas/icterícia/gânglios ____;
marcha/mutilações ou deformidades/musculatura _________________________________

II – PELE E ANEXOS: dermatites/cicatrizes/cianose/alopécia/alergias/teleangiectasias/micoses/
tatuagens ____
____

III – PESCOÇO: tireoide ____;
sinais de hiper/hipotireoidismo ____

IV – AP. RESPIRATÓRIO: tórax - abaulamentos ____________, retrações _____________,
cicatrizes ______________________; murm.vesicular ____________________________,
roncos _______________; sibilos _______________; estertores _____________________

V – AP. CIRCULATÓRIO: PA ____ x _____ ; FC ________; dispneia __________________;
edemas ___________; dor precordial _______________; estase jugular _______________;
ausculta ____

VI – ABDÔMEN/AP. DIGESTIVO: inspeção e palpação ____________________________
____
hérnias _________________________; fígado __________________________________
baço ________________________________; hemorroidas __________________________
outros: ____

VII – GENITURINÁRIO: Giordano ____________________; fimose/hidrocele/criptorquidia/
passado de DST ____

VIII – COLUNA E EXTREMIDADES: desvios/mobilidade da coluna ____________________
____;

desvios dos joelhos ________________________; tônus musc. ________________;
Lasègue ____________________; pé plano ______________________________;
varizes _____________________; circ. arterial ____________________________

IX – S. NERVOSO/PSIQUISMO: atitude à entrevista __________________ ________;
orientação no tempo e no espaço
____; coord.
motora/sensibilidade/Romberg/reflexos (patelar, aquileu e cubital) ______________
____
____

X – OLHOS:
estrabismo/pterígio/anisocoria/catarata/conjuntivite______________________________

XI – ORL: audição/otoscopia ____;
faringe/amídalas/deformidade nasal/cornetos_________________________________

XII – ODONTOLOGIA: dentes/gengivas/prótese ______________________________

CONCLUSÃO (diagnósticos) ____
____

EXS. COMPLEMENTARES (dados de importância)
____
____
____

RESULTADO FINAL PARA A FUNÇÃO: [ ] APTO [ ] INAPTO

DATA: ____/____/____

(feminino)

ANAMNESE (ver também a entrevista admissional; se necessário, usar o verso)

Nome ____ Data ___/___/____
Turno [ ] diurno   [ ] noturno

CLÍNICA: ____
____
____
____

OCUPACIONAL: ____
____
____
____

EXAME FÍSICO

I – GERAL: estatura _________m; peso ___________kg; IMC: _______ biótipo __________;
fácies _________________; estado geral ______________________________________;
mucosas/icterícia/gânglios ____;
marcha/mutilações ou deformidades/musculatura ______________________________

II – PELE E ANEXOS: dermatites/cicatrizes/cianose/alopécia/alergias/teleangiectasias/micoses/
tatuagens ____
____

III – PESCOÇO: tireoide ____;
sinais de hiper/hipotireoidismo ____

IV – AP. RESPIRATÓRIO: tórax - abaulamentos __________, retrações ______________,
cicatrizes _______________________; murm.vesicular _______________________________,
roncos ________________; sibilos _________________; estertores ___________________

V – AP. CIRCULATÓRIO: PA ____ x ____; FC ________; dispneia ___________________;
edemas ____________; dor precordial _________________; estase jugular ______________;
ausculta____

VI – ABDÔMEN/AP. DIGESTIVO: inspeção e palpação ______________________________
____
hérnias ____________________________; fígado ______________________________
baço ______________________________; hemorroidas __________________________
outros: ____

VII – GENITURINÁRIO: Giordano _________________; menarca aos _____ anos de idade;
DUM ____/____/____; leucorreia ______________________; partos normais ____________;
cesáreas __________________________; abortos _____________________________;
curet. uterina _______________________; ciclo menstrual _______________________;
DST ____

VIII – COLUNA E EXTREMIDADES: desvios/mobilidade da coluna _____________________
____;

desvios dos joelhos ____________________; tônus musc.____________________;
Lasègue ____________________; pé plano ____________________;
varizes ____________________; circ. arterial ____________________

IX – S. NERVOSO/PSIQUISMO: atitude à entrevista ____________________;
orientação no tempo e no espaço ____________________;
coord. motora/sensibilidade/Romberg/reflexos (patelar, aquileu e cubital) ____________________
____
____

X – OLHOS:
estrabismo/pterígio/anisocoria/catarata/conjuntivite____________________

XI – ORL: audição/otoscopia ____________________;
faringe/amídalas/deformidade nasal/cornetos ____________________

XII – ODONTOLOGIA: dentes/gengivas/prótese ____________________

CONCLUSÃO (diagnósticos) ____________________
____

EXS. COMPLEMENTARES (dados de importância)
____
____
____

RESULTADO FINAL PARA A FUNÇÃO: [ ] APTO [ ] INAPTO

DATA: ____/____/____

Médico(a) examinador(a)

Documento III – Questionário para exames subsequentes

1 – PERCEPÇÃO DO ESTADO DE SAÚDE

Atualmente, você apresenta algum sintoma relacionado a:

a - pele	( ) sim	( ) não	b - cabelos e unha	( ) sim	( ) não
c - olhos	( ) sim	( ) não	d - ouvido	( ) sim	( ) não
e - nariz	( ) sim	( ) não	f - boca	( ) sim	( ) não
g - pulmão	( ) sim	( ) não	h - coração	( ) sim	( ) não
i - estômago	( ) sim	( ) não	j - intestinos	( ) sim	( ) não
l - rins / urina	( ) sim	( ) não	m - genitais	( ) sim	( ) não
n - juntas	( ) sim	( ) não	o - coluna	( ) sim	( ) não
p - braços	( ) sim	( ) não	q - pernas	( ) sim	( ) não
r - irritabilidade	( ) sim	( ) não	s - depressão	( ) sim	( ) não
t - ansiedade	( ) sim	( ) não			

u - problemas na qualidade do sono ( ) sim ( ) não

v - perda de peso nos últimos 6 meses ( ) sim ( ) não

x - Você se considera doente? ( ) sim ( ) não

2 – PARA MULHERES a - Como estão suas menstruações?

( ) regulares ( ) irregulares ( ) estou na menopausa

( ) estou grávida ( ) retirei o útero data da última menstruação: ____/____/____

b - Número de gravidezes: _______ partos normais: _______ cesarianas: _______ abortos: _______

c – Quando você realizou seu último exame ginecológico preventivo?

( ) nunca realizei ( ) há menos de dois anos ( ) há mais de dois anos

d – Quando você realizou o seu último exame de mamografia?

( ) nunca realizei ( ) há menos de dois anos ( ) há mais de dois anos

3 – PARA HOMENS A PARTIR DE 45 ANOS DE IDADE

Quando você realizou pela última vez exame preventivo para o câncer de próstata?

( ) nunca realizei ( ) há menos de dois anos ( ) há mais de dois anos

4 – HÁBITOS

a – Em relação ao tabagismo: ( ) Nunca fumei

( ) Fui fumante por _________ anos. Parei de fumar há ________ anos

( ) Sou fumante desde _________. Fumo ___________ cigarros por dia

b – Com relação à ingestão de bebidas alcoólicas. Com que frequência você bebe em uma semana de trabalho típico?

( ) nenhuma ( ) uma vez ( ) duas a três vezes ( ) quatro vezes ou mais

c – Você usa regularmente algum medicamento?

( ) não ( ) sim - Qual (is)?

____

d – Com relação a atividades físicas, quantas vezes por semana você faz caminhadas, ginásticas, prática de esportes? (Considerar também a atividade física no trabalho e para ir à empresa e voltar.)

( ) nenhuma ( ) uma vez ( ) duas a três vezes ( ) quatro vezes ou mais

5 – PROBLEMAS DE SAÚDE DESDE O ÚLTIMO EXAME

Você apresentou algum problema na sua saúde desde seu último exame de saúde ocupacional?

( ) não ( ) sim – Qual (is)? _______________________________

____

6 – RISCOS OCUPACIONAIS

a – Você detectou algum risco novo no trabalho desde seu último exame de saúde ocupacional?

( ) não ( ) sim – Qual (is)? ____________________

b – Você sente cheiro[29] de algum produto químico em seu posto de trabalho?

( ) não ( ) sim – Qual (is)? ____________________

DATA:____/____/____ ______________________________

Assinatura do(a) trabalhador(a)

(29) A importância dessa pergunta reside no fato de que a percepção de odores, independentemente do uso de instrumentos de medição, pode servir como sentinela, dependendo do produto químico, para a imediata paralisação das tarefas. Por exemplo, o nível de percepção do odor de glutaraldeído é inferior ao limite de tolerância, o que é significativo, pois em exposições crônicas essa substância já apresenta efeitos adversos para a saúde do trabalhador em concentrações muito baixas.

Documento IV – Formulário para exames subsequentes – anamnese e exame físico

[Para qualquer item, se necessário usar o verso]

Tipo de exame: ___ periódico ___ demissional; ___ retorno ao trabalho; ___ mudança de função

Nome ____ Data ___/___/____

Setor: ______________________________Função atual: ______________________

[ ] Mudança de função → nova função: ______________________________

Queixas____

____

____

Riscos ocupacionais ____

____

Anamnese/afastamentos/antecedentes de importância desde o último ex. médico ________

____

____

____

____

____

____

Idade atual _____ Peso atual _________ kg Estatura _________m IMC = _________

Pele e anexos ____
Mucosas ____
Nasobucofaringe ____
Dentes ________________________________Gânglios ______________________
Tireoide ____

AP. RESP.:murmúrio vesicular __________________________ roncos ________________;
sibilos ________________________________; estertores ____________________

AP. CIRCULATÓRIO: PA ____ x ____ ; FC _____ ausculta ____________________

____

artérias ____

____

veias ____

____

ABDÔMEN: inspeção e palpação ____

____

____

hérnias __________________________; fígado _______________________________;
baço ____________________________________ afecções anorretais _______________

____

COLUNA VERTEBRAL E EXTREMIDADES ______________________________

____

____

GENITURINARIO ______________________________

____

S. NERVOSO ______________________________

____

PSIQUISMO ______________________________

____

____

EXS. COMPLEMENTARES (dados de importância) ______________________________

____

____

ORIENTAÇÕES ______________________________

____

____

____

CONCLUSÃO (diagnósticos): ______________________________

____

RESULTADO FINAL PARA A FUNÇÃO: [ ] APTO [ ] INAPTO

Médico(a) examinador(a)

Documento V – Questionário para busca ativa(*)

Presença de tosse e de lesões cutâneas

NOME: ____

DATA: ____/____/____ FUNÇÃO: __________________________

ASSINATURA: ____

a) TOSSE (se necessário, usar o espaço abaixo para detalhar alguma resposta)

1. Você habitualmente tosse ou tem pigarro pela manhã? N______ S______
2. Você habitualmente elimina catarro? N______ S______
3. Seu peito chia com frequência? N______ S______
4. Você tem falta de ar? N______ S______
5. Já teve alguma doença no pulmão? N_________ S_______ Qual? ______________________________
6. Tem ou teve asma? N______ S______
7. Já fez alguma operação no pulmão? N______ S______ (qual? ___________________________________)
8. Tem doença do coração? S________ N_________ (qual? ______________________________________)
9. Você fuma? Não _______

   Sim ________ Há quantos anos?_______ N. de cigarros por dia ______

   Já fumei _________ cigarros por dia e parei há _________ anos.

b) LESÕES CUTÂNEAS (se necessário, usar o espaço abaixo para detalhar alguma resposta)

1. Você já teve ou tem

alteração	não	sim	parte do corpo	quando
acne?				
aftas?				
eczema?				
erupções?				
furúnculo?				
herpes?				
impetigo ou lesões com pus?				
manchas?				
micoses?				
pediculose?				
prurido?				
psoríase?				
verrugas?				
outros? (detalhar abaixo)				

Médico(a) examinador(a)

(*) A partir da segunda aplicação do questionário, concluindo-se que o trabalhador **não** é sintomático respiratório **nem** apresenta lesões de pele, pode-se apenas registrar o fato no prontuário médico, juntamente com a data, sem preenchimento de outro formulário.

Documento VI — Possibilidade de exposição acidental aos agentes biológicos

SUMÁRIO

Possibilidade de Exposição Acidental aos Agentes Biológicos

1. Introdução

Este anexo aborda os seguintes itens:

— os procedimentos a serem adotados para diagnóstico, acompanhamento e prevenção da soroconversão e das doenças;

— as medidas para descontaminação do local de trabalho;

— o tratamento médico de emergência para os trabalhadores;

— a identificação dos responsáveis pela aplicação das medidas pertinentes;

— a relação dos estabelecimentos de saúde que podem prestar assistência aos trabalhadores;

— as formas de remoção para atendimento dos trabalhadores;

— a relação dos estabelecimentos de assistência à saúde depositários de imunoglobulinas, vacinas, medicamentos necessários, materiais e insumos necessários.

A prevenção de acidentes com material biológico é a estratégia mais eficaz para a redução do risco de infecções transmitidas aos profissionais de saúde. A empresa deverá, através de treinamentos, além de tornar obrigatória a comunicação de acidentes, incutir em seus empregados a importância, em termos médico-legais e clínicos, de declarar qualquer exposição, o que lhes permitirá ter acesso a aconselhamento, cuidados e controle adequados.

EXPOSIÇÃO OCUPACIONAL A MATERIAL BIOLÓGICO

É o contato de mucosas ou pele não íntegra ou acidente percutâneo com sangue ou qualquer outro material biológico potencialmente infectante.

FLUIDOS BIOLÓGICOS DE RISCO

Assim devem ser considerados o sangue, qualquer líquido orgânico contendo sangue e os líquidos orgânicos potencialmente infectantes (sêmen, secreção vaginal, líquor e líquido sinovial, peritonial, pericárdico e amniótico).

Suor, lágrima, fezes, urina, vômitos, secreções nasais e saliva (exceto em ambiente odontológico) são líquidos biológicos **SEM** risco de transmissão ocupacional do HIV (não para outros micro-organismos). Nestes casos, a quimioprofilaxia e o acompanhamento sorológico para HIV **NÃO** são recomendados. A presença de sangue nesses líquidos torna-os infectantes.

Ocorrido o acidente, os passos que deverão ser seguidos são abordados abaixo.

2. Tratamento médico de emergência para os trabalhadores acidentados com material biológico

2.1. Cuidados imediatos com a área de exposição

— Lavagem imediata e abundante do local exposto com água e sabão nos casos de exposição percutânea ou cutânea.

— Irrigar exaustivamente com água ou solução salina fisiológica as mucosas atingidas.

— Responsável: o próprio trabalhador acidentado.

• Não há evidência de que o uso de antissépticos ou a expressão do local do ferimento reduzam o risco de transmissão; entretanto, o uso de antisséptico não é contraindicado.

• Não devem ser realizados procedimentos que aumentem a área exposta, tais como cortes e injeções locais. A utilização de soluções irritantes (éter, glutaraldeído, hipoclorito de sódio) também está contraindicada.

2.2. Comunicação a um médico plantonista no setor de pronto atendimento

O próprio trabalhador acidentado comunicará o acidente de imediato ao médico plantonista, devidamente capacitado acerca do assunto. Este será o responsável por verificar se os cuidados imediatos acima foram aplicados corretamente (do contrário, deverá ele mesmo aplicá-los ou orientar e supervisionar sua aplicação por um profissional de enfermagem), pelos passos descritos a seguir e para abrir um prontuário de atendimento para registro de tudo que for pertinente (o prontuário deverá ser encaminhado ao médico coordenador).

3. Procedimentos a serem adotados para diagnóstico, acompanhamento e prevenção da soroconversão e das doenças

3.1. Procedimentos imediatos a cargo do médico plantonista

— Atender o profissional acidentado, adotando os seguintes procedimentos (após verificar o cumprimento do disposto no subitem 2.1):

• determinar o risco da exposição (para tanto, é preciso também analisar os dados clínicos do paciente-fonte, como se verá abaixo);

RISCO DA EXPOSIÇÃO

Os critérios de gravidade na avaliação do risco do acidente são dependentes do volume de sangue e da quantidade de vírus presente. Os acidentes mais graves são aqueles que envolvem:

— **maior volume de sangue** (lesões profundas provocadas por material perfurocortante, presença de sangue visível no instrumento, acidentes com agulhas previamente utilizadas na veia ou artéria do paciente-fonte e acidentes com agulha de grosso calibre); e

— **maior inóculo viral** (situação em que há viremia elevada, como, por exemplo, pacientes-fonte com infecção pelo HIV/aids em estágios avançados da doença ou com infecção aguda pelo HIV).

— solicitar os exames[30] que forem indicados após autorização documentada do trabalhador: sorologias para HIV (não é indicado o teste rápido), HBsAg, anti-HBs e anti-HCV — EIA/ELISA ; esse procedimento é utilizado para exclusão de infecção prévia; o sangue deve ser colhido durante o atendimento;

Explicar ao trabalhador que os resultados serão mantidos sob sigilo!

— solicitar exames laboratoriais inespecíficos[31]; o sangue deve ser colhido durante o atendimento;

— documentar no prontuário médico se houver recusa do profissional acidentado em realizar as sorologias ou profilaxias específicas quando indicadas ou o acompanhamento sorológico;

— avaliar profilaxia para hepatite B; prescrever se necessário vacina e imunoglobulina;

— avaliar indicação de profilaxia para HIV; se necessário, prescrever o tratamento inicial, que deverá ser iniciado de imediato (ver a seguir) — o início ideal dos antirretrovirais é dentro das duas primeiras horas (podendo ser no máximo até 72 horas após o acidente);

— solicitar à administração a emissão da CAT; e

— orientar o profissional de saúde (ver os dois quadros a seguir).

EXPOSIÇÃO ACIDENTAL A AGENTES BIOLÓGICOS (com risco de transmissão de VHB, VHC e HIV): ORIENTAÇÕES PARA O TRABALHADOR ACIDENTADO

- Usar preservativos nas relações sexuais.
- Se o trabalhador acidentado for do sexo feminino:

— descartar e evitar gravidez;

— não amamentar durante o acompanhamento.

- Não doar sangue, órgãos ou sêmen durante o acompanhamento.
- Não há necessidade de restringir as atividades do profissional exposto.
- Proporcionar conhecimentos sobre a eficácia da profilaxia pós-exposição ao HIV.
- É direito do profissional se recusar a fazer a quimioprofilaxia ou outros procedimentos necessários pós-exposição (como, por exemplo, coleta de sangue para exames). Nesses casos, porém, deverá assinar um documento onde conste claramente que todas as informações sobre os riscos da exposição e os riscos e benefícios da conduta indicada lhe foram fornecidas.

(30) O tema está detalhado no subitem 3.3 (Protocolos).

(31) O tema está detalhado no subitem 3.3 (Protocolos).

EFICÁCIA DA PROFILAXIA PÓS-EXPOSIÇÃO AO HIV
(para repassar ao trabalhador acidentado)

O conhecimento sobre a eficácia da profilaxia pós-exposição para o HIV é limitado.

Somente um medicamento — a zidovudina (AZT) — demonstrou benefício em estudos humanos.

Não há evidência de efeito benéfico adicional com a utilização da combinação de antirretrovirais, mas a sua recomendação baseia-se na possibilidade de maior potência antirretroviral e cobertura contra vírus resistentes.

A eficácia da profilaxia não é de 100%. Existem casos documentados de transmissão mesmo com uso adequado da profilaxia e pacientes-fonte sabidamente infectados pelo HIV com carga viral indetectável.

O conhecimento sobre a ocorrência de toxicidade de antirretrovirais em pessoas não infectadas pelo HIV ainda é limitado; os efeitos adversos são mais conhecidos para o AZT, comparando-se aos outros inibidores da transcriptase reversa análogos de nucleosídeos (ITRN).

— Identificar o paciente-fonte, avaliando:

• seus dados clínicos importantes para o caso;

• sua situação sorológica; se ele for conhecido, solicitar, após aconselhamento e consentimento, sorologias para HIV (sempre que possível realizar teste rápido; este não é definitivo para o diagnóstico da infecção e, se positivo, deverá sempre ser confirmado posteriormente por outros testes), VHB e VHC[(32)].

Explicar ao paciente que os resultados serão mantidos sob sigilo!

3.2. *Acompanhamento clínico-laboratorial*

Deverá ser realizado para todos os profissionais de saúde acidentados que tenham sido expostos a paciente-fonte com infecção pelo HIV e/ou hepatites B e C, independente do uso de quimioprofilaxia ou imunizações.

O acompanhamento do profissional acidentado deverá avaliar possíveis toxicidades medicamentosas e condições sorológicas, conforme descrito nos Protocolos I e III, a seguir.

— Ficará a cargo do médico coordenador, que poderá, se julgar conveniente, solicitar a outro médico que o faça; em qualquer das situações, os custos dos procedimentos serão do serviço de saúde.

— Todo o seguimento do caso — informações, resultados de testes sorológicos, aconselhamento, educação preventiva —, será relatado no prontuário médico de saúde ocupacional e terá o sigilo resguardado.

— Quando os resultados dos exames sorológicos do dia do acidente forem negativos, o profissional de saúde será orientado a repetir os exames com seis semanas, três meses e 6 meses, para o acompanhamento da janela imunológica.

(32) O tema está detalhado no subitem 3.3 (Protocolos).

— O profissional de saúde, como qualquer pessoa, tem direito ao sigilo sobre os resultados de seus exames e sobre os itens abordados no aconselhamento.

3.3. *Protocolos*

Deverão ser seguidos pelo médico coordenador.

Protocolo I

Indicações de acompanhamento clínico-laboratorial do acidentado com material biológico segundo condições e sorologias dos pacientes-fonte.

Qualquer profissional que tenha um acidente de trabalho com material biológico e que se considere como tendo risco de infecção ocupacional deve ter garantida a realização de investigação laboratorial, caso deseje fazer uma avaliação sorológica.

Seguem as indicações de acompanhamento para cada caso.

Paciente-fonte	Sorologia do paciente-fonte			Indicação de acompanhamento do trabalhador acidentado
	Anti-HIV	HbsAg	Anti-HCV	
Conhecido	Positivo	Negativo	Negativo	Acompanhamento p/ HIV
Conhecido	Positivo	Positivo	Negativo	Acompanhamento p/ HIV e HBV[1]
Conhecido	Positivo	Positivo	Positivo	Acompanhamento p/ HIV, HBV[1] e HCV
Conhecido	Negativo	Positivo	Negativo	Acompanhamento p/ HBV[1]
Conhecido	Negativo	Positivo	Positivo	Acompanhamento p/ HBV[1] e HCV
Conhecido	Negativo	Negativo	Positivo	Acompanhamento p/ HCV
Conhecido	Desconhecido	Desconhecido	Desconhecido	Acompanhamento p/ HIV, HBV[1] e HCV
Desconhecido	Desconhecido	Desconhecido	Desconhecido	Acompanhamento p/ HIV, HBV[1] e HCV
Conhecido	Negativo	Negativo	Negativo	Sem necessidade[2]

[1] O acompanhamento para hepatite B só deve ser feito nos casos de profissionais de saúde susceptíveis à infecção (ex.: não vacinados) e nos pacientes vacinados com *status* sorológico desconhecido. Ver o Protocolo II, a seguir, para mais detalhes.

[2] Nem clínico nem laboratorial. A possibilidade de o paciente-fonte estar no período de "janela imunológica" (existência de infecção com sorologia negativa) sem a evidência de sintomas de infecção aguda (principalmente para a infecção pelo HIV) é expressamente rara; no entanto, devem ser excluídos nesta situação os casos com história clínica e epidemiológica recente (dentro de 3 meses) de uso de drogas injetáveis e compartilhamento de seringas e de exposição sexual a pacientes soropositivos.

As consultas mínimas exigidas para o devido acompanhamento são: 1º atendimento (imediatamente após o acidente); 2º atendimento, no máximo 7 dias após o primeiro, para avaliação de reações adversas a medicamentos porventura prescritos, informação dos resultados dos exames e, se necessário, encaminhamento a colega médico para seguimento; 3º atendimento para controle e revisão de 15 dias, com coleta da amostra de bioquímica para avaliar impacto da quimioprofilaxia pós-exposição (PEP), se em uso (ver protocolo adiante); 4º atendimento, entre a 4ª e a 6ª semana, para novos controles; 5º atendimento, para controle de três meses; 6º atendimento, para controle de seis meses. Eventualmente, haverá mais um atendimento, aos 12 meses (ver o subitem "Acompanhamento clínico", mais à frente).

Protocolo II
Tratamento após exposição ocupacional

a) Vírus da hepatite B

A solicitação de testes sorológicos (para outros exames, ver o Protocolo III) do profissional de saúde acidentado deve ser realizada no momento do acidente (paciente-fonte com sorologia positiva ou desconhecida):

— Para os profissionais de saúde com vacinação prévia para hepatite B: solicitar anti-HBs quantitativo; caso o resultado mostre resposta vacinal adequada ($\geq$ 10mUI/ml), não há necessidade de acompanhamento sorológico do profissional.

— Para profissionais de saúde vacinados com anti-HBs negativo e para os não vacinados: solicitar HBsAg e anti-HBc. Nesses casos, as sorologias deverão ser repetidas após 6 meses em exposições com paciente-fonte HBsAg positivo ou paciente-fonte desconhecido.

— Caso o profissional de saúde tenha utilizado gamaglobulina hiperimune no momento do acidente, a realização da sorologia anti-HBs só deve ser realizada após 12 meses do acidente.

— Os profissionais de saúde que apresentarem HBsAg positivo (no momento do acidente ou durante o acompanhamento) deverão ser encaminhados para serviços especializados para realização de outros testes, acompanhamento clínico e tratamento quando indicado.

As recomendações para profilaxia de hepatite B após exposição ocupacional a material biológico podem ser assim resumidas, segundo o Programa Nacional de Hepatites Virais (Ministério da Saúde):

Estado imunológico do trabalhador exposto[1]	Paciente-fonte		
	HbsAg positivo	**HbsAg negativo**	**HbsAg desconhecido ou não testado**
Não vacinado	IGHAHB + iniciar vacinação[2]	Iniciar vacinação	Iniciar vacinação[3]
C/ vacinação incompleta	IGHAHB + completar vacinação	Completar vacinação	Completar vacinação[3]
Vacinado, com resposta vacinal conhecida e adequada (^{3} 10mUI/ml)[4]	Nenhuma medida específica	Nenhuma medida específica	Nenhuma medida específica
Vacinado, sem resposta vacinal após a 1ª série (3 doses)	IGHAHB + 1 dose da vacina contra hepatite B ou IGHAHB (2x)[5]	Iniciar nova série de vacina (3 doses)	Iniciar nova série de vacina (3 doses)[5]

Estado imunológico do trabalhador exposto[1]	Paciente-fonte		
	HbsAg positivo	HbsAg negativo	HbsAg desconhecido ou não testado
Sem resposta vacinal após 2ª série (6 doses)[6]	IGHAHB (2x)[5]	Nenhuma medida específica[6]	IGHAHB (2x)[5]
Resposta vacinal desconhecida	Testar o profissional de saúde: se resposta vacinal adequada = nenhuma medida específica; se resposta inadequada = IGHAHB + 1 dose da vacina contra hepatite	Testar o profissional de saúde: se resposta vacinal adequada = nenhuma medida específica; se resposta inadequada = fazer nova série de vacinação	Testar o profissional de saúde: se resposta vacinal adequada = nenhuma medida específica; se resposta inadequada = fazer nova série de vacinação

(1) Profissionais que já tiveram hepatite B estão imunes à reinfecção e não necessitam de profilaxia pós-exposição.

(2) Tanto a vacina quanto a imunoglobulina devem ser aplicadas dentro do período de 7 dias após o acidente, mas, idealmente, nas primeiras 24 horas após o acidente. Aplicar vacina e imunoglobulina simultaneamente, em músculos distintos. Imunoglobulina hiperimune anti-hepatite B: dose de 0,06ml/kg (se a dose a ser utilizada ultrapassar 5ml, deve-se dividir a aplicação em duas áreas corporais diferentes); via de administração: intramuscular. Os efeitos adversos da imunoglobulina são raros; incluem febre, dor no local da aplicação e,excepcionalmente, reações alérgicas.

(3) Uso associado de imunoglobulina hiperimune à vacina está indicado se o paciente-fonte tiver alto risco para infecção pelo HBV, como: usuários de drogas injetáveis, pacientes em programas de diálise, contactantes domiciliares e sexuais de portadores de HBsAg positivo, homens que fazem sexo com homens, heterossexuais com vários parceiros e relações sexuais desprotegidas, história prévia de doenças sexualmente transmissíveis e pacientes provenientes de áreas geográficas de alta endemicidade para hepatite B ou provenientes de prisões e de instituições de atendimento a pacientes com deficiência mental.

(4) A dosagem de anti-HBs deve ser feita 1 a 2 meses após esquema vacinal.

(5) IGHAHB (2x) = 2 doses de imunoglobulina hiperimune anti-hepatite B com intervalo de 1 mês entre as doses. Esta opção deve ser indicada para aqueles que já fizeram 2 séries de 3 doses da vacina, mas não apresentaram resposta vacinal ou que apresentem alergia grave à vacina.

(6) 90% dos profissionais respondem à vacina. Não havendo soroconversão após a revacinação (6 doses, no total), não estão indicadas novas doses. Profissional de saúde não respondedor é aquele que apresenta um resultado de anti-HBs negativo dentro de 6 meses após a 3ª dose da revacinação. A razão mais frequente de não resposta é a infecção crônica pelo HBV (pesquisar anti-HBc + HBsAg, se ainda não foi feito).

b) Vírus da hepatite C

Não existe profilaxia pós-exposição eficaz (*Advisory Committee on Imunization Practices*/EUA; FDA). A sorologia para anti-HCV deve ser obtida do trabalhador exposto, imediatamente após o acidente e 6 e 9 meses após (parte dos infectados poderá desenvolver hepatite crônica e o tratamento poderá ser indicado).

A única medida eficaz para eliminação do risco de infecção pelo vírus da hepatite C é por meio da prevenção da ocorrência do acidente!

A incubação do HCV é de duas a 24 semanas (em média seis a sete semanas). Pode ocorrer alteração nas transaminases em torno de 15 dias e a positividade do RNA-VHC (detecção qualitativa do RNA do VHC por RT — transcrição reversa e PCR — reação em cadeia da polimerase) aparece entre oito e 21 dias.

Após exposição, os anticorpos anti-HCV podem ser detectados por ensaio imunoenzimático (EIA/ELISA) em 50 a 70% dos pacientes no início dos sintomas, aumentando para cerca de 90% após três meses.

Serão solicitados os seguintes testes sorológicos (para outros exames, ver o Protocolo III) do profissional acidentado (paciente-fonte com sorologia positiva ou desconhecida):

— anti-HCV (EIA/ELISA) no momento do acidente e 6 meses após;

— RNA-VHC qualitativo, em casos selecionados (como explicado, a positivação do anti-HCV pode ser tardia, e grande parte dos profissionais acidentados farão a eliminação espontânea do vírus até 70 dias após a exposição).

c) HIV

Inicialmente, no momento do acidente, será solicitada sorologia para HIV, desde que o paciente-fonte apresente sorologia positiva ou desconhecida (no entanto, não deixar de considerar a possibilidade de o paciente se encontrar no período de "janela imunológica", como já mencionado no Protocolo I). Outros exames serão realizados conforme descrito no Protocolo III, a seguir.

c.1. Determinação do risco

após exposição percutânea		após exposição cutaneomucosa
risco aumentado (>0,1%), se houver:	**risco mais alto (>0,3%), se houver:**	**risco aumentado (>0,1%), se houver:**
• um dispositivo visivelmente contaminado com o sangue do paciente, ou • um procedimento no qual a agulha foi diretamente usada em veia ou artéria, ou • um acidente com perfuração profunda	• uma das condições citadas à esquerda associada a sangue com altos títulos de HIV — presentes, por exemplo, em pacientes terminais	• grande área exposta, ou • grandes volumes de sangue, ou contato prolongado com área de lesão cutaneomucosa.

c.2. Avaliação da fonte da exposição para infecção pelo HIV

A avaliação inclui: testes anteriores para infecção pelo HIV, sintomas clínicos e história de possível exposição ao HIV. Se a fonte é sabidamente portadora do vírus, devem-se obter mais informações sobre o estágio da infecção, contagem de CD4+, resultados de carga viral e o uso atual e prévio de antirretrovirais. A análise conjunta desses dados indicará o melhor esquema profilático.

c.3. Prescrição de drogas antirretrovirais

As principais evidências da quimioprofilaxia pós-exposição ocupacional (PEP) dos medicamentos antirretrovirais na redução da transmissão do HIV estão baseadas em:

• Estudo caso-controle, multicêntrico, envolvendo profissionais de saúde que tiveram exposições percutâneas com sangue sabidamente infectado pelo HIV, no qual o uso do AZT foi associado a um efeito protetor de 81% (IC95% = 43 – 94%).

• Evidências com os protocolos de uso de antirretrovirais para prevenção da transmissão vertical do HIV sugerindo um efeito protetor com o uso dos medicamentos pós-exposição.

• Dados de experimentos em animais, principalmente, após as recentes melhorias na metodologia de inoculação viral.

A quimioprofilaxia pós-exposição ao HIV é complexa, por englobar tanto a falta de dados mais precisos sobre o risco relativo de diferentes tipos de exposição (por exemplo, risco de lesões superficiais *versus* profundas, agulhas com lúmen *versus* agulhas de sutura, exposição a sangue *versus* outro material biológico), quanto o risco de toxicidade dos medicamentos antirretrovirais.

A indicação ou não de PEP requer a avaliação do risco da exposição, o que inclui:

• a definição do tipo de material biológico envolvido;

• a gravidade e o tipo da exposição;

• a identificação ou não do paciente-fonte e de sua condição sorológica anti-HIV;

• as condições clínicas, imunológicas e laboratoriais do paciente-fonte identificado como infectado pelo HIV/aids.

Os critérios de gravidade na avaliação do risco do acidente são dependentes do volume de sangue e da quantidade de vírus presente. **Os acidentes mais graves são aqueles que envolvem**:

• **maior volume de sangue**, cujos marcadores são: lesões profundas provocadas por material perfurocortante, presença de sangue visível no instrumento, acidentes com agulhas previamente utilizadas na veia ou artéria do paciente-fonte e acidentes com agulhas de grosso calibre;

• **maior inóculo viral** representado por pacientes-fonte com infecção pelo HIV/aids em estágios avançados da doença ou com infecção aguda pelo HIV, situações que apresentam viremias elevadas. Estes são exemplos de marcadores para estimar os títulos virais no paciente-fonte para fins de quimioprofilaxia antirretroviral e não refletem todas as situações clínicas que podem ser observadas. Apesar de um alto título de HIV no paciente-fonte ser associado a um maior risco de transmissão, a possibilidade de transmissão de um paciente com baixa carga viral deve ser considerada nas exposições de alto risco (ver fluxograma a seguir).

A quimioprofilaxia deve ser recomendada aos profissionais de saúde que sofreram exposições com risco significativo de contaminação pelo HIV. Para exposições com menor risco, a quimioprofilaxia deve ser considerada na presença de altos títulos virais no paciente-fonte. A quimioprofilaxia pode não ser justificada naquelas situações com risco insignificante de contaminação, nas quais o risco de efeitos tóxicos dos medicamentos ultrapassa o risco de transmissão do HIV.

Quando indicada, a PEP deverá ser iniciada o mais rápido possível, idealmente, nas primeiras horas após o acidente. Estudos em animais sugerem que a quimioprofilaxia não é eficaz, quando iniciada 24 a 48 horas após a exposição. Recomenda-se que o prazo máximo, para início de PEP, seja de até 72h após o acidente. **A duração da quimioprofilaxia é de 28 dias.**

O fluxograma a seguir mostra as indicações da quimioprofilaxia:

PROFILAXIA ANTIRRETROVIRAL APÓS EXPOSIÇÃO OCUPACIONAL AO HIV

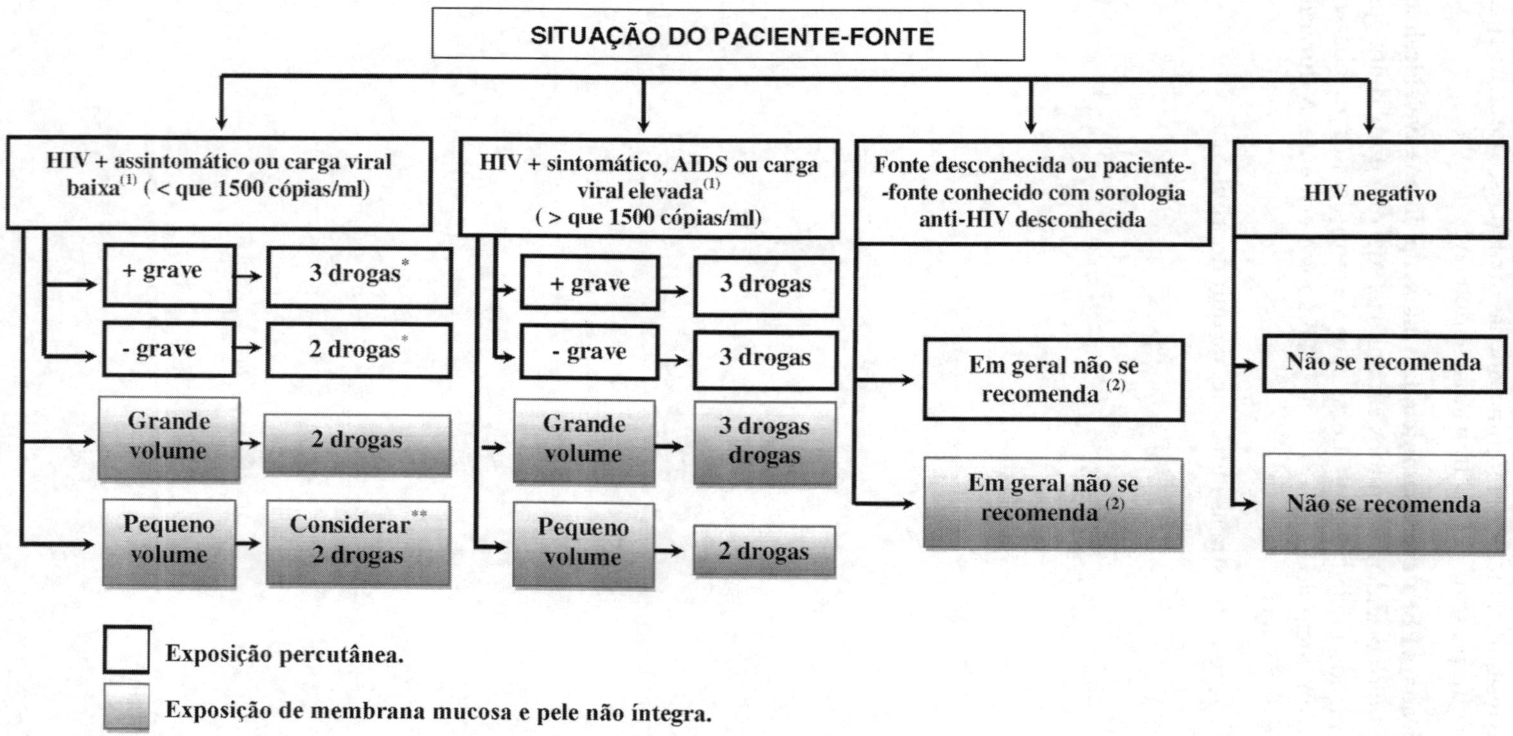

Fonte: Exposição a Materiais Biológicos. Ministério da Saúde, 2006.

+ GRAVE => agulhas com lúmen maior ou de grosso calibre, lesão profunda, sangue visível no dispositivo usado ou agulha usada recentemente em artéria ou veia do paciente.

– GRAVE => lesão superficial, agulha sem lúmen.

PEQUENO VOLUME => poucas gotas de material biológico de risco, curta duração.

GRANDE VOLUME => contato prolongado ou grande quantidade de material biológico de risco.

(1) Estudos em exposição sexual e transmissão vertical sugerem que indivíduos com carga viral < 1500 cópias/ml apresentam um risco muito reduzido de transmissão do HIV.

(2) Quando a condição sorológica do paciente-fonte é desconhecida, o uso de PEP deve ser decidido em função da possibilidade da transmissão do HIV, que depende da gravidade do acidente e da probabilidade de infecção pelo HIV desse paciente (locais com alta prevalência de indivíduos HIV+ ou história epidemiológica para HIV e outras DST). Quando indicada, a PEP deve ser iniciada e reavaliada a sua manutenção de acordo com o resultado da sorologia do paciente-fonte, se ela vier a ser conhecida.

* **2 drogas** = 2 inibidores da transcriptase reversa análogos de nucleosídeos (geralmente AZT+3TC). **3 drogas** = esquema de 2 drogas + inclusão de 1 IP (geralmente NFV ou IND/r)

** **Considerar** – indica que a PEP é opcional e deve ser baseada na análise individualizada da exposição e decisão entre o acidentado e o médico assistente.

Quando a sorologia do paciente-fonte é desconhecida, o uso de PEP deve ser decidido caso a caso. Mais uma vez, é preciso considerar o tipo de exposição e a probabilidade clínica e epidemiológica de infecção do paciente-fonte pelo HIV/aids. Se estas considerações indicarem a possibilidade de infecção pelo HIV/aids, recomenda-se o início da PEP com o esquema básico de 2 antirretrovirais ITRN, até que os resultados dos exames laboratoriais sejam conhecidos. Na dependência destes resultados, torna-se fundamental ter atenção à necessidade de alteração ou suspensão do esquema ARV.

O quadro a seguir explica a conduta nessa situação (sorologia desconhecida):

- Realizar teste anti-HIV do paciente-fonte após aconselhamento e autorização; utilizar testes rápidos quando o resultado da sorologia convencional não puder ser obtido logo após a exposição.
- Avaliar o tipo de exposição.
- Avaliar a probabilidade clínica e epidemiológica de o paciente-fonte ter infecção pelo HIV/aids.
- Se indicado, iniciar a PEP o mais precoce possível após a exposição.
- Reavaliar o profissional acidentado dentro de 72 horas após a exposição, principalmente se existe informação adicional sobre a exposição ou do paciente-fonte:
  => Manter a PEP por 4 semanas nos casos de evidência de infecção pelo HIV (teste anti-HIV positivo)
  => Interromper a PEP se o resultado do teste anti-HIV do paciente-fonte for negativo — a possibilidade de soroconversão recente ("janela imunológica") sem a presença de sintomas de infecção aguda pelo HIV é extremamente rara. Excepcionalmente, resultados falso-negativos devem ser considerados diante de dados clínicos e epidemiológicos do paciente-fonte sugestivos de infecção pelo HIV/aids.

Fonte: CDC, 2001.

Antirretrovirais – Atualmente, existem diferentes medicamentos antirretrovirais potencialmente úteis, embora nem todos indicados para PEP, com atuações em diferentes fases do ciclo de replicação viral do HIV, incluindo agentes que:

• Inibem o processo de transcrição reversa

GRUPO	ANTIRRETROVIRAL	SIGLA
Inibidores da transcriptase reversa análogos de nucleosídeos (ITRN)	abacavir	ABC
	didanosina	Ddl
	estavudina	D4T
	lamivudina	3TC
	zidovudina	AZT ou ZDV
Inibidores da transcriptase reversa não análogos de nucleosídeos (ITRNN)	efavirenz	EFZ
	nevirapina*	NVP
Inibidores de transcriptase reversa análogos de nucleotídeos	tenofovir	TDF

(1) A nevirapina é contraindicada como profilaxia antirretroviral por haver relatos de hepatotoxicidade grave (inclusive com casos de falência hepática necessitando de transplante) e Síndrome de Stevens-Johnson.

• Inibem a protease (IP)

ANTIRRETROVIRAL	SIGLA
amprenavir	AVP
atazanavir	ATZ
indinavir	IDV
lopinavir/ritonavir	LPV/r
nelfinavir	NFV
ritonavir	RTV
saquinavir	SQV

Os **esquemas preferenciais** estabelecidos pelo Ministério da Saúde são:

— **duplo:** 2 ITRN => AZT + 3TC – preferencialmente combinados em um mesmo comprimido

— **triplo:** 2 ITRN + 1 IP => AZT + 3TC + NFV **ou** AZT + 3TC + IDV/r

O efavirenz deve ser usado somente em situações excepcionais (exposição grave a paciente-fonte HIV+ com resistência potencial aos IP) após avaliação de especialistas no tratamento de infecção pelo HIV/aids. Existe **risco de teratogenicidade com EFV**; portanto, quando prescrito para mulheres férteis, deve-se descartar a possibilidade de gravidez.

O esquema padrão de AZT (zidovudina) associado à 3TC (lamivudina) está indicado para a maioria das exposições. O uso habitual de AZT + 3TC está relacionado:

• ao fato de esses medicamentos existirem combinados em uma mesma cápsula e permitirem melhor adesão pela facilidade do esquema posológico;

• ao efeito profilático da zidovudina descrito no estudo caso-controle em profissionais de saúde e no ACTG076 (prevenção da transmissão materno-fetal do HIV);

• ao fato de a lamivudina ser um dos inibidores de transcriptase reversa análogo de nucleosídeo (ITRN) com menor ocorrência de efeitos adversos.

Esquemas expandidos com acréscimo de um inibidor de protease (IP), preferencialmente o nelfinavir ou o indinavir/r, devem ser cogitados em situações de alto risco e quando houver possibilidade de resistência viral.

Portanto, temos:

QUIMIOPROFILAXIA BÁSICA = AZT + 3TC
Indicada em exposições com risco conhecido de transmissão pelo HIV
QUIMIOPROFILAXIA EXPANDIDA = AZT + 3TC + IP (nelfinavir ou indinavir/r)
Indicada em exposições com risco elevado de transmissão pelo HIV

As doses recomendadas dos antirretrovirais são as seguintes:

<table>
<tr><th>Nome genérico</th><th>Apresentação</th><th>Posologia</th><th>Meia-vida plasmática</th><th>Posologia na insuficiência renal ou hepática*</th><th>Interação com alimento</th></tr>
<tr><td rowspan="2">LAMIVUDINA (3TC)</td><td>Comprimido 150mg</td><td>150mg 2x/dia ou 300 mg 1x/dia <50kg: 2mg/kg 2x/dia</td><td>3-6 h</td><td rowspan="2">Clearance da creatinina
ml/min dose
10-50 150mg/dia
< 10 50mg/dia</td><td rowspan="2">Administrar com ou sem alimentos</td></tr>
<tr><td>Em associação: comprimido de AZT 300 mg +3TC 150 mg</td><td>1 cp 2x/dia</td><td></td></tr>
<tr><td rowspan="2">ZIDOVUDINA (AZT ou ZDV)</td><td>Cápsula 100mg</td><td>300mg 2x/dia, ou 200mg 3x/dia</td><td>1,1h</td><td rowspan="2">Clearance da creatinina
ml/min dose
10-50 300mg 2x/dia
< 10 300mg 1x/dia
Insuficiência hepática: 200mg 2x/dia</td><td rowspan="2">Administrar com ou sem alimentos</td></tr>
<tr><td>Em associação: comprimido de AZT 300 mg +3TC 150 mg</td><td>1 cp 2x/dia</td><td></td></tr>
<tr><td>EFAVIRENZ (EFV)</td><td>Cápsulas de 600 mg</td><td>600mg 1x/dia</td><td>40 – 55h</td><td>Não necessita de ajuste (dialisável)</td><td>Administrar com ou sem alimentos (evitar apenas refeições muito gordurosas)</td></tr>
</table>

(*) Experiência limitada. Mesmo quando não há indicação de ajuste de dose, recomenda-se uso cauteloso.

Nome genérico	Apresentação	Posologia	Meia-vida plasmática	Posologia na insuficiência renal ou hepática*	Interação com alimento
INDINAVIR (IDV)	Cápsula 400mg	IDV 800mg + RTV 100-200 mg 2x/dia **ou** IDV 800 mg 3x/dia	1,5 – 2h	Insuficiência renal: não necessita de ajuste Insuficiência hepática: 600 mg 3x/dia (não associar ao RTV)	Administrar ≥ 1 hora antes ou ≥ 2 horas após alimentação. Alternativamente, o IDV pode ser administrado com alimentos de baixo teor de gordura/ proteína. Associado ao RTV: administrar com ou sem alimento.
NELFINAVIR (NFV)	Comprimido 250mg	1250mg 2x/dia ou 750mg 3x/dia	3,5 – 5h	Não necessita de ajuste (não dialisável)	Administrar com alimentos.
RITONAVIR (RTV)	Cápsula 100mg	Associado c/ indinavir: vide acima; RTV isolado (uso raro): 600mg 2x/dia: iniciar com dose de 300mg 2x/dia e 100mg 2x/dia, a cada 3 ou 4 dias, até atingir 600 mg, no máximo, em 14 dias.	3 – 5h	Insuficiência renal: não necessita de ajuste (não dialisável) Insuficiência hepática: evitar uso	Administrar, preferencialmente, com alimento para melhorar a tolerância.

(*) Experiência limitada. Mesmo quando não há indicação de ajuste de dose, recomenda-se uso cauteloso.

Resumo

— **quimioprofilaxia básica = AZT + 3TC,** 1 comprimido de 12/12 horas

— **quimioprofilaxia expandida = AZT + 3TC,** 1 comprimido de 12/12 horas, **+ nelfinavir**, 5 comprimidos de 12/12 horas **ou AZT + 3TC,** 1 comprimido de 12/12 horas, **+ indinavir**, 2 cápsulas de 12/12 horas, **+ ritonavir**, 1 cápsula de 12/12 horas

Esquema para exposição a cepas virais resistentes — O objetivo da quimioprofilaxia com os atuais esquemas combinados de antirretrovirais (2 ou 3 medicamentos) inclui não somente aspectos relacionados com a maior potência antirretroviral, mas também a uma maior cobertura contra vírus resistentes, já que um número cada vez maior de pacientes faz uso de antirretrovirais e a transmissão de vírus resistentes já foi demonstrada em diferentes situações. Não existe, entretanto, nenhum dado que demonstre que a combinação de drogas seja mais eficaz para profilaxia do que a zidovudina (ou outros agentes) de forma isolada.

Para a escolha do esquema profilático em exposições envolvendo pacientes-fonte infectados pelo HIV/aids, deve-se avaliar a história prévia e atual de uso dos antirretrovirais e os parâmetros que possam sugerir a presença de vírus resistentes como o tratamento antirretroviral prolongado e a ocorrência, durante o tratamento, de progressão clínica, aumento de RNA viral, queda dos níveis de linfócitos CD4+ e falta de resposta na troca do esquema medicamentoso.

Medicamentos antirretrovirais diferentes do esquema padrão podem estar indicados quando há suspeita de exposição a cepas virais resistentes. Nesses casos, uma avaliação criteriosa deve ser feita por médicos especialistas na área de infecção pelo HIV/aids (Quadro 1). Se a resistência provavelmente afeta toda uma classe de antirretrovirais, é prudente incluir uma droga de uma outra classe. Ressalta-se que **a falta de um especialista, no momento imediato do atendimento pós-exposição, não é razão suficiente para retardar o início da quimioprofilaxia**. Nestes casos, recomenda-se o uso dos esquemas habituais (como AZT + 3TC + IP) até que o profissional acidentado seja reavaliado quanto à adequação da PEP, iniciada dentro do prazo ideal de até 72h após a exposição.

Na dúvida sobre o tipo de acidente, é melhor começar a profilaxia e posteriormente reavaliar a manutenção ou mudança do tratamento.

O uso de testes de resistência no paciente-fonte, no momento do acidente, não é factível, já que os resultados não estariam disponíveis em tempo hábil (usualmente uma a duas semanas são necessárias para obtê-los) para auxiliar a escolha da PEP mais adequada. Além disso, nessas situações não se sabe se a modificação do esquema é necessária ou ainda se irá influenciar o desfecho da exposição ocupacional. Eventualmente, quando há um teste de resistência recente, esta informação poderá ser utilizada para escolha da profilaxia a ser oferecida ao profissional acidentado.

A falha da PEP em prevenir a contaminação pelo HIV já foi descrita na literatura em pelo menos 21 circunstâncias . Em 16 casos, o AZT havia sido usado isoladamente; em 2 envolveu o uso de AZT com ddI e, em 3 casos, mais de três antirretrovirais foram utilizados. O uso de antirretrovirais pelo paciente-fonte antes da exposição foi descrito em 13 casos. Testes de resistência aos antirretrovirais foram realizados em 7 casos e em 4 o vírus transmitido apresentava sensibilidade diminuída ao AZT e/ou outras drogas usadas na PEP.

Condições clínicas do trabalhador acidentado — Na escolha da PEP, informações sobre condições subjacentes (como, por exemplo, hepatopatias, nefropatias, gestação, amamentação) devem ser investigadas na anamnese do profissional acidentado. A possibilidade de interações medicamentosas da profilaxia com outras drogas (por exemplo anticonvulsivantes), de que o profissional faça uso regular, também deve ser sempre avaliada.

Em profissionais de saúde do sexo feminino em idade fértil, o risco de gravidez deve ser indagado, sendo recomendável a realização de testes de gravidez sempre que houver dúvida. Nos casos excepcionais de uso do EFV, o **uso de testes de gravidez** é obrigatório se houver possibilidade de gestação.

Para as profissionais que estão fazendo uso de anticoncepcionais orais, é importante observar que existe a possibilidade de interação desses com os inibidores de protease (o médico, ao prescrever, deve consultar a literatura a respeito).

O início de PEP em profissionais de saúde grávidas deverá ser decidido em conjunto com a profissional acidentada e com o médico assistente do pré-natal após avaliação dos riscos, benefícios e informações sobre a segurança para o feto. **A gravidez, entretanto, não deve ser motivo isolado para deixar de se oferecer a melhor profilaxia diante da exposição.** Contudo, **nos casos de gravidez algumas drogas devem ser evitadas,** como o efavirenz pela ocorrência de efeitos teratogênicos demonstrados em primatas. Casos recentes de acidose láctica (inclusive fatais) foram relatados em mulheres grávidas tratadas durante a gestação com d4T + ddI. Assim, estas drogas não devem ser utilizadas em mulheres grávidas. Deve-se ter cautela com o uso do indinavir pela ocorrência frequente de intolerância gastrintestinal, nefrolitíase e hiperbilirrubinemia.

Profissionais que estiverem amamentando deverão ser orientadas a suspender o aleitamento durante a quimioprofilaxia antirretroviral, pela possibilidade de exposição da criança às drogas (passagem pelo leite materno) e também para evitar o risco de transmissão secundária do HIV.

c.4. Acompanhamento clínico

Incluirá, entre outros, os seguintes procedimentos:

- quando instituída a prescrição de antirretrovirais, mantê-los por 4 semanas;
- detecção de toxicidade das drogas;
- realização de sorologia 6 semanas, 6 semanas e 6 meses após o acidente (a sorologia no momento do acidente já terá sido realizada).

O profissional de saúde deverá ser acompanhado pelo período de 6 meses após os acidentes com material infectado pelo HIV e em acidentes com paciente-fonte desconhecido.

Em exposições com paciente-fonte anti-HIV negativo, o acompanhamento do profissional acidentado somente estará indicado caso haja possibilidade de exposição do paciente-fonte ao HIV nos últimos 3 a 6 meses (possibilidade de "janela imunológica").

Deverá ser realizada avaliação clínica com o objetivo de detectar sinais e sintomas de infecção aguda pelo HIV, que, usualmente, ocorrem de 3 a 4 semanas após a contaminação e incluem febre, adenopatias, faringite e erupção cutânea máculo-papular-eritematosa (síndrome de mononucleose-símile). Essa sintomatologia está presente em cerca de 80% dos profissionais que soroconvertem.

Em acidentes em que a quimioprofilaxia antirretroviral foi iniciada, o acompanhamento clínico deverá ser realizado semanalmente para avaliação de sinais de intolerância medicamentosa. Além disso, exames laboratoriais (hemograma completo, transaminases, provas de função renal) deverão ser realizados para avaliação de efeitos adversos. Esses exames deverão ser colhidos no momento do acidente e, para o seguimento, na segunda semana da quimioprofilaxia.

Os efeitos colaterais da utilização das medicações antirretrovirais são frequentes, mas usualmente leves e transitórios. Mesmo os efeitos colaterais mais graves, geralmente se resolvem com a suspensão das medicações. Na presença de intolerância medicamentosa, o profissional deve ser reavaliado para adequação do esquema terapêutico. Na maioria das vezes, não é necessária a interrupção da profilaxia, podendo ser necessária a utilização de medicações sintomáticas (como antieméticos ou antidiarreicos). Nessa reavaliação, esquemas alternativos de antirretrovirais podem ser necessários e deverão ser discutidos na tentativa de se manter a quimioprofilaxia durante as 4 semanas.

O profissional de saúde deve ser orientado para respeitar rigorosamente as doses, os intervalos de uso e a duração do tratamento. Com o objetivo de avaliar a adesão, o fornecimento dos medicamentos antirretrovirais deve ser, preferencialmente, a cada 7 dias.

O acompanhamento sorológico anti-HIV (ELISA) deverá ser realizado no momento do acidente, sendo repetido após 6 semanas e 3 e 6 meses (ver Protocolo III, a seguir). A realização de teste anti-HIV deverá ser feita após aconselhamento pré e pós-teste, devendo ser garantido ao profissional a confidencialidade dos resultados dos exames. A coleta para o teste anti-HIV, no momento do acidente, é importante para posterior caracterização de infecção pelo HIV em decorrência do acidente profissional. Um profissional de saúde com teste anti-HIV reativo, no momento do acidente, deverá ser esclarecido que este resultado não se deve ao acidente e encaminhado para acompanhamento médico específico.

O profissional deve ser acompanhado por um ano, especialmente, nas seguintes condições: sintomas de possível infecção aguda pelo HIV durante os primeiros 6 meses de acompanhamento após o acidente, uma história clínica prévia sugerindo uma deficiência de resposta imune e a exposição ocupacional simultânea ao vírus da hepatite C.

O profissional de saúde deverá ser orientado durante o período de acompanhamento para adotar medidas para prevenir a transmissão sexual (utilizando preservativos) e através de sangue, e para evitar a doação de sangue/órgãos, gravidez e aleitamento materno.

Nas situações de exposição ao HIV a seguir, recomenda-se obter a opinião de um especialista:

- Retardo na notificação e atendimento da exposição no intervalo de tempo no qual o benefício da PEP é indeterminado (após 24 a 36 horas).
- Fonte desconhecida (p. ex., agulha em lixo comum, lavanderia, coletor de material perfurocortante): a decisão de se instituir ou não a PEP deverá ser individualizada, considerando-se sempre a gravidade da exposição e probabilidade epidemiológica de exposição ao HIV.

• Gestação ou suspeita de gravidez no profissional de saúde exposto; no entanto, como já dito, a gravidez não deve ser motivo isolado para deixar de se oferecer a melhor profilaxia diante de uma exposição.

• Resistência do vírus do paciente-fonte aos antirretrovirais – pontos a considerar:

— influência desconhecida sobre o risco de transmissão viral;

— se houver resistência a uma ou mais drogas da PEP básica ou expandida, escolher um esquema de drogas às quais o vírus do paciente-fonte seja provavelmente sensível;

— testes de resistência do vírus do paciente-fonte no momento da exposição não são recomendados.

• Toxicidade ao esquema inicial de PEP – pontos a considerar:

— efeitos adversos como náuseas e diarreia são comuns;

— efeitos adversos geralmente podem ser resolvidos sem alteração do esquema antirretroviral com o uso de sintomáticos como antieméticos e antidiarreicos;

— modificação dos intervalos dos medicamentos e doses menores e mais frequentes, de acordo com a posologia indicada, em alguns casos podem aliviar os sintomas.

Protocolo III

Acompanhamento laboratorial do profissional de saúde após exposição ocupacional a materiais biológicos

Ficará a cargo do médico coordenador que, se julgar conveniente, solicitará o apoio de um colega infectologista.

Situação clínica	Momento do acidente*	2ª semana*	Entre a 4ª e a 6ª semana	3 meses	6 meses	12 meses
uso de QP básica para HIV	hemograma completo transaminases ureia e creatinina séricas	hemograma completo transaminases ureia e creatinina séricas	–	–	–	–
uso de QP expandida para HIV	hemograma completo transaminases ureia e creatinina séricas glicemia	hemograma completo transaminases ureia e creatinina séricas glicemia	–	–	–	–
acompanhamento para HIV	anti-HIV (EIA/ELISA)	–	anti-HIV (EIA/ELISA)	anti-HIV (EIA/ELISA)	anti-HIV (EIA/ELISA)	anti-HIV (EIA/ELISA) eventualmente
acompanhamento para HBV	vacinados: anti-HBs[1]; não vacinados: anti-HBs, anti-HBc total e HbsAg	–	–	–	vacinados susceptíveis: anti-HBs; não vacinados: anti-HBs, anti-HBc total e HbsAg	
acompanhamento para HCV	anti-HCV (EIA/ELISA)[2]; ALT/TGP	–	ALT/TGP	anti-HCV (EIA/ELISA	anti-HCV (EIA/ELISA); ALT/TGP	anti-HCV (EIA/ELISA) eventualmente

(*) Também poderão ser solicitados, quando a quimioprofilaxia para HIV foi instituída, bilirrubinas e, se em uso de indinavir, exame rotineiro de urina.

(1) A pesquisa de anti-HBs para avaliação de resposta vacinal não pode ser considerada se foi utilizada a IGHAHB nos 3 a 6 meses prévios.

(2) Realizar exames confirmatórios (RIBA, PCR) para hepatite C nos casos de exames imunoenzimáticos (EIA/ELISA) positivos.

4. Medidas para descontaminação do local de trabalho

4.1. Definições

Descontaminação — É o processo que consiste na remoção de um contaminante de um objeto ou região para torná-los seguros para o contato de pessoas não protegidas, tornando os agentes biológicos inócuos. A descontaminação inclui *limpeza* e *desinfecção.*

Limpeza — É o conjunto de ações para a remoção de sujeiras e detritos, com a finalidade de manter em estado de asseio as áreas de superfícies.

Desinfecção — É o processo de eliminação ou destruição de microrganismos na forma vegetativa, independentemente de serem patogênicos ou não, presentes nos artigos e objetos inanimados; pode ser de baixo, médio ou alto nível e feita através do uso de agentes físicos ou químicos.

4.2 Derramamento de material biológico em pisos e superfícies

As medidas são as seguintes:

- Notificar imediatamente trabalhadores, se houver no local, para que não cheguem na área onde houve derramamento.
- Verificar se suas próprias vestimentas foram contaminadas com o material; se isso ocorreu, as medidas de descontaminação da roupa devem ser tomadas.
- Lavar as mãos e calçar luvas.
- Identificar a área que necessita de descontaminação.
- Preparar os sacos para descarte de material contaminado.
- Mover-se lenta e cuidadosamente durante o tratamento da área com o descontaminante próprio (hipoclorito a 2%) para evitar a formação de aerossóis.
- Retirar o material derramado com papel ou pano absorvente; a seguir, aplicar o desinfetante; finalmente, fazer a limpeza com água e sabão em toda a superfície, da área mais limpa para a contaminada.
- Pôr o material absorvente nos sacos para descarte e os perfurocortantes nas caixas rígidas.
- Remover as luvas cuidadosamente e descartá-las juntamente com o material contaminado.
- Lavar as mãos com água e sabão e solução antisséptica.
- Registrar o ocorrido no livro de relatório do setor.

5. Relação dos estabelecimentos de saúde que podem prestar assistência aos trabalhadores

O estabelecimento será este próprio hospital.

6. Formas de remoção para atendimento dos trabalhadores

Não haverá necessidade de remoção.

7. Relação dos estabelecimentos de assistência à saúde depositários de imunoglobulinas, vacinas, medicamentos necessários, materiais e insumos necessários

São os seguintes: ...

Documento VII

Protocolo para contato com pacientes com tuberculose

1. Introdução

O risco de infecção tuberculosa em profissionais de saúde depende de alguns fatores, entre os quais:

— o setor de trabalho;

— o tempo de exposição;

— procedimentos médicos e de enfermagem (alguns procedimentos oferecem risco mais elevado, como explicado adiante).

A transmissão para os trabalhadores da área de saúde se faz por via respiratória, pela inalação de aerossóis produzidos pela tosse, fala ou espirro de um doente com tuberculose. Quanto maior a intensidade da tosse e a concentração de bacilos no ambiente e quanto menor a ventilação do mesmo ambiente, maior será a probabilidade de infectar os circunstantes.

Cerca de 90% dos casos de tuberculose são da forma pulmonar e, destes, 60% são bacilíferos. E são os pacientes bacilíferos a principal fonte de disseminação da enfermidade.

O adoecimento dependerá da capacidade imunológica da pessoa. Portanto, profissionais soropositivos para HIV ou portadores de outras imunodeficiências estarão sujeitos a um risco maior e não deverão prestar assistência a pacientes com tuberculose (e também com aids).

Os principais fatores de risco para a transmissão de tuberculose para profissionais de saúde são os seguintes:

— falta de diagnóstico precoce;

— atraso no início do tratamento;

— ambientes de trabalho com ventilação insuficiente ou circulação inadequada do ar;

— pacientes com tuberculose multirresistente;

— falta de isolamento e de outras medidas adequadas de proteção;

— determinados procedimentos, como broncoscopia, indução de tosse, profilaxia inalatória com pentamidina, entubação e irrigação de abscessos.

2. Medidas de controle da transmissão

Compreendem três categorias:

— administrativas;

— de controle ambiental (ou de engenharia);

— proteção respiratória individual.

É comum que sejam negligenciadas nos serviços de saúde. Também comum é o fato de se dar prioridade à proteção individual, deixando de lado as demais medidas, bem mais eficazes.

As descrições a seguir tiveram como fonte o *Manual de Recomendações para o Controle da Tuberculose no Brasil*, publicado pelo Programa Nacional de Controle da Tuberculose do Ministério da Saúde, citado na bibliografia.

As **medidas administrativas** isoladamente são as mais efetivas na prevenção da transmissão da tuberculose. São as seguintes:

- Agilidade no atendimento e na identificação dos sintomáticos respiratórios. A triagem deve ser feita na chegada do paciente, inquirindo-o sobre a presença e duração de tosse. Quando caracterizado como sintomático respiratório, oferecer ao paciente máscara cirúrgica comum, orientando-o sobre a necessidade de seu uso.
- Procurar manter os pacientes sintomáticos respiratórios pelo tempo mínimo possível no pronto atendimento, liberando-o ou internando-o, conforme indicado, rapidamente.
- Fluxo especial de atendimento dos sintomáticos respiratórios para realização precoce de exames (baciloscopia do escarro, exames radiológicos e outros).
- Isolamento respiratório dos suspeitos de tuberculose pulmonar (o hospital deve ter protocolo acerca do assunto).
- Permitir o acesso a laboratórios, quartos de isolamento respiratório e locais onde se realizam procedimentos formadores de aerossóis somente dos trabalhadores responsáveis.
- Reduzir o número de pacientes nas salas de espera (por meio de consulta com hora marcada ou escalonadas).
- Evitar atendimentos de pacientes sob suspeita de tuberculose em salas contíguas com outros pacientes portadores de imunossupressão, crianças com menos de cinco anos de idade ou idosos com mais de 60 anos de idade, ou estabelecer horários diferentes de atendimento.

As **medidas de controle ambiental** incluem adaptação de mobiliário e dos espaços de atendimento, com eventuais reformas ou construção de espaços adequados. Elas incluem:

- Fazer com que o ambiente de permanência de pacientes sintomáticos respiratórios fique o mais ventilado possível.
- Posicionar exaustores ou ventiladores de forma que o ar dos ambientes potencialmente contaminados se dirija ao exterior e não aos demais cômodos do serviço.
- Designar local adequado para coleta de escarro, de preferência em área externa do serviço de saúde, porém mantendo a privacidade do paciente. Não utilizar cômodos fechados, como banheiros.
- Providenciar e identificar ambiente apropriado para coleta de exame de escarro induzido.
- Manter locais de isolamento respiratório em número suficiente para atender a demanda. Esses locais devem dispor de renovação do ar de pelo menos seis vezes por hora e pressão negativa em relação aos ambientes contíguos. Em geral, a pressão negativa pode ser obtida apenas com exaustores. A descarga do ar exaurido deve ser direcionada para o exterior da unidade, para locais afastados de outros pacientes, dos profissionais de saúde e de sistemas de captação de ar. Para isso, se necessário, o exaustor pode ser conectado a um duto, para que a descarga de ar se faça a, pelo menos, sete metros de tais locais. Caso não seja viável este direcionamento, uma alternativa é a utilização de filtros de alta eficiência para ar particulado (filtros HEPA[33] — *High Efficiency Particulate Air*), que retêm os bacilos suspensos no ar.
- Em laboratórios onde se realiza apenas a baciloscopia do escarro, não é imprescindível que a manipulação dos materiais clínicos seja realizada em cabines (fluxos laminares), pois o risco de transmissão do *M. tuberculosis* é baixo. Onde forem realizadas baciloscopia e cultura para micobactérias, o escarro e os demais materiais biológicos devem ser manipulados em cabines de segurança biológica, de padrão mínimo Classe II.

As **medidas de proteção individual** incluem:

- O uso de respiradores tipo PFF2 (padrão brasileiro) ou N95 (padrão norte-americano). Devem ser identificados os locais onde é necessário usá-los. Não têm um prazo limitado de uso, podendo ser utilizados por um longo período pelo mesmo profissional desde que se mantenham íntegros, secos e limpos.
- Devem ser obrigatoriamente utilizados pelos profissionais de saúde:

— em ambulatórios onde é baixa a renovação do ar no atendimento[34] a pacientes referenciados bacilíferos ou potencialmente bacilíferos;

---

(33) São considerados HEPA os filtros que conseguem remover 99,97% das partículas em suspensão com diâmetro ≥ 0,3 μm (as partículas infectantes têm diâmetro entre 1 e 5 μm). São de alto custo.

(34) Desnecessário o uso quando o atendimento de pacientes bacilíferos for esporádico.

— nos quartos ou enfermarias de isolamento com pacientes com tuberculose pulmonar confirmada ou suspeita (pôr antes de entrar e retirar após a saída);

— durante a realização de procedimentos indutores de tosse e geradores de aerossóis (salas de broncoscopia, inalação com pentamidina, salas de indução de escarro);

— no transporte de doentes bacilíferos ou suspeitos de tuberculose pulmonar em ambulâncias (os pacientes devem utilizar máscaras cirúrgicas comuns).

• Naturalmente, é necessário orientar os profissionais de saúde acerca de como ajustá-los ao rosto e dos cuidados na sua conservação e guarda (em locais limpos e secos, evitando-se o armazenamento em sacos de plástico após o uso, pois podem reter a umidade).

• As máscaras cirúrgicas não oferecem proteção adequada aos profissionais de saúde quanto à inalação de partículas infectantes. Elas são indicadas para os pacientes de tuberculose, suspeitos ou diagnosticados, nas situações em que se deseja diminuir a formação de gotículas e a velocidade do ar expirado, servindo como barreira e anteparo contra sua disseminação no ar ambiente.

3. Investigação da infecção tuberculosa em profissionais de saúde

3.1. Investigação clínica

A busca ativa é a estratégia mais efetiva para reduzir custos e aumentar a detecção de casos entre os profissionais de saúde expostos ao *Mycobacterium tuberculosis.* Ela será realizada utilizando-se o questionário já mostrado (Documento complementar V).

Conforme já explicado, a radiografia de tórax não será feita rotineiramente nos exames periódicos. Ficará reservada para os sintomáticos respiratórios e aqueles que apresentarem infecção latente, como definido a seguir, independentemente da presença de sintomas.

Naturalmente, durante a investigação clínica o médico coordenador solicitará, quando necessário, outros exames — entre eles, pesquisa de BAAR no escarro e cultura.

3.2. Investigação de infecção latente

Para investigar a infecção latente, será realizada a prova tuberculínica (PPD Rt-23 2 UT, que corresponde a 5 UI do que é empregado em outros países), nos exames admissional e periódico, conforme explicado neste PCMSO.

Aplica-se o PPD por via intradérmica, no terço médio da face anterior do antebraço esquerdo, na dose de 0,1ml. A técnica de aplicação e o material utilizado são padronizados pela OMS (Organização Mundial de Saúde).

Deve ser conservado em temperatura entre 4ºC e 8ºC, não devendo ser congelado ou exposto à luz solar direta.

A leitura da prova tuberculínica é realizada 72 a 96 horas após a aplicação, medindo--se, com régua milimetrada, o maior diâmetro transverso da área de endurecimento palpável. O resultado, registrado em milímetros, classifica-se como:

- 0 a 4mm: não reator — indivíduo não infectado pelo *Mycobacterium tuberculosis* ou com hipersensibilidade reduzida;
- 5 a 9mm: reator fraco — indivíduo vacinado com BCG ou infectado pelo *Mycobacterium tuberculosis* ou por outras micobactérias;
- 10mm ou mais: reator forte — indivíduo infectado pelo *Mycobacterium tuberculosis*, que pode estar doente ou não, e indivíduos vacinados com BCG nos últimos dois anos.

Algumas circunstâncias podem interferir no resultado das provas tuberculínicas:

- doenças imunodepressoras (aids, neoplasia e outras);
- sarcoidose;
- situações com imunodepressão transitória;
- vacinação com vírus vivos;
- gravidez;
- tratamentos com corticosteroides e outras drogas imunodepressoras;
- idade acima de 65 anos.

Nos indivíduos vacinados com BCG, sobretudo nos imunizados há até dois anos, a prova tuberculínica deve ser interpretada com cautela, pois, em geral, apresenta reações de tamanho médio, embora possa alcançar 10mm ou mais segundo a vacina utilizada.

Feita a prova, a conduta irá variar de acordo com o resultado:

- < 10 mm:

— repeti-la em 1 a 3 semanas para avaliação do efeito *booster*;

— diante de efeito *booster*[35] positivo (10 ou mais mm): não mais repetir o exame;

— se persistir o resultado < 10mm: repetir a prova tuberculínica a cada 12 meses quando o profissional de saúde atuar em locais de elevado risco de transmissão de tuberculose (isto é, a prova não deve ser feita indiscriminadamente para todo profissional de saúde);

— na última situação descrita, quando ocorrer conversão da prova (viragem tuberculínica), caracterizada por incremento de 10 mm em relação ao valor encontrado no último exame realizado, o médico coordenador deverá primeiramente avaliar o trabalhador e solicitar os exames adequados para detecção de tuberculose em

(35) O efeito *booster* é a reativação da resposta tuberculínica pelas células de memória. Está presente em cerca de 6% dos profissionais de saúde. Não está indicado nenhum tratamento diante dessa situação.

atividade. Se detectada, o tratamento será instituído; não se confirmando a doença, considerar como infecção latente pelo *Mycobacterium tuberculosis* e indicar a quimioprofilaxia (II Consenso Brasileiro de Tuberculose – 2004).

• > 10 mm: afastar doença ativa; não será mais necessário repetir a prova.

Documento VIII
Exposição ocupacional ao meningococo

Primeiramente, é preciso evitar a exposição à bactéria. Assim, em casos suspeitos ou confirmados de doença meningocócica — meningite e/ou sepse —, os profissionais de saúde devem adotar as precauções-padrão e para gotículas[36].

Quando o profissional tiver contato íntimo, não protegido (sem uso de máscara cirúrgica), com exposição a secreções respiratórias do doente, durante procedimentos como respiração boca a boca, entubação traqueal e aspiração de secreções respiratórias, estará indicada a quimioprofilaxia antibiótica, a ser feita sempre com critério e de modo individualizado. Se o atendimento se fizer sob circunstâncias adequadas — e assim deveria ser sempre —, tal exposição não ocorrerá, dispensando, naturalmente, o uso de quimioprofilaxia. Esta também será desnecessária caso o contato seja com paciente sob antibioticoterapia adequada para a infecção há mais de 24 horas.

Se indicada a quimioprofilaxia, o médico coordenador do PCMSO prescreverá para o profissional exposto o antibiótico rifampicina, na dose de 600 mg, via oral, a cada 12 horas, durante 2 dias (total de 4 doses). Como alternativas à rifampicina[37], podem ser prescritas ciprofloxacina — 500 mg, via oral, em dose única — ou ceftriaxona — 250 mg, por via intramuscular em dose única.

Documento IX
Exposição ocupacional ao vírus da varicela-zóster

Primeiramente, é preciso evitar a exposição ao vírus. Para tanto, os profissionais de saúde não imunes[38] devem adotar as precauções-padrão, de contato e para gotículas e aerossóis[39]. Em condições ideais, porém, os pacientes com varicela ou herpes zóster disseminado[40] devem ser assistidos somente por profissionais imunes.

Após a alta do paciente, para proceder à limpeza e para a liberação do quarto do isolamento respiratório, aguardar pelo menos 1 hora (manter o quarto com filtro

(36) Descritas na planilha 5 do capítulo "PPRA: desenvolvimento – proposta de um modelo".

(37) A rifampicina é o antibiótico de escolha, pois é capaz de eliminar o estado de portador em um percentual mais elevado de pessoas e de erradicar o meningococo da orofaringe por até 4 semanas (os demais antibióticos, por até 2 semanas).

(38) Os profissionais considerados imunes (história clínica de doença prévia, vacinados ou com sorologia positiva para varicela) não precisam adotar tais precauções.

(39) Descritas na planilha 5 do capítulo "PPRA: desenvolvimento – proposta de um modelo".

(40) A disseminação se caracteriza pela presença de vinte ou mais lesões.

HEPA ligado, com portas e janelas fechadas). Para o quarto sem filtro HEPA, aguardar pelo menos 2 horas, mantendo as portas fechadas e as janelas abertas.

Para o profissional não imune e que teve exposição de risco[41], está indicado administrar:

- vacina: proceder à vacinação de imediato ou no máximo até em 3 dias (há referências que até em 5 dias ainda haverá proteção), desde que não contraindicada (ver o documento "Programa de Vacinação", anexo a este PCMSO);
- imunoglobulina hiperimune antivaricela-zóster (VZIG), na dose de 1 ampola (125 unidades) para cada 10 kg (dose máxima de 625 unidades), em dose única, por via intramuscular.

A VZIG deve ser administrada num prazo máximo de 96 horas. Deve ser conservada sob temperatura de 4 a 8ºC.

Num prazo máximo de 48 horas (ou até de 96 horas, embora não seja o ideal), se for possível verificar se o profissional exposto, apesar de ter sido considerado suscetível[42], apresenta sorologia positiva para varicela, indicando na verdade que ele é imune, não será administrada a VZIG.

Documento X
Programa de Vacinação

1. Vacinações obrigatórias

Para o âmbito deste PCMSO, são obrigatórias as seguintes vacinas: contra hepatite B, vacina dupla tipo adulto (dT — contra difteria e tétano) e ...[43]

2. Outras vacinações indicadas

O trabalhador receberá um informativo sobre outras vacinas que possam estar indicadas para ele.

3. Vantagens das vacinas

As vacinas representam inúmeras vantagens:

— Proteção contra várias doenças infecciosas — que representam 40% da nosologia no Brasil —, muitas graves e relevantes para a saúde pública.

(41) Exposição de risco é definida quando houve contato com paciente-fonte face a face por mais de 5 minutos (exposição a gotículas) ou permanência por mais de 1 hora no mesmo ambiente ou ambiente contíguo com a mesma ventilação do paciente-fonte (exposição a aerossóis).

(42) Muitas pessoas com passado negativo para varicela são imunes.

(43) As seguintes vacinas são *especialmente* indicadas para o profissional de saúde: tríplice viral (contra sarampo, caxumba e rubéola), contra hepatites A e B, vacina tríplice acelular (dTpa – contra difteria, tétano e coqueluche), contra varicela e anti-influenza. Cabe ao médico do trabalho definir quais contemplará no PCMSO; pelo menos duas, porém, são obrigatórias de acordo com a NR-32: contra hepatite B e contra tétano e difteria (vacina dupla).

— A proteção não é apenas individual — é preciso lembrar que muitos profissionais de saúde não receberam determinadas vacinas, que não existiam quando eram crianças —, mas também coletiva, pois, havendo menos casos de determinada doença, diminui a transmissão para outras pessoas, entre elas colegas de trabalho e pacientes.

— Redução dos óbitos por infecção no Brasil: a mortalidade proporcional por doenças infecciosas e parasitárias caiu — naturalmente também devido a outros fatores além das vacinas, mas estas tiveram uma contribuição relevante — de 45,7%, em 1930, para 6,0%, em 1990.

— Redução da prevalência de várias doenças imunopreveníveis, como, entre outras, difteria — 640 casos em 1990 e apenas 9 em 2008; coqueluche — 45 mil casos em 1980, 3.036 em 1997 e 1.184 em 2003; tétano neonatal — 291 casos em 1990 e 35 em 2002; rubéola — quase 33 mil casos em 1997 e 1.631 em 2006; sarampo — quase 776 mil casos entre 1980 e 1995 no país, com redução drástica, a partir de 1992, devido a vacinação intensificada (embora tenha havido uma epidemia, com mais de 50 mil casos, em 1997, nova intensificação e uma expansão da população-alvo a ser vacinada interromperam a transmissão autóctone a partir de 2001).

— Erradicação de algumas doenças: a varíola está erradicada em todo o mundo desde 1977; a poliomielite também está em processo de erradicação (o último caso autóctone nas Américas ocorreu no Peru, em 1991; o último no Brasil foi em 1989).

— Redução de gastos com tratamentos.

— Redução do absenteísmo nas escolas e no trabalho.

4. Por que vacinar os profissionais de saúde?

Várias razões podem ser enumeradas:

— As vantagens proporcionadas pelas vacinas, conforme visto acima.

— A exposição do profissional a determinados agentes é mais frequente.

— A vacinação evita a transmissão de determinadas doenças para pacientes e colegas de trabalho.

— Em caso de contato com pacientes de risco, há maior possibilidade de transmissão para o profissional, devido a cuidados intensivos e/ou mais frequentes durante o tratamento, e de transmissão do profissional para um paciente já extremamente debilitado.

— A transmissão no ambiente ocupacional está bem documentada para algumas doenças.

— Vem ocorrendo alteração no perfil epidemiológico de algumas doenças imunopreveníveis, com incidência maior em faixas etárias mais altas.

— Algumas doenças podem ser mais graves em adultos.

— Novas vacinas vão se tornando disponíveis a cada dia.

— Existem exigências legais.

— Ocorre diminuição do absenteísmo.

5. Riscos decorrentes da recusa em se vacinar

Naturalmente, o profissional de saúde pode se recusar a ser vacinado. Nesse caso, porém, estará sujeito a contrair, entre outras enfermidades:

— hepatite B, em caso de exposição acidental a material biológico infectante;

— difteria, doença de transmissão respiratória — e é preciso ressaltar que há portadores sadios na população em geral —, tanto no trabalho como fora dele, embora a possibilidade seja remota;

— tétano, em caso de ferimentos com material contaminado com o bacilo da doença.

Adicionalmente, existe maior possibilidade de transmitir hepatite B ou difteria para os pacientes.

6. Adiamento da vacinação

Deve ser adiada a aplicação de qualquer tipo de vacina em pessoas:

— com doenças agudas febris graves, sobretudo para que seus sintomas e sinais, assim como eventuais complicações, não sejam atribuídos à vacina administrada (doenças leves, com ou sem febre, não contraindicam a vacinação);

— submetidas a tratamento com medicamentos em doses imunodepressoras, por causa do maior risco de complicações ou da possibilidade de resposta imune inadequada; como regra geral, adiar a aplicação por um mês após o término de corticoterapia em dose imunodepressora ou por três meses após a suspensão de outros medicamentos ou tipos de tratamento que provoquem imunodepressão; após transplante de medula óssea, o adiamento deve ser por um ano (vacinas não vivas) ou por dois anos (vacinas vivas);

— que receberam imunoglobulinas — necessário apenas para as vacinas contra sarampo e rubéola (e, naturalmente, para a tríplice viral), conforme segue:

a) Imunoglobulina humana normal (IGHN) e imunoglobulina humana específica administradas por via IM	Intervalo (meses)
Imunoglobulina humana antitetânica	3
IGHN anti-hepatite A	3
Imunoglobulina humana anti-hepatite B	3
Imunoglobulina humana antirrábica	4
IGHN antissarampo	5
Imunoglobulina humana antivaricela zoster	5

b) IGHN e imunoglobulina humana específica administradas por via venosa	Intervalo (meses)
IGHN	8 (podendo ser maior em alguns casos)
c) Sangue e hemoderivados	**Intervalo (meses)**
Hemácias lavadas (praticamente sem IgG)	0
Concentrado de hemácias	5
Sangue total	6
Plasma ou plaquetas	7

7. Interferência entre vacinas

A vacina contra febre amarela deve ser aplicada simultaneamente ou com intervalo de pelo menos 15 dias — idealmente, 30 dias — de outras vacinas vivas. Vacinas contra varicela e tríplice viral também devem ser aplicadas no mesmo dia — naturalmente com seringas e em locais diferentes — ou com intervalo mínimo de 15 dias entre as aplicações.

8. Informações sobre as vacinas

8.1 Vacinas: composição, dose e via de administração

VACINA	COMPOSIÇÃO	DOSE	VIA DE ADMINISTRAÇÃO
Hepatite B	Vacina recombinante[1], obtida por engenharia genética, contendo o antígeno de superfície do vírus da hepatite B (AgHBs) purificado; adjuvante: hidróxido de alumínio; conservante: timerosal	Menores de 20 anos: 0,5 ml; a partir de 20 anos: 1,0 ml (1 ml = 20 mg).	Intramuscular (músculo deltoide[2])
Dupla contra difteria e tétano (dT)	Toxoide diftérico e toxoide tetânico; adjuvante: hidróxido ou fosfato de alumínio.	0,5 ml	Intramuscular (músculo deltoide)
HPV (papilomavírus humano)	Proteína L1 na forma de partículas semelhantes aos vírus ("virus-like particles" ou VLP) HPV, produzidas por tecnologia de DNA recombinante; adjuvante variável de acordo com o laboratório produtor.	0,5 ml	Intramuscular (músculo deltoide)
Tríplice viral (sarampo, caxumba e rubéola)	Vírus atenuado do sarampo, caxumba e rubéola e, variando de acordo com o fabricante, traços de neomicina e canamicina e gelatina hidrolisada (estabilizador) e vermelho fenol	0,5 ml	Subcutânea (eventualmente por via intramuscular)
Hepatite A	Vacina inativada, variando o conteúdo de antígenos de acordo com o laboratório produtor	0,5 ou 1 ml (de acordo com o laboratório produtor)	Intramuscular (músculo deltoide)
Influenza A (H3N2) [sazonal]	Frações de antígenos purificados de três cepas virais inativadas, geralmente duas do tipo A e uma do tipo B (neomicina, gentamicina e timerosal estão presentes como conservantes)	0,5 ml	Intramuscular
Influenza A (H1N1) [pandêmica]	Frações de antígenos purificados da cepa viral inativada H1N1; timerosal (conservante); algumas contêm hidróxido de alumínio como adjuvante.	0,5 ml (pode variar de acordo com o fabricante)	Intramuscular
Varicela	Vírus vivos atenuados; traços de neomicina e gelatina	Depende do fabricante (geralmente, 0,5 ml)	Subcutânea
Antipneumocócica 23-valente	Antígenos polissacarídicos extraídos da cápsula bacteriana dos 23 sorotipos de pneumococo mais prevalentes.	0,5 ml	Intramuscular ou subcutânea
Tríplice DPT acelular	Toxoide diftérico, toxoide tetânico e três antígenos de *pertussis* purificados, adsorvidos em sais de alumínio.	0,5 ml	Intramuscular (músculo deltoide)
Contra febre amarela	Vírus atenuados	0,5 ml	Subcutânea

(1) A vacina de primeira geração, contendo partículas virais obtidas do plasma de doadores do vírus, inativadas pelo formol, não é mais recomendada.
(2) Não deve ser aplicada na região glútea, pois a adoção desse procedimento se associa com menor produção de anticorpos em adultos.

8.2 Vacinas: esquema de vacinação, eficácia e efeitos colaterais

VACINA	ESQUEMA DE VACINAÇÃO	EFICÁCIA	EFEITOS COLATERAIS
Contra hepatite B	3 doses: 0 – 1 – 6 meses[1]. Reforço não é recomendado para imunocompetentes (apesar de cair o nível de anticorpos com o tempo, os vacinados apresentam, porém, resposta anamnéstica quando em contato com o vírus, isto é, a vacina induz memória imunológica).	Após as 3 doses: em sadios[2], acima de 90% para adultos e de 95% para crianças e adolescentes. Proporciona imunidade duradoura.	Geralmente são raros e pouco importantes, entre os quais se destacam: dor discreta no local da aplicação (3 a 29%), febre nas primeiras 48-72 horas após a vacinação (1 a 6%); também podem ocorrer mal-estar, cefaleia e fadiga e, excepcionalmente, fenômenos alérgicos relacionados a determinados componentes da vacina.
Vacina dupla contra difteria e tétano (dT)	Para quem nunca foi vacinado com tríplice ou dupla: 3 doses (0 – 2 – 8 meses ou 0 – 2 – 4 meses)[3]. A seguir, 1 reforço[4] a cada 10 anos. Com esquema de vacinação básico completo[5]: 1 reforço a cada 10 anos. Com esquema de vacinação básico incompleto: Completar o esquema para 3 doses; a seguir, 1 reforço a cada 10 anos.	Acima de 95% para a difteria; próximo a 100% para o tétano.	Os mais comuns são dor, calor, vermelhidão e enduração locais e febre; neuropatia periférica pode ocorrer rarissimamente, devido ao componente tetânico.
Contra HPV (papilomavírus humano)	3 doses: 0 – 2 – 6 meses (MSD) ou 0 – 1 – 6 meses (GSK).	Cerca de 100% para verrugas genitais e neoplasia intraepitelial cervical (para os tipos contidos na vacina).	Dor, hiperestesia e rubor locais, cefaleia, febre, mialgia, náuseas, vômito, dor abdominal; muito raramente, reações alérgicas.

(1) Um mês de intervalo entre a 1ª e 2ª doses e 5 meses de intervalo entre a 2ª e 3ª doses. Quando ocorrer atraso na aplicação, completar as três doses, sem nunca reiniciar o esquema.

(2) A resposta sorológica é menor quando há imunocomprometimento (alcoolismo, hepatopatia terminal, idosos, dialisados, infecção por HIV, quimioterapia).

(3) O intervalo mínimo entre duas doses é de 30 dias se for necessário antecipar alguma.

(4) Em trabalhadora gestante, antecipar o reforço para 5 anos após a 3ª dose ou reforço anterior. A dose de reforço deve ser aplicada no máximo 20 dias antes da data provável do parto.
Não deve ser aplicado reforço com intervalo inferior a 10 anos em pessoas que desenvolveram reação de hipersensibilidade local, tipo fenômeno de Arthus, após dose anterior de qualquer vacina contendo toxoide tetânico (geralmente tais pessoas apresentam altos níveis de antitoxina).

(5) Esquema completo: significa pelo menos 3 doses já aplicadas, não importando há quanto tempo, de vacina tríplice (DPT – contra difteria, coqueluche e tétano) e/ou dupla (contra difteria e coqueluche) tipo adulto (dT) ou infantil (DT).

VACINA	ESQUEMA DE VACINAÇÃO	EFICÁCIA	EFEITOS COLATERAIS
Tríplice viral (sarampo, caxumba e rubéola)	Dose única para aqueles previamente vacinados; do contrário, 2 doses, com intervalo de 30 dias entre elas.	Supera 95% para as três doenças.	São incomuns. Manifestações locais: os mais frequentes são ardência de curta duração no local da injeção, eritema, hiperestesia, enduração e linfadenopatia regional. Manifestações gerais – 5 a 12 dias depois da vacinação: discreta elevação da temperatura até febre de 39,5°C ou mais (dura geralmente 1 ou 2 dias; às vezes, até 5 dias), cefaleia ocasional, irritabilidade, conjuntivite, manifestações catarrais, exantema de extensão variável (durando 1 a 2 dias); 7 a 21 dias depois da vacinação: linfadenopatias. Manifestações relativas ao sistema nervoso: meningite, encefalite, encefalopatia e pan-encefalite esclerosante subaguda. Outras manifestações: púrpura trombocitopênica, reações de hipersensibilidade, artralgias, parotidite.
Hepatite A	2 doses, com intervalo de 6 meses[1].	Após a 1ª dose: 94 a 100%.	Cefaleia, mal-estar.
Influenza (sazonal e pandêmica)	Dose única anual.	70 a 90% em adultos com menos de 65 anos (a eficácia depende de haver boa equivalência entre a cepa vacinal e a que está produzindo a doença). A partir dessa idade e em diabéticos, transplantados de órgãos e medula óssea e em outras doenças crônicas, a soroconversão é menos efetiva.	Os mais frequentes são locais, quase sempre passageiros, (geralmente desaparecem em até 48 horas): dor leve e eritema . Cerca de 6 a 12 horas após a aplicação, podem ocorrer reações sistêmicas: febre, astenia, mialgia e cefaleia. Efeitos graves, como síndrome de Guillain-Barré e anafilaxia, são raros.

(1) Para a vacina associada contra hepatite A e B, são 3 doses, no esquema 0 – 1 – 6 meses.

VACINA	ESQUEMA DE VACINAÇÃO	EFICÁCIA	EFEITOS COLATERAIS
Varicela	2 doses, com intervalo de 30 a 60 dias.	99%.	Dor, hiperestesia e rubor locais; exantema maculopapular ou variceliforme (8 % dos adultos vacinados); herpes zóster (risco mais baixo do que após a doença natural). O vírus vacinal pode se disseminar para outras pessoas (menos de 1% dos casos).
Antipneumocócica 23-valente	Dose única; apenas um reforço cinco anos após a dose inicial se permanecer a indicação.	Acima de 80% em adultos jovens; eficácia menor (geralmente abaixo de 65% para maiores de 65 anos). A resposta imunológica não é igual para os 23 sorotipos.	Geralmente são leves. Os mais comuns são dor, edema e eritema no local da aplicação e febre, geralmente abaixo de 38°C. Mais raros: mialgia, cefaleia, náuseas, vômitos, astenia, rash, urticária e artralgia. Trombocitopenia é excepcional (surge 2 a 14 dias após a vacinação e persiste por até duas semanas).
Tríplice DPT acelular	1 dose após o esquema de vacinação básico (pelo menos 3 doses) de vacina dupla ou tríplice convencional.	Após 3 doses, cerca de 70% contra coqueluche típica.	Dor, rubor, inchaço e enduração locais, mal-estar, cansaço, cefaleia, febre; muito raramente, reações alérgicas.
Contra febre amarela	Dose única; reforço a cada 10 anos se persistir a indicação.	97%.	O mais comum é a dor local, geralmente de curta duração. Cefaleia, febre e mialgia ocorrem em 2 a 5% dos vacinados 2 dias após a vacinação; encefalite, ocorrendo entre 7 e 21 após a aplicação.

8.3 Vacinas: conservação, contraindicações, observações

VACINA	CONSERVAÇÃO	CONTRAINDICAÇÕES[1]	OBSERVAÇÕES
Contra hepatite B	Entre +2 e +8°C. Não congelar. Observar prazo de validade. Depois de aberto o frasco-ampola de múltiplas doses, a vacina poderá ser utilizada até o final do prazo de validade, desde que tenha sido manipulada com técnicas corretas de assepsia.	Reação anafilática sistêmica (extremamente rara) seguindo-se à aplicação de dose anterior.	Alguns fatores podem diminuir a resposta vacinal: conservação inadequada da vacina, local de aplicação (em adultos, se for na região glútea), índice de massa corporal elevado, tabagismo, estresse, doenças crônicas, desnutrição, idade avançada, fatores genéticos (estes os mais importantes).
Vacina dupla contra difteria e tétano (dT)	Entre +2 e +8°C. Não congelar. Observar prazo de validade. Depois de aberto o frasco-ampola de múltiplas doses, a vacina poderá ser utilizada até o final do prazo de validade, desde que tenha sido manipulada com técnicas corretas de assepsia.	Reação anafilática sistêmica grave seguindo-se à aplicação de dose anterior; síndrome de Guillain-Barré nas seis semanas após a vacinação contra difteria e/ou tétano anterior.	
Contra HPV (papilomavírus humano)	Entre +2 e +8°C. Não congelar. Observar prazo de validade	Presença de hipersensibilidade a algum componente da vacina.	
Hepatite A	Entre +2 e +8°C. Não congelar. Observar prazo de validade.	História de reação anafilática sistêmica (urticária generalizada, hipotensão e/ou obstrução de vias aéreas superiores ou inferiores) causada por algum componente da vacina.	Eficaz em vacinação de bloqueio (profilaxia pós-exposição), até 2 semanas após; é necessário associar imunoglobulina (IGHN – 0,02 a 0,06 ml/kg, IM).
Influenza (sazonal)	Entre +2 e +8°C. Não congelar. Observar prazo de validade. Não expor à luz solar direta.	História de reação anafilática sistêmica (urticária generalizada, hipotensão e/ou obstrução de vias aéreas superiores ou inferiores) após ingestão de ovo; história pregressa de síndrome de Guillain-Barré.	

VACINA	CONSERVAÇÃO	CONTRAINDICAÇÕES[1]	OBSERVAÇÕES
Influenza (pandêmica)	Entre +2 e +8ºC. Não congelar. Observar prazo de validade. Não expor à luz solar direta. Depois de aberto o frasco de múltiplas doses (também existe a apresentação em dose única), a vacina poderá ser utilizada por tempo variável (de 24 horas a 7 dias, dependendo do fabricante), desde que mantidas as condições de assepsia e temperatura.	História de reação anafilática sistêmica (urticária generalizada, hipotensão e/ou obstrução de vias aéreas superiores ou inferiores) após ingestão de ovo; história pregressa de síndrome de Guillain-Barré.	
Varicela	Depende do fabricante: entre +2 e +8ºC, do laboratório SmithKline; no *freezer*, a -15ºC, do laboratório Merck Sharp & Dohme. A vacina pode ser utilizada num prazo máximo de 30 minutos após a reconstituição.	Reação anafilática à dose anterior da vacina ou a algum de seus componentes; imunodepressão; uso de salicilatos em doses elevadas; presença de tuberculose ativa sem tratamento.	Eficaz em vacinação de bloqueio (profilaxia pós-exposição), até 5 dias após. Evitar o uso de salicilatos por 6 semanas após a vacinação. Informar aos vacinados sobre o possível risco de transmissão do vírus da vacina. Esta situação deve ser particularmente considerada para os vacinados que desenvolvem exantema e que possam ter contato com mulheres grávidas não imunes ou pessoas com imunodepressão. O risco de transmissão do vírus vivo atenuado da vacina é baixo, não sendo, portanto, uma contraindicação para seu uso, pois o benefício da vacina supera o risco potencial. O período para se evitar contato com indivíduos com elevado risco de infecção é de pelo menos 6 semanas após a vacinação. O CDC e o Ministério da Saúde recomendam o uso da história anterior da doença como método suficiente de identificação de susceptíveis para fins de vacinação, já que a sorologia tem alto custo.

VACINA	CONSERVAÇÃO	CONTRAINDICAÇÕES[1]	OBSERVAÇÕES
Antipneumocócica 23-valente	Entre +2 e +8°C. Não congelar.	Reação anafilática à dose anterior da vacina ou a algum de seus componentes; imunodepressão.	Resposta imunológica mais baixa em idosos, cirróticos e pacientes com DPOC e com diabetes insulinodependente; em imunocomprometidos, a resposta também é diminuída ou ausente.
Tríplice DPT acelular	Entre +2 e +8°C. Não congelar. Proteger da luz. Observar prazo de validade.	Reação anafilática sistêmica grave seguindo-se à aplicação de dose anterior; síndrome de Guillain-Barré nas seis semanas após a vacinação contra difteria e/ou tétano anterior; encefalopatia pós-vacinal	Não se sabe ainda quanto tempo dura a proteção.
Tríplice viral (sarampo, caxumba e rubéola)	Entre +2 e +8°C. Não congelar. Observar prazo de validade. Após diluição, só deve ser utilizada por até 8 horas.	Reação anafilática à dose anterior da vacina ou a algum de seus componentes; imunodepressão.	Eficácia de cerca de 70% em vacinação de bloqueio (profilaxia pós-exposição), até 3 dias após o contato com doente, para o sarampo (não há eficácia para proteção contra rubéola e caxumba pós-exposição).
Contra febre amarela	Entre +2 e +8°C. Não congelar. Observar prazo de validade. Após diluição, o frasco só deve ser utilizado por 4 horas.	Pessoas com imunodepressão; reação anafilática sistêmica grave seguindo-se à aplicação de dose anterior.	Pacientes com doença autoimune: avaliar caso a caso.

(1) Todas as vacinas vivas são contraindicadas para imunodeprimidos. Estes, no entanto, poderão recebê-las em situações especiais, depois de avaliados seu estado imunológico e o risco de adoecimento.

8.4 Vacinas indicadas para adultos*

Sexo feminino

VACINA	ESQUEMA	COMENTÁRIOS	GESTANTE[1]
Contra HPV (papilomavírus humano)	3 doses: 0 – 2 – 6 meses (MSD)[2] ou 0 – 1 – 6 meses (GSK)[3].	Laboratório MSD: vacina quadrivalente recombinante (tipos 6, 11, 16 e 18); indicação: 9 a 26 anos de idade. Laboratório GSK: vacina bivalente recombinante (tipos 16 e 18); indicação: 10 a 25 anos de idade. Deve ser aplicada preferencialmente na adolescência, antes de iniciada a vida sexual.	Contraindicada.
Tríplice viral (sarampo, caxumba e rubéola)	uma ou duas doses, com intervalo mínimo de 4 meses.	Vacina de vírus atenuados, com risco teórico para o feto. Contraindicada para imunodeprimidos. Mulheres com menos de 49 anos: todas devem receber no mínimo 2 doses na vida (considerar doses recebidas na infância). Mulheres a partir de 49 anos: dose única (se já receberam duas, não será mais necessário vacinar). Disponível na rede pública para as mulheres até 49 anos de idade.	Contraindicada.
Contra hepatites A, B ou A e B	Hepatite A: 2 doses, com intervalo de 6 meses.	A vacina contra hepatite A é vacina inativada; portanto, sem evidências de riscos teóricos para a gestante e o feto. A vacinação combinada contra as hepatites A e B é preferível à vacinação isolada contra os dois tipos.	Hepatite A e hepatites A e B: aplicar preferencialmente fora da gestação. Hepatite B: s/ contraindicação; recomendada para gestantes sem vacinação prévia ou com vacinação incompleta.
	Hepatite B: 3 doses, 0 –1 – 6 meses.		
	Hepatites A e B: 3 doses, 0 – 1 – 6 meses.		

(*) A Organização Mundial da Saúde recomenda a vacina BCG apenas ao nascimento. Não há justificativa científica para se recomendar vacinação BCG em adultos, sejam profissionais de saúde ou não, reatores ou não reatores à prova tuberculínica. No entanto, em contatos de hanseníase, a vacina está indicada, pois tem sido demonstrado efeito protetor contra a doença.

(1) As vacinas contraindicadas para as gestantes não o são para as puérperas. Quando não houver contraindicação, a vacina deverá ser aplicada, sempre que possível, fora do 1º trimestre da gestação. A amamentação não contraindica a vacinação. A mulher deve aguardar pelo menos 30 dias para engravidar depois de receber uma vacina de vírus vivos (tríplice viral, varicela e febre amarela).

(2) Merck Sharp & Dohme. A vacina contra HPV não foi licenciada para o sexo masculino.

(3) GlaxoSmithKline. A vacina contra HPV não foi licenciada para o sexo masculino.

VACINA	ESQUEMA	COMENTÁRIOS	GESTANTE[1]
Contra varicela (catapora	A partir de 13 anos de idade: 2 doses, com intervalo de 2 meses entre elas.	Vacina de vírus atenuados, com risco teórico para o feto. Não vacinar se houver história anterior de varicela. Contraindicada para imunodeprimidos.	Contraindicada. Aguardar um prazo de 3 meses após a vacinação para engravidar.
Contra influenza (sazonal e pandêmica)	Dose única anual.		Recomendada, pois a gestante é grupo de risco para as complicações da infecção. Deve ser utilizada a vacina sem adjuvante.
Contra influenza (sazonal e pandêmica)	Dose única anual.		Recomendada, pois a gestante é grupo de risco para as complicações da infecção. Deve ser utilizada a vacina sem adjuvante.
Contra febre amarela	Uma dose a cada dez anos, para quem vive em áreas de risco[1] ou vai se deslocar para elas.	Vacina de vírus atenuados, com risco teórico para o feto. Contraindicada para imunodeprimidos. Em caso de viagem para uma área de risco, a vacina deve ser aplicada pelo menos 10 dias antes da viagem.	Em geral, é contraindicada. Em situações em que o risco da doença – regiões de alta endemicidade – supere o risco da vacina, esta deverá ser aplicada na gestante.
Antimeningocócica C conjugada[2]	Dose única.	Trata-se de vacina inativada; portanto, sem evidências de riscos teóricos para a gestante e o feto. É recomendada mesmo na ausência de surtos.	Indicada apenas quando houver surtos da doença.
Antipneumocócica 23-valente	Dose única; com apenas um reforço cinco anos após a dose inicial se permanecer a indicação.	Indicada para pessoas a partir de 60 anos de idade e para todos aqueles, independentemente da idade, imunodeficientes e com doenças crônicas (cardiopatias, pneumopatias, diabetes, nefropatias, asplenia) ou que convivem em instituições fechadas (casas geriátricas, hospitais, asilos, casas de repouso).	Contraindicada.

(1) As áreas de risco são: endêmica – AP, TO, MA, MT, MS, RO, AC, RR, AM, PA, GO e DF; de transição – alguns municípios dos estados PI, BA, MG, SP, PR, SC e RS; e de risco potencial – alguns municípios dos estados BA, ES e MG.

(2) Existem algumas situações em que a vacinação contra meningococo, não importando o grupo – existem vacinas contra os grupos A, B e C, os de maior importância médica – é formalmente indicada: 1. populações em risco de epidemias, de acordo com o sorogrupo identificado e as faixas etárias afetadas; 2. contatos íntimos de casos confirmados; 3. viajantes a zonas endêmicas; 4. pessoal das Forças Armadas em áreas de risco; 5. indivíduos com comprometimento imunológico e deficiência das frações do complemento; 6. pessoas submetidas a esplenectomia ou as asplênicas funcionais; 7. doença de Hodgkin e outras doenças hematológicas; 8. profissionais de saúde em áreas endêmicas e durante surtos. Para controle de surto, são indicadas as vacinas polissacarídicas (combinadas AC e BC). Estas apresentam algumas desvantagens – ausentes na vacina conjugada: conferem imunidade de curta duração (três a cinco anos em adultos), hiporresponsividade após doses repetidas e baixa eficácia na redução da colonização de nasofaringe.

VACINA	ESQUEMA	COMENTÁRIOS	GESTANTE[1]
Contra difteria, coqueluche e tétano	Com esquema de vacinação básico completo[1]: 1 reforço com dTpa[2] e, a seguir, 1 reforço 1 dose de dT a cada 10 anos. Com esquema de vacinação básico incompleto: 1 dose de dTpa e, a seguir, 1 ou 2 doses de dT para completar o esquema de 3 doses.	A vacina dTpa é especialmente indicada para idosos e para adultos que convivem ou cuidam de lactentes menores de 1 ano de idade. Por ser inativada, não apresenta risco teórico para o feto. No entanto, por cautela, por ora somente é recomendada para gestantes em situações de risco especial para *pertussis*: gestantes adolescentes; gestantes profissionais de saúde; gestantes que cuidam diretamente de crianças menores de 12 anos de idade; gestantes que vivem ou trabalham em comunidades com alta prevalência de coqueluche.	De rotina, somente a dT é recomendada: — gestante previamente vacinada com pelo menos 3 doses de vacina contendo a antitetânica (DPT, dT, DT ou antitetânica isolada), com a última dose há mais de 5 anos: 1 dose de dT no 2º trimestre + 1dose de dTpa no pós-parto, 6 meses após a anterior; se houver indicação para dTpa (ver à esquerda): dose única desta, de preferência no 2º ou 3º trimestre; — gestante com vacinação incompleta: completar o esquema de 3 doses com 1 (no 2º trimestre) ou 2 doses com dT (para 2 doses, manter intervalo de 2 meses entre elas) + 1dose de dTpa no pós-parto, 6 meses após a última dT; se houver indicação para dTpa (ver à esquerda): 1 dose desta, no 2º trimestre, + 1 dose de dT 6 meses após; — gestante com vacinação desconhecida: 2 doses de dT, a partir do 2º trimestre, com intervalo de 2 meses entre elas + 1dose de dTpa no pós-parto, 6 meses após a última dT; se houver indicação para dTpa (ver à esquerda): 1 dose desta + 2 doses de dT (intervalos entre as doses: 0-2-6 meses).

(1) Esquema completo: significa pelo menos 3 doses já aplicadas, não importando há quanto tempo, de vacina tríplice (DPT — contra difteria, coqueluche e tétano) e/ou dupla (contra difteria e coqueluche) tipo adulto (dT) ou infantil (DT).

(2) dtpa = tríplice bacteriana acelular (contra difteria, coqueluche e tétano, com componente *pertussis* acelular).

Sexo masculino

VACINA	ESQUEMA	COMENTÁRIOS
Tríplice viral (sarampo, caxumba e rubéola)	uma ou duas doses, com intervalo mínimo de 4 meses.	Contraindicada para imunodeprimidos. Pessoas com menos de 49 anos: todas devem receber no mínimo 2 doses na vida (considerar doses recebidas na infância). A partir de 49 anos: dose única (se já receberam duas, não será mais necessário vacinar). Disponível na rede pública para os homens até 39 anos de idade.
Contra hepatites A, B ou A e B	Hepatite A: 2 doses, com intervalo de 6 meses. Hepatite B: 3 doses, 0 – 1 – 6 meses. Hepatites A e B: 3 doses, 0 – 1 – 6 meses.	A vacinação combinada contra as hepatites A e B é preferível à vacinação isolada contra os dois tipos. Esquemas especiais de vacinação contra a hepatite B (para ambos os sexos): a) para imunodeprimidos e renais crônicos: dose dobrada (2 ml = 40 mg), 4 aplicações (0-1-2-7 meses); b) para imunocompetentes com alto risco de exposição: dose normal (1 ml = 20 mg), 4 aplicações (0-1-2-7 meses).
Contra varicela (catapora)	A partir de 13 anos de idade: 2 doses, com intervalo de 2 meses entre elas.	Não vacinar se houver história anterior de varicela. Contraindicada para imunodeprimidos.
Contra influenza (sazonal e pandêmica)	Dose única anual.	
Contra febre amarela	Uma dose a cada dez anos, para quem vive em áreas de risco[4] ou vai se deslocar para elas.	Contraindicada para imunodeprimidos. Em caso de viagem para uma área de risco, a vacina deve ser aplicada pelo menos 10 dias antes da viagem.
Antimeningocócica C conjugada[5]	Dose única.	É recomendada mesmo na ausência de surtos.
Antipneumocócica 23-valente	Dose única; com apenas um reforço cinco anos após a dose inicial se permanecer a indicação.	Indicada para pessoas a partir de 60 anos de idade e para todos aqueles, independentemente da idade, imunodeficientes e com doenças crônicas (cardiopatias, pneumopatias, diabetes, nefropatias, asplenia) ou que convivem em instituições fechadas (casas geriátricas, hospitais, asilos, casas de repouso).
Contra difteria, coqueluche e tétano	Com esquema de vacinação básico completo: 1 reforço com dTpa e, a seguir, 1 reforço 1 dose de dT a cada 10 anos. Com esquema de vacinação básico incompleto: 1 dose de dTpa e, a seguir, 1 ou 2 doses de dT para completar o esquema de 3 doses; intervalos: 0-2-6 meses.	A vacina dTpa é especialmente indicada para idosos e para adultos que convivem ou cuidam de lactentes menores de 1 ano de idade.

Fonte: Associação Brasileira de Imunizações – 2009 (modificado).

9. Controle da eficácia

Para a vacina hepatite B, verificar a soroconversão dois meses(44) após a aplicação da 3ª dose; títulos acima de 10 mUI/ml são protetores(45).

O controle *rotineiro* não está indicado para outras vacinas.

10. Local de aplicação

No próprio local de trabalho.

11. Condições de conservação e transporte

Serão transportadas até o local de aplicação tão somente as doses a serem aplicadas de imediato; portanto, nenhuma dose lá ficará armazenada.

O transporte será feito em uma caixa térmica de isopor, íntegra (sem rachaduras, furos ou defeitos). Deverão ser observados os seguintes cuidados na organização da caixa para manter a temperatura ideal de conservação, que é entre +2°C e +8°C:

— utilizar gelo reciclável gel (frasco plástico, geralmente de polietileno, contendo hidroxietilcelulose, conservante e água) ou gelo reciclável de água (frasco contendo conservante e água);

— somente utilizar frascos de gelo reciclável, limpos (que foram lavados previamente), enxutos e recém-retirados do congelador ou *freezer* (eles não devem ser mantidos fora do congelador ou *freezer* quando não estiverem em uso);

— preencher os espaços vazios com flocos de isopor, com o objetivo de diminuir a quantidade de ar existente na caixa e assim manter melhor a temperatura;

— não utilizar sacos com gelo solto porque não há como acondicioná-los adequadamente, pois sua forma irregular cria espaços vazios entre o isolamento e a vacina, o que será prejudicial à manutenção da temperatura adequada;

— vedar adequadamente a caixa com sua tampa, esta sem rachaduras, furos ou defeitos.

Após o uso, a caixa deve ser lavada e deixada sem a tampa até que fique completamente seca; então, tampar e armazenar em local adequado.

12. Responsável e condições de aplicação

A administração definiu que será responsável o(a) enfermeiro(a)... As indicações para cada trabalhador serão estabelecidas pelo médico coordenador.

(44) O intervalo máximo é de 6 meses.

(45) Sendo a vacina de ótima imunogenicidade, não é necessário verificar a soroconversão na população em geral. A indicação é apenas para, além dos profissionais de saúde, pacientes em diálise e recém-nascidos de mães portadoras do Ag HBs.

As condições de aplicação serão de acordo com as exigências do Ministério da Saúde e da Anvisa.

Os trabalhadores serão informados das vantagens e dos efeitos colaterais, assim como dos riscos a que estarão expostos por falta ou recusa de vacinação.

13. Sistema de registro

Haverá dois registros: no prontuário médico de saúde ocupacional de cada trabalhador vacinado e num comprovante a ser entregue ao empregado (ver abaixo).

14. Comprovantes de aplicação e recusa

Será entregue a cada trabalhador vacinado um cartão em que serão anotadas as vacinas recebidas (fazendo menção se é primeira, segunda ou terceira dose ou reforço), constando o lote, a data de aplicação e a rubrica de quem fez a vacinação.

Naturalmente o trabalhador poderá, se quiser, recusar a ser vacinado. Nesse caso, assinará um documento, a ser arquivado em seu prontuário médico, para comprovar sua recusa.

15. Controles de vacinação

Encontram-se nas planilhas a seguir.

a) Vacinas já recebidas

HOSPITAL X CONTROLE DE VACINAÇÕES – DATA DE ATUALIZAÇÃO: ____ /____ /____							
trabalhador	dT	contra hepatite B	tríplice viral	contra febre amarela	anti-influenza	BCG*	...
....	__/__/__	__/__/__	__/__/__	__/__/__	__/__/__	__/__/__	__/__/__
....	__/__/__	__/__/__	__/__/__	__/__/__	__/__/__	__/__/__	__/__/__
....	__/__/__	__/__/__	__/__/__	__/__/__	__/__/__	__/__/__	__/__/__
....	__/__/__	__/__/__	__/__/__	__/__/__	__/__/__	__/__/__	__/__/__
....	__/__/__	__/__/__	__/__/__	__/__/__	__/__/__	__/__/__	__/__/__
....	__/__/__	__/__/__	__/__/__	__/__/__	__/__/__	__/__/__	__/__/__
....	__/__/__	__/__/__	__/__/__	__/__/__	__/__/__	__/__/__	__/__/__
....	__/__/__	__/__/__	__/__/__	__/__/__	__/__/__	__/__/__	__/__/__
....	__/__/__	__/__/__	__/__/__	__/__/__	__/__/__	__/__/__	__/__/__
....	__/__/__	__/__/__	__/__/__	__/__/__	__/__/__	__/__/__	__/__/__
....	__/__/__	__/__/__	__/__/__	__/__/__	__/__/__	__/__/__	__/__/__
....	__/__/__	__/__/__	__/__/__	__/__/__	__/__/__	__/__/__	__/__/__
....	__/__/__	__/__/__	__/__/__	__/__/__	__/__/__	__/__/__	__/__/__

(*) Anotar a data se estiver disponível. Do contrário, escrever "sim" ou "não" dependendo da presença ou não de cicatriz vacinal (braço direito).

b) Vacinas a serem aplicadas durante a vigência deste PCMSO

Trabalhador	Vacinas	Cronograma (mês)
....		
....		
....		
....		
....		
....		
....		
....		
....		
....		
....		
....		
....		
....		
....		

c) Resposta à vacinação contra hepatite B

Trabalhador	Anti-HBs quantitativo já realizado: resultados	Anti-HBs quantitativo a ser realizado: cronograma (mês)
....		
....		
....		
....		
....		
....		
....		
....		
....		
....		
....		
....		
....		
....		
....		

Documento XI

Exposição a radiação ionizante (raios X): procedimentos

1. Diretrizes gerais

Todos os técnicos em radiologia deverão usar, durante sua jornada de trabalho e enquanto permanecerem em área controlada, dosímetro de radiação individual de leitura indireta.

Para utilização correta do dosímetro, serão observados rigorosamente os seguintes cuidados:

- troca mensal;
- colocação na face anterior do tórax (a região mais exposta do tronco), preso no jaleco;
- uso exclusivo de cada usuário e neste hospital;
- guarda em local seguro, com temperatura amena e umidade baixa e afastado de fontes de radiação ionizante, junto com o dosímetro padrão, durante a ausência do usuário;
- obtenção e leitura apenas em laboratórios de monitoração individual credenciados pela CNEN.

Quando houver técnicos em radiologia trabalhando em mais de um serviço, o médico coordenador se encarregará de verificar a leitura dos dosímetros de todos os vínculos empregatícios do trabalhador, conforme previsto no PCMSO.

2. Exposições não acidentais: procedimentos

Os procedimentos, quando necessários, serão executados de imediato. Ficarão a cargo do supervisor de proteção radiológica em radiodiagnóstico e do médico coordenador, de acordo com cada situação. São os seguintes:

Situação	Procedimentos	Responsável
Dose efetiva abaixo de 0,3 mSv	1. Notificar o trabalhador exposto. 2. Anotar os resultados obtidos na ficha individual de cada técnico em radiologia.	Supervisor de proteção radiológica (todos os itens); médico coordenador (todos os itens).
Dose efetiva mensal entre 0,3 e 1,1 mSv	1. Notificar o trabalhador exposto. 2. Preencher o relatório sobre as circunstâncias de trabalho que geraram a exposição. 3. Anotar os resultados obtidos na ficha individual de cada técnico em radiologia.	Supervisor de proteção radiológica (todos os itens); médico coordenador (item 3).
Dose efetiva mensal igual ou superior a 1,2 mSv	1. Notificar o trabalhador exposto. 2. Instaurar investigação para determinar as circunstâncias que geraram a exposição. 3. Anotar os resultados obtidos na ficha individual de cada técnico em radiologia. 4. Elaborar relatório de providências tomadas para corrigir as irregularidades.	Supervisor de proteção radiológica (todos os itens); médico coordenador (item 3).

Situação	Procedimentos	Responsável
Dose efetiva mensal igual ou superior a 4 mSv	1. Notificar o trabalhador exposto. 2. Instaurar investigação para determinar as circunstâncias que geraram a exposição. 3. Anotar os resultados obtidos na ficha individual de cada técnico em radiologia. 4. Elaborar relatório de providências tomadas para corrigir as irregularidades. 5. Notificar a autoridade sanitária municipal (anexar cópia do relatório citado no item anterior). 6. Exame médico do trabalhador por especialista na área (encaminhamento será feito pelo coordenador).	Supervisor de proteção radiológica (todos os itens); médico coordenador (itens 3 e 6).
Dose efetiva média anual acima de 20 mSv (média dos últimos cinco anos) ou 50 mSv em um único ano	1. Notificar o trabalhador exposto. 2. Instaurar investigação para determinar as circunstâncias que geraram a exposição. 3. Anotar os resultados obtidos na ficha individual de cada técnico em radiologia. 4. Elaborar relatório de providências tomadas para corrigir as irregularidades. 5. Notificar a autoridade sanitária municipal (anexar cópia do relatório citado no item anterior). 6. Exame médico do trabalhador por especialista na área (encaminhamento será feito pelo coordenador).	Supervisor de proteção radiológica (itens 1 a 5); médico coordenador (itens 3 e 6).

3. Exposições acidentais: procedimentos

De imediato, tendo ocorrido exposição acidental — ou tão somente suspeita —, o supervisor de proteção radiológica deverá: 1. enviar o dosímetro individual para leitura em caráter de urgência; 2. estimar a dose recebida pelo trabalhador exposto; 3. encaminhar o técnico exposto ao médico coordenador.

Os procedimentos a seguir, a serem adotados pelo supervisor e pelo médico, serão de acordo com as situações previstas no quadro do subitem anterior, a princípio considerando-se a dose estimada de irradiação e, posteriormente, a dose efetiva da leitura do dosímetro.

Parte III

Outros Assuntos Pertinentes à NR-32

Capítulo 9
Ações Administrativas Requeridas pela NR-32

"Bernard avait raison; le microbe n'est rien, le terrain est tout."[46]

Louis Pasteur (1822-1895)

As planilhas a seguir relacionam ações que devem ser implementadas por iniciativa da **administração** do serviço de saúde. A maioria das ações não faz parte propriamente do PCMSO e do PPRA, mas sua execução é indispensável para que a NR-32 seja contemplada *in totum*[47].

A elaboração das planilhas deve caber, preferencialmente, àqueles profissionais que elaboraram os programas. Ao entregá-las, é aconselhável que enfatizem que se trata de sugestões, pois o que se propõe caberá à administração executar, naturalmente com a cooperação de vários setores.

Para que não pairem dúvidas, deve-se usar linguagem incisiva para descrever cada ação, iniciando a descrição com verbos no infinitivo, e explicitar estratégia, setor, responsável e data-limite para cumprimento. Esses quatro itens poderão ser alterados pela direção, pois, como afirmado acima, o documento tem o caráter de sugestões. Se julgado conveniente, ficarão em branco os campos do setor responsável e da data, deixando-os assim para serem completados pelo empregador.

Nem todas as ações requeridas pela NR-32 estão nas planilhas. Cabe a cada serviço completá-las de acordo com sua realidade.

(46) Tradução: "Bernard tinha razão; o micróbio não é nada, o terreno é tudo". Terreno pode ser entendido aqui como o hospedeiro e sua fragilidade/robustez imunológica. Bernard: Pasteur fazia referência a Claude Bernard (1813-1878), médico e fisiologista francês.

(47) Não são abordadas ações que dizem respeito a laboratório de análises clínicas, quimioterapia antineoplásica, serviço de medicina nuclear e gases e vapores anestésicos, inexistentes no hospital fictício que serviu de modelo para a elaboração do PCMSO e PPRA.

Setor abrangido	Ação	Estratégia	Setor responsável (nome do responsável)	Data-limite
Todos	Informar a todos os trabalhadores a obrigatoriedade de realização de exames médicos e de comunicação de acidentes de trabalho e incidentes.	Elaborar documento e divulgar; comprovar a divulgação para todos os trabalhadores. Anexar cópia do comprovante à pasta do PCMSO.	Administração (Sr. ...)	
	Divulgar para todos os trabalhadores sobre o amplo e livre acesso ao PCMSO (item 5 desse Programa), definindo como se dará o acesso e onde o documento ficará à disposição, não só dos trabalhadores, mas também da inspeção do trabalho.			
	Divulgar para todos os trabalhadores o Programa de Vacinação do estabelecimento, que está anexo ao PCMSO.			
	Divulgação dos procedimentos para homologação de atestados para abono de faltas ao trabalho (subitem 12.5 do PCMSO).			
	Elaborar documento constando que sempre que houver transferência permanente ou ocasional de um trabalhador para um outro posto de trabalho, o fato deverá ser comunicado de imediato ao médico coordenador (item 12 do PCMSO)[1].	Elaborar documento, constando que os coordenadores de cada setor serão os responsáveis pela comunicação e o meio — sempre escrito — em que esta será feita (por exemplo, através de correio eletrônico). Divulgar para os coordenadores, com comprovação. Anexar cópia do comprovante à pasta do PCMSO.		
	Definir quem será o responsável pela emissão de CAT.	Elaborar documento nomeando o(s) responsável(is).		

Setor abrangido	Ação	Estratégia	Setor responsável (nome do responsável)	Data-limite
Todos	Capacitações conforme subitens 32.2.4.9, 32.2.4.9.1, 32.3.6.1 e 32.8.1 e item 32.5 da NR-32[48] – inicialmente e de forma continuada.	Elaborar documento contendo: 1) título da capacitação; 2) local de realização; 3) data e horários; 4) carga horária; 5) instrutor (identificar o profissional e constar sua formação ou capacitação profissional); 6) conteúdo programático; 7) meio de controle de frequência. Elaborar cronograma. Administrar e documentar as capacitações. Entregar cópia do material didático utilizado aos trabalhadores.	...	
	Divulgar para os trabalhadores que aquele que estiver com feridas ou lesões nos membros superiores só poderá iniciar suas atividades após avaliação médica obrigatória com emissão de documento de liberação para o trabalho[1].	Elaborar documento, constando o procedimento a ser seguido pelo trabalhador; entregar contra recibo. Constar no documento quais médicos poderão fazer a avaliação e emitir o documento de liberação para o trabalhador.	...	
	Vedar[1]: — uso de adornos (colar, amuleto, pulseira, fita, brinco, anel, aliança e *piercing*); — aplicação de cosméticos nos postos de trabalho; — ato de fumar; — manuseio de lentes de contato nos postos de trabalho; — unhas compridas (não podem ultrapassar a "ponta dos dedos") e com esmalte e unhas postiças; — consumo de alimentos e bebidas nos postos de trabalho; — guarda de alimentos em locais não destinados para esse fim; — a utilização de pias para fins diversos dos previstos.	Elaborar ordem de serviço; entregar cópia a todos os empregados contra recibo.	Administração (Sr. ...)	

(48) As capacitações — tema amplamente privilegiado pela NR-32 — sobre exposição a riscos biológicos devem ser ministradas por profissionais familiarizados com o assunto, não se confundindo com treinamentos sobre práticas de trabalho. A Norma não exige que o documento acerca das capacitações faça parte do PCMSO ou PPRA.

Setor abrangido	Ação	Estratégia	Setor responsável (nome do responsável)	Data-limite
Todos	Exigir o uso de calçado[2] fechado[(49)].	Elaborar ordem de serviço; entregar cópia a todos os empregados contra recibo.	Administração (Sr. ...)	
	Exigir o uso de EPIs[1].	Elaborar ordem de serviço por setor, constando os EPIs pertinentes; entregar cópia a todos os empregados contra recibo. Afixar cartazes em locais estratégicos, bem visíveis, indicando os EPIs necessários.		
	Proibir a saída do local de trabalho com os equipamentos de proteção individual e as vestimentas utilizadas nas atividades laborais[1].	Elaborar ordem de serviço; entregar cópia a todos os empregados contra recibo.		
	Definir o tipo de vestimenta de trabalho por setor; exigir seu uso[1,3].	Elaborar procedimento, definindo o tipo de vestimenta de acordo com o setor e como serão feitas a entrega e a reposição. Elaborar ordem de serviço por setor para exigir o uso (ver também a nota n. 2, abaixo); entregar cópia a todos os empregados contra recibo.		
	Avaliar condições de iluminação, de conforto térmico e relativas aos níveis de ruído (verificar se atendem ao disposto no item 32.10 da NR-32).	Contratar serviço especializado.		

(49) Calçado fechado é aquele que não deixa exposta nenhuma região do pé (calcanhar, dorso e laterais).

Setor abrangido	Ação	Estratégia	Setor responsável (nome do responsável)	Data-limite
Todos onde houver exposição a riscos biológicos	Elaborar procedimentos para detecção precoce de doenças infecciosas nos pacientes (entre eles, a busca ativa de tuberculose nos sintomáticos respiratórios e garantia de que resultados de baciloscopia de escarro estejam disponíveis em no máximo 4 horas).	Elaborar o procedimento	CCIH, para procedimentos (médico... e enfermeiro...); CCIH e laboratório, para resultados de baciloscopia	
	Implantar o procedimento do item anterior.	Selecionar e treinar os responsáveis pela execução do procedimento.	CCIH (médico... e enfermeiro...);	
	Exigir a lavagem das mãos antes e depois do uso das luvas[1].	Elaborar ordem de serviço; entregar cópia a todos os empregados contra recibo.	...	
	Afixar cartazes em locais estratégicos, bem visíveis, indicando os procedimentos corretos para higienização das mãos.	Fazer e afixar os cartazes.	...	
	Exigir que equipes de saúde dos setores envolvidos evitem que objetos perfurocortantes, instrumentos ou outros artigos que possam causar danos aos trabalhadores e/ou aos equipamentos sejam deixados juntamente com a roupa suja nos sacos de coleta.	Elaborar ordem de serviço; entregar cópia aos trabalhadores contra recibo.	...	
	Descrever, em linguagem acessível aos trabalhadores, as rotinas realizadas em cada local de trabalho.	Elaborar documento; entregar cópia aos trabalhadores contra recibo.	...	
	Descrever, em linguagem acessível aos trabalhadores, as medidas de prevenção de acidentes e de doenças relacionadas ao trabalho.		...	

Setor abrangido	Ação	Estratégia	Setor responsável (nome do responsável)	Data-limite
Todos onde houver exposição a riscos biológicos	Informar aos trabalhadores que aqueles que utilizarem objetos perfurocortantes serão os responsáveis pelo seu descarte e que são vedados o reencape e a desconexão manual de agulhas.	Elaborar ordem de serviço; entregar cópia aos trabalhadores contra recibo.	...	
Ambulatório de Pronto Atendimento; Internação – Clínica Médica e Pediátrica; UTI	Elaborar ordem de serviço para atender ao subitem 32.3.8 da NR-32 (gases medicinais).	Elaborar ordem de serviço; entregar cópia a todos os empregados contra recibo.	...	
Nutrição e dietética	Divulgar para os trabalhadores que não é permitido o preparo de alimentos pelo manipulador que apresente hepatite A, diarreias, infecções gastrintestinais, vômitos, febre e infecções nasofaríngeas[1].	Elaborar documento, constando as orientações (entre elas, o encaminhamento para o médico coordenador do PCMSO); entregar contra recibo.	Administração (Sr. ...) e setor de nutrição e dietética (nutricionista ...)	
	Entregar orientações sobre normas de higiene, a serem cumpridas diariamente[1]: — banho, escovação dos dentes; — barba feita, bigode aparado; — cabelos totalmente protegidos; — unhas curtas, limpas, sem esmalte ou base(50); — não usar maquiagem.	Elaborar documento, constando as orientações; entregar contra recibo.		
	Treinar os trabalhadores acerca das práticas operacionais[4].	Elaborar, administrar e documentar o treinamento; entregar cópia do material apresentado aos trabalhadores. Elaborar ordem de serviço; entregar cópia a todos os empregados contra recibo.		
	Afixar cartazes na entrada do setor acerca do acesso de pessoas estranhas a ele.	Confeccionar e afixar o cartaz; elaborar procedimento sobre paramentação de visitantes que devam adentrar o setor[5].	Setor de nutrição e dietética (nutricionista ...)	

(50) Há evidências que apontam que microrranhuras no esmalte facilitam a proliferação de micro-organismos nas unhas.

Setor abrangido	Ação	Estratégia	Setor responsável (nome do responsável)	Data-limite
Higienização e Limpeza; Internação	Elaborar procedimentos para desinfecção terminal; definir quais tarefas competem aos profissionais de enfermagem[6] e aos trabalhadores da limpeza[7].	Elaborar documento; entregar cópia aos trabalhadores contra recibo.	CCIH (médico... e enfermeiro...)	
Radiologia	Capacitar os técnicos em radiologia em proteção radiológica — inicialmente e de forma continuada.	Elaborar documento contendo: 1) título da capacitação; 2) local de realização; 3) data e horários; 4) carga horária; 5) instrutor (identificar o profissional e constar sua formação ou capacitação profissional); 6) conteúdo programático; 7) meio de controle de frequência. Elaborar cronograma. Administrar e documentar as capacitações. Entregar cópia do material didático utilizado aos trabalhadores.	...	
	Apresentar à CIPA o Plano de Proteção Radiológica.	Entregar cópia à Comissão contra recibo.	...	

Notas explicativas:

(1) Assuntos que também deverão ser abordados nas capacitações e treinamentos.

(2) Deverá ser antiderrapante.

(3) Para o setor de nutrição e dietética, o uniforme deve ser fechado, de cor clara, sem bolsos acima da cintura, com troca diária e utilização somente nas dependências internas do estabelecimento. Vedar, através de ordem de serviço, portar no uniforme batons, escovinhas, cigarros, isqueiros e outros objetos (canetas podem ser levadas nos bolsos inferiores) e usar panos ou sacos plásticos para proteção dos uniformes.

Para os profissionais de enfermagem e médicos, ver o capítulo 11.

(4) Além dos aspectos técnicos acerca de manipulação e elaboração de alimentos, enfatizar que é proibido:

— cantar, assobiar, tossir, espirrar e falar sobre os alimentos;
— mascar goma, palito, fósforo ou similares;
— chupar balas;
— comer ou experimentar alimentos diretamente das mãos;
— tocar o corpo, assoar o nariz, colocar o dedo no nariz ou ouvido, mexer no cabelo ou pentear- se;
— enxugar o suor com as mãos, panos ou qualquer peça da vestimenta;
— tocar maçanetas ou qualquer outro objeto alheio à atividade;
— fazer uso de utensílios e equipamentos sujos;

— manipular dinheiro.

As proibições acima devem constar em ordem de serviço.

(5) Aqueles que devam entrar no setor, como visitantes, auditores e técnicos de manutenção, entre outros, embora não trabalhem ali, devem estar devidamente paramentados com uniforme, rede ou gorro para proteger os cabelos e, se necessário, botas ou protetores para os pés, todos fornecidos pelo serviço.

(6) Compete aos técnicos de enfermagem:

— desfazer o leito: manipular a roupa suja com cuidado, sem agitá-la; acondicioná-la em saco plástico e retirá-la do quarto;

— fazer a limpeza e a desinfecção — se esta estiver indicada — de equipamentos.

Compete ao enfermeiro:

— avaliar se a desinfecção é necessária ou não.

(7) Compete aos trabalhadores da limpeza:

— recolher resíduos porventura existentes no quarto;

— fazer a limpeza e a desinfecção — se esta estiver indicada — do mobiliário, portas, janelas e leito;

— lavar paredes e pisos com água e sabão; desinfecção será utilizada apenas quando houver sangue ou qualquer outro material orgânico ou em quartos de isolamento de doenças transmissíveis e salas de curativos contaminadas;

— lavar o banheiro.

Capítulo 10
Higienização das Mãos

"A única parte útil da medicina é a higiene;
e esta, mais do que ciência, é virtude."

Jean-Jacques Rousseau (1712-1778)

1. Introdução

A maior parte das descrições a seguir foi retirada da publicação "Higienização das mãos em serviços de saúde", da Anvisa, citada na bibliografia.

As mãos constituem a principal via de transmissão de micro-organismos, sendo a prática de sua higienização a medida mais simples para a prevenção e o controle de infecções.

A expressão *higienização das mãos* passou a substituir *lavagem das mãos*, por ser mais abrangente, e engloba quatro definições diferentes:

— a higienização simples;

— a higienização antisséptica;

— a fricção antisséptica; e

—a antissepsia cirúrgica das mãos.

Ela é necessária para proteger o próprio trabalhador e os pacientes. A pele é um reservatório de diversos micro-organismos, que podem se transferir de uma superfície para outra, por meio de contato direto (pele com pele), ou indireto, através do contato com objetos e superfícies contaminados. Portanto, a partir da pele, os micro-organismos podem contaminar, por via direta ou indireta, o trabalhador ou pacientes.

A higienização das mãos apresenta as seguintes finalidades (Anvisa, 2007):

- Remoção da sujidade, suor, oleosidade, pelos e células descamativas e da microbiota da pele, interrompendo a transmissão de infecções veiculadas pelo contato.
- Prevenção e redução das infecções causadas pelas transmissões cruzadas.

2. Flora da pele das mãos

São dois os tipos de flora microbiana: transitória e residente.

A primeira coloniza a camada mais superficial da pele, o que permite sua remoção mecânica com facilidade pela higienização das mãos com água e sabão. É representada, tipicamente, pelas bactérias Gram-negativas, como enterobactérias — *Escherichia coli,* por exemplo — e bactérias não fermentadoras — como *Pseudomonas aeruginosa* —, e Gram-positivas — como estafilococos —, e por fungos e vírus.

A residente tem micro-organismos de baixa virulência, como estafilococos, corinebactérias e micrococos, pouco associados às infecções veiculadas pelas mãos. É mais difícil de ser removida pela higienização das mãos com água e sabão, uma vez que coloniza as camadas mais internas da pele, sendo, então, necessário recorrer à ação química de um antisséptico.

3. Quem deve higienizar as mãos

Todos os profissionais que trabalham em serviços de saúde, que mantém contato direto ou indireto com os pacientes, que atuam na manipulação de medicamentos, alimentos e material estéril ou contaminado.

4. Produtos para a higienização

São utilizados água e sabão e antissépticos (preparação alcoólica e outros). Cada produto tem indicações específicas.

Água e sabão — São indicados:

• quando as mãos estiverem visivelmente sujas ou contaminadas com sangue e outros fluidos corporais;

• ao iniciar o turno de trabalho e ao encerrá-lo;

• após o uso de sanitários;

• antes e depois das refeições;

• antes de preparo de alimentos;

• antes de preparo e manipulação de medicamentos.

Agentes antissépticos — São substâncias aplicadas na pele para reduzir o número de agentes da flora transitória e residente. Entre os principais antissépticos utilizados para a higienização das mãos, encontram-se a preparação alcoólica a 70%, clorexidina, compostos de iodo, iodóforos e triclosan (ver quadro ao final deste capítulo).

Preparação alcoólica — Indicada quando as mãos não estiverem visivelmente sujas (Anvisa, 2007). A fricção com álcool reduz o tempo despendido pelos profissionais de saúde para a higienização das mãos, aumentando a adesão a esse procedimento; ademais, a solução é mais bem tolerada pela pele do que as lavagens frequentes das mãos e sua eficácia para reduzir a flora transitória é idêntica ou superior. Será utilizada nas seguintes situações:

• antes de contato com o paciente (para exame físico, verificação de sinais vitais, realização de procedimentos assistenciais etc.);

• após contato com o paciente;

• ao mudar de um sítio corporal contaminado para outro, limpo, durante o cuidado ao paciente;

• antes de calçar luvas;

• após remoção de luvas (estas podem ter microfuros ou perdido sua integridade sem que o profissional perceba, possibilitando a contaminação das mãos);.

• após contato com objetos inanimados e superfícies imediatamente próximas ao paciente (manipulação de respiradores, monitores cardíacos, troca de roupas de cama, ajuste da velocidade de infusão de solução endovenosa etc.).

5. Instalações físicas necessárias

São as seguintes:

• lavatórios com torneira sem acionamento manual;

• dispensador de sabonete líquido;

• toalheiro com toalhas de papel.

6. Insumos necessários

Água — Deve ser livre de contaminantes químicos e biológicos.

Sabão — É recomendável o uso de sabão líquido, inodoro, tipo refil, devido ao menor risco de contaminação do produto (o sabão sólido dificilmente se mantém livre de contaminação). Deve ter pH idêntico ao da pele. É necessário que o produto tenha registro na Anvisa.

Álcool glicerinado — É composto de álcool a 70% mais 2% de glicerina; esta evita o ressecamento das mãos. Trata-se de antisséptico de ampla e rápida ação antimicrobiana.

Outros antissépticos serão padronizados pela CCIH pra antissepsia das mãos antes de procedimentos cirúrgicos, antes do contato com doentes com imunossupressão grave e depois do contato com pacientes colonizados ou infectados por micro-organismos multirresistentes.

Papel-toalha — O papel-toalha deve ser suave, descartável, de material não reciclado, com boa propriedade de secagem e não liberar partículas.

7. Técnica

Lavagem com água e sabão — 1. Abrir a torneira sem encostar na pia; 2. molhar as mãos e aplicar o sabão de modo a obter espuma; 3. friccionar todas as áreas das mãos durante 10 a 15 segundos; 4. enxaguar; 5. enxugar com papel toalha; 6. fechar a torneira (se ela não tiver acionamento automático).

Os trabalhadores do setor de nutrição e dietética devem lavar mãos e antebraços, utilizando a técnica acima descrita, sempre que:

— chegar ao trabalho;

— iniciar ou trocar de atividade;

— houver interrupção do serviço;

— utilizar os sanitários;

— tossir, espirrar ou assoar o nariz;

— usar esfregões, panos ou materiais de limpeza;

— recolher lixo e outros resíduos;

— tocar em sacarias, caixas, garrafas e sapatos;

— tocar em alimentos não higienizados ou crus;

— pegar em dinheiro.

Álcool glicerinado — Aplicar 3 a 5 ml nas mãos e friccionar em todas as faces até secar naturalmente. Não aplicar quando as mãos estiverem visivelmente sujas, o que exige lavagem com água e sabão.

A publicação da Anvisa já citada traz o seguinte quadro com as características dos principais antissépticos utilizados para a higienização das mãos:

Grupo	Bactérias Gram-positivas	Bactérias Gram-negativas	Microbactérias	Fungos	Vírus	Velocidade da ação	Comentários
Álcoois	+++	+++	+++	+++	+++	Rápida	Concentração ótima: 70%; não apresenta efeito residual.
Clorexidina (2% a 4%)	+++	++	+	+	+++	Intermediária	Apresenta efeito residual; raras reações alérgicas.
Compostos de Iodo	+++	+++	+++	++	+++	Intermediária	Causa queimaduras na pele; irritantes quando usados na higienização antisséptica das mãos.
Iodóforos	+++	+++	+	++	++	Intermediária	Irritação de pele nenor que a de compostos de iodo; apresenta efeito residual; aceitabilidade variável.
Triclosan	+++	++	+	–	+++	Intermediária	Aceitabilidade variável para as mãos.

+++ *excelente*
++ *bom*
+ *regular*
– *nenhuma atividade antimicrobiana ou insuficiente.*

Capítulo 11
Vestimentas de Trabalho e EPIs para os Profissionais de Saúde

"A saúde é conservada pelo conhecimento e observação do próprio corpo."

Cícero (106 a.C-43 a.C.), orador, escritor e político romano

1. Jaleco

A NR-32 exige que todo trabalhador com possibilidade de exposição a agentes biológicos utilize vestimenta de trabalho adequada e em condições de conforto, fornecida pelo empregador sem ônus para o empregado.

A vestimenta de trabalho nada mais é do que uma roupa que proporcione proteção ao profissional e a suas próprias roupas. A vestimenta mais comum é o jaleco, recomendado por instituições de referência internacional, como a OMS e o *Centers for Disease Control and Prevention* (CDC).

O jaleco proporciona uma barreira de proteção, reduzindo as chances de transmissão de micro-organismos. Previne a contaminação das roupas dos profissionais de saúde e protege a pele da exposição a sangue e fluidos corpóreos, salpicos e derramamentos de material infectado. Para uma proteção adequada, deve permanecer fechado, abotoado.

Deve ter as seguintes características:

• ser de uso individual;

• possuir mangas longas (as mangas não devem ser arregaçadas para não expor a pele);

• comprimento abaixo dos joelhos;

• quando descartável, ser resistente e impermeável.

Deve ser usado apenas nas áreas de trabalho, nunca em refeitórios, escritórios, bibliotecas, ônibus e em outros locais públicos.

A guarda será em local adequado, nunca em armários onde ficam objetos pessoais, acondicionado em saco impermeável. Será trocado, quando contaminado e/ou sujo, e lavado — com descontaminação prévia — sempre que necessário ou, no mínimo, duas vezes por semana.

Um tecido que contenha 33% de algodão e 67% de poliéster é o mais adequado para a confecção do jaleco. Suas vantagens são as seguintes: é leve, permite boa ventilação e absorção de suor (à medida que se aumenta o percentual de fibras na composição do tecido, diminui o conforto pela menor absorção do suor), não se desgasta facilmente, não descora e não propicia a adesão de micro-organismos.

2. Gorro

Protege os cabelos da contaminação por aerossóis e de respingos de sangue e outros fluidos corpóreos, impedindo que o profissional leve para outros locais os micro-organismos que os colonizarem. Deve recobrir todo o cabelo e orelhas e ser descartável (em lixo contaminado) e de uso único.

3. Luvas

Podem ser feitas de látex ou materiais sintéticos. As de látex proporcionam maior proteção, porém podem provocar alergia; são mais resistentes que as de vinil. As sintéticas são de maior custo. Quando feitas de vinil, têm um bom nível de proteção, mas as de polietileno devem ser evitadas pela sua fragilidade e permeabilidade.

Luvas de procedimento

Usar quando em contato com sangue, fluido corpóreo, mucosa e pele não íntegra, bem como na manipulação de qualquer material biológico, produtos químicos, no fechamento de sacos plásticos de resíduos hospitalares e no manuseio de objetos ou superfícies sujas com sangue e outros fluidos.

As luvas devem ser trocadas após contato com materiais que possam conter maior concentração de micro-organismos, como matéria fecal ou de drenagem, e entre um procedimento e outro com o mesmo paciente.

Não se deve tocar em maçanetas, puxadores de armário, botões etc. e atender telefone com as mãos enluvadas.

Luvas estéreis

Serão utilizadas para proteção do paciente, em procedimentos invasivos e assépticos, e do profissional de saúde. Devem ser descartáveis, calçadas imediatamente antes do procedimento de risco, removidas tão logo a atividade seja completada e trocadas ao atender outro paciente ou realizar outro procedimento no mesmo paciente.

As luvas, não importando seu tipo, devem ser desprezadas no lixo hospitalar (saco branco leitoso, conforme NBR 9191 da ABNT) como lixo ou material infectante, e grandes o bastante para serem calçadas com facilidade, mas pequenas o suficiente para não ficarem folgadas.

Remover as luvas prontamente ao término da atividade ou procedimento, deixar o ambiente do paciente e lavar as mãos imediatamente com água, sabão e antisséptico, se necessário.

4. Respiradores PFF2[51]

Devem ser usados no atendimento a paciente em isolamento devido a doenças de transmissão por *aerossóis*, como tuberculose pulmonar bacilífera — suspeita ou confirmada —, varicela e sarampo.

Escolher aqueles que apresentem eficiência de filtração bacteriológica superior a 99% e resistência à projeção de fluidos biológicos.

O respirador pode ser reutilizado pelo mesmo usuário enquanto permanecer em boas condições de uso (com boa vedação e tirantes elásticos íntegros) e não estiver sujo ou contaminado por fluidos corpóreos. Portanto, deve ser descartado quando se encontrar danificado ou contaminado por sangue ou fluidos corpóreos (e também quando a respiração do usuário tornar-se difícil). Não é recomendado o reuso em caso de enfermidades transmitidas também por contato.

A guarda deve ser em embalagem individual, não hermética, para permitir a saída da umidade (por exemplo, embalagem plástica perfurada). Não é recomendável o uso de embalagem de papel ou de outro material que absorva umidade ou sirva de substrato para a proliferação de micro-organismos.

Para se ter certeza de que foi selecionado o tamanho e o formato adequados ao rosto de cada profissional, é necessário fazer o ensaio de vedação facial. Este deve ser repetido anualmente, e refeito toda vez que houver mudança de modelo e/ou tamanho do respirador. A proteção fica reduzida se o usuário tiver barba ou bigode.

As máscaras cirúrgicas, descartáveis, não têm CA — portanto, não são consideradas EPI —, mas devem ser usadas quando houver risco de contaminação da face com sangue, fluidos corpóreos, secreções e excretas, durante procedimentos invasivos e como parte de precauções para *gotículas* (uso pelo profissional de saúde ao atender pacientes com infecções transmitidas por esse meio, como meningites bacterianas, coqueluche, difteria, caxumba e influenza). Também estão indicadas para pacientes, quando fora do quarto privativo, que apresentem tosse persistente devida a infecções transmitidas por aerossóis ou gotículas, evitando a contaminação do ambiente e dos profissionais de saúde.

5. Óculos de segurança

Protegem os olhos durante a realização de procedimentos em que haja possibilidade de respingo de sangue e outros fluidos corpóreos.

Escolher aqueles que ofereçam proteção contra respingos de qualquer direção (não apenas em direção frontal). Fabricados com material rígido, devem possuir lentes incolores.

Podem ser utilizados por tempo indeterminado, sendo substituídos caso estejam danificados ou arranhados.

(51) Para proteção contra aerossóis contendo agentes biológicos, a PFF deve ter uma aprovação mínima como PFF2. A máscara (ou respirador) PFF2 equivale àquela conhecida como N95 entre os norte-americanos.

A limpeza e desinfecção são feitas com água, sabão e hipoclorito de sódio; não usar álcool a 70%.

Em determinadas situações, em que houver possibilidade de respingos de sangue em maior volume, os óculos serão substituídos por protetores faciais.

6. Calçados

Devem ser sapatos fechados, feitos de couro ou de outro material impermeável.

7. Botas

Indicadas para proteção dos pés durante os procedimentos de higienização e limpeza e em locais úmidos ou com quantidade significativa de material infectante. Devem ser submetidas diariamente a limpeza — com água e sabão — e desinfecção — com hipoclorito de sódio 1%; após o emprego deste, enxaguar abundantemente para retirar qualquer resíduo do produto.

O quadro a seguir, encontrado no "Manual de condutas: exposição ocupacional a materiais biológicos: Hepatite B e HIV", publicado pelo Ministério da Saúde, citado na bibliografia, é útil para consulta rápida. Em qualquer situação, o profissional deverá estar com o jaleco.

Procedimento	Lavar as mãos	Luvas	Capote (avental)	Máscara e Óculos de Proteção
Exame do paciente sem contato com sangue, fluidos corporais, mucosas ou pele não íntegra.	X	—	—	—
Exame do paciente, incluindo contato com sangue, fluidos corporais, mucosas ou pele não íntegra.	X	X	*	—
Coleta de exames de sangue, urina e fezes	X	X	—	—
Realização de curativos	X	X	*	**
Administração de medicamentos por via parenteral	X	X	—	**
Punção ou dissecção venosa profunda e outros procedimentos invasivos	X	X	X	X
Aspiração de vias aéreas, entubação traqueal, endoscopia e broncoscopia	X	X	X	X
Procedimento que possibilite respingos de sangue ou outros fluidos biológicos	X	X	X	X

(*) A utilização de aventais está indicada durante os procedimentos com possibilidade de contato com material biológico, como na realização de curativos de grande porte em que haja maior risco de exposição do profissional, como grandes feridas cirúrgicas, queimaduras graves e escaras de decúbito.

(**) O uso de óculos de proteção está recomendado somente durante os procedimentos em que haja possibilidade de respingo, ou para aplicação de medicamentos quimioterápicos.

Referências Bibliográficas

AGÊNCIA NACIONAL DE VIGILÂNCIA SANITÁRIA. *Cartilha de proteção respiratória contra agentes biológicos para trabalhadores de saúde.* Disponível em: <http://www.anvisa.gov.br/divulga/public/cartilha_mascara.pdf> Acesso em: 22 set. 2010.

________. *Portaria/MS/SVS n.453, de 01 de junho de 1998.* Disponível em: <http://www.anvisa.gov.br/legis/portarias/453_98.htm> Acesso em: 22 set. 2010.

________. *Unidade de controle de infecção. Manual de Lavanderia em Serviços de Saúde.* Brasília: Anvisa, 2002.

ASSOCIAÇÃO BRASILEIRA DAS EMPRESAS DE REFEIÇÕES COLETIVAS. *Recomendações para uso de uniformes (jalecos, tocas, aventais), luvas, máscaras etc., em serviço de alimentação.* Disponível em: <http://pt.scribd.com/doc/7335148/Uso-de-EPIs--Industria-Alimenticia> Acesso em: 22 set. 2010.

ASSOCIAÇÃO PAULISTA DE ESTUDOS E CONTROLE DE INFECÇÃO HOSPITALAR. Precauções: Isolamento e saúde ocupacional em neonatologia. In: ________. *Diagnóstico e prevenção de infecção hospitalar em neonatologia.* São Paulo, 2001. p. 81-87.

BRASIL. Fundação Jorge Duprat Figueiredo de Segurança e Medicina do Trabalho (FUNDACENTRO). *NHO 01 — Norma de higiene ocupacional.* Procedimento Técnico — Avaliação da exposição ocupacional ao ruído. Disponível em: <http://www.fundacentro.gov.br/conteudo.asp?D=CTN&C=1188&menuAberto=196> Acesso em: 25 jan. 2010.

________. *NHO 05 — Norma de higiene ocupacional.* Procedimento técnico — avaliação da exposição ocupacional aos raios X nos serviços de radiologia. Disponível em: <http//www. fundacentro.gov.br/conteudo.asp?D=CTN&C=1191&menuAberto=196> Acesso em: 25 jan. 2010.

________. *NHO 06 — Norma de higiene ocupacional.* Procedimento técnico — avaliação da exposição ocupacional ao calor. Disponível em: <http//www. fundacentro.gov.br/conteudo.asp?D=CTN&C=1191&menuAberto=196> Acesso em: 25 jan. 2010.

BRASIL. Ministério da Saúde. *Doenças relacionadas ao trabalho:* manual de procedimentos para os serviços de saúde. Brasília: Ministério da Saúde do Brasil, 2001.

________. *Manual de condutas:* exposição ocupacional a materiais biológicos: Hepatite B e HIV. Brasília: Editora do Ministério da Saúde, 1999.

________. *Manual dos centros de referência de imunobiológicos especiais.* Brasília: Ministério da Saúde do Brasil, 2001.

________. *Manual de vigilância epidemiológica dos eventos adversos após vacinação.* Brasília: Fundação Nacional de Saúde, 1998.

________. *Normas para projetos físicos de estabelecimentos assistenciais de saúde.* Portaria n. 1.884/94. Brasília: Secretaria de Assistência à Saúde, 1994.

______. *Orientações gerais para a Central de Esterilização.* Brasília: Ministério da Saúde do Brasil, 2001.

______. *Tuberculose: A situação da doença no Brasil.* Disponível em: <http://portal.saude.gov.br/portal/saude/profissional/visualizar_texto.cfm?idtxt=31115> Acesso em: 20 set. 2010.

BRASIL. Ministério da Saúde. Agência Nacional de Vigilância Sanitária. *Higienização das mãos em serviços de saúde.* Brasília: Anvisa, 2007.

BRASIL. Ministério da Saúde. Coordenação de Controle de Infecção Hospitalar. *Processamento de artigos e superfícies em estabelecimentos de saúde.* 2. ed. Brasília,1994.

BRASIL. Ministério da Saúde. Secretaria de Atenção à Saúde. Departamento de Ações Programáticas Estratégicas. *Exposição a materiais biológicos.* Brasília: Editora do Ministério da Saúde, 2006.

BRASIL. Ministério da Saúde. Secretaria de Ciência, Tecnologia e Insumos Estratégicos. Departamento do Complexo Industrial e Inovação em Saúde. *Classificação de risco dos agentes biológicos.* 2. ed. Brasília : Editora do Ministério da Saúde, 2010.

BRASIL. Ministério da Saúde. Secretaria de Vigilância em Saúde. Departamento de Vigilância Epidemiológica. *Doenças infecciosas e parasitárias:* guia de bolso. 7. ed. rev. Brasília: Ministério da Saúde, 2008.

______. *Guia de vigilância epidemiológica.* 6. ed. Brasília: Ministério da Saúde, 2005.

______. *Manual de recomendações para o controle da tuberculose no Brasil.* Brasília: Ministério da Saúde do Brasil, 2010.

BRASIL. Ministério da Saúde. Secretaria de Vigilância Sanitária. *Portaria n. 453, de 1º de junho de 1998.* DOU. 2.6.1998.

______. *Portaria 326, de 30 de julho de 1997.* Boas práticas de fabricação de alimentos. DOU 31.7.1997.

BRASIL. Ministério do Trabalho. *Portaria n. 5, de 29 de dezembro de 1994.* Disponível em: <http://www.mte.gov.br/legislacao/portarias/1994/p_19941229_25.pdf> Acesso em: 16 jan. 2010.

______. *Norma Regulamentadora n. 7:* nota técnica. Brasília: Ministério do Trabalho, 1996.

______. *NR-7 – Programa de Controle Médico de Saúde Ocupacional.* Disponível em: <http://portal.mte.gov.br/data/files/FF8080812BE914E6012BEF188AA9248D/nr_07_at.pdf> Acesso em: 22 set. 2010.

______. *NR-9 – Programa de Prevenção de Riscos Ambientais.* Disponível em: < http://portal.mte.gov.br/data/files/FF8080812BE914E6012BEF188AA9248D/nr_07_at.pdf> Acesso em: 22 set. 2010.

______. *NR-32 – Segurança e Saúde no Trabalho em Serviços de* Saúde. Disponível em: <http://portal.mte.gov.br/data/files/FF8080812BE914E6012BF2FD109A73CC/nr_32.pdf> Acesso em: 22 set. 2010.

BURGESS, W. A. Identificação de possíveis riscos à saúde do trabalhador nos diversos processos industriais. Trad. Ricardo Maurício Soares Baptista. Belo Horizonte: Ergo, 1997.

CALLEGARI-ACQUES, S. M. *Bioestatística:* princípios e aplicações. Porto Alegre: Artmed, 2003.

CENTERS FOR DISEASE CONTROL AND PREVENTION — CDC. *Biosafety in microbiological and biomedical laboratories.* 4th. ed. Atlanta, U.S. Department of Health and Human Services: 1999. Disponível em: <http://www.cdc.gov/biosafety/publications/bmbl5/BMBL.pdf> Acesso em: 22 set. 2010.

CLEMENTE, W. T. (Coord). *Diretrizes para uso de antimicrobianos e prevenção de infecções hospitalares.* Belo Horizonte: Hospital das Clínicas/UFMG, 2005.

COMISSÃO DE TUBERCULOSE DA SOCIEDADE BRASILEIRA DE PNEUMOLOGIA E TISIOLOGIA. Grupo de Trabalho das Diretrizes para Tuberculose. III Diretrizes para tuberculose. *J. Bras. Pneumol.* 2009;35(10):1018-1048.

COMISSÃO NACIONAL DE ENERGIA NUCLEAR. *Diretrizes básicas de proteção radiológica.* Disponível em: <http://www.cnen.gov.br/seguranca/normas/pdf/pr301_09.pdf> Acesso em: 22 set. 2010.

COUTO, H. A. *Ergonomia aplicada ao trabalho:* manual técnico da máquina humana. Belo Horizonte: Ergo, 1995.

COUTO, R. C. PEDROSA, T. M. G. *Guia prático de controle de infecção hospitalar.* 2. ed. Rio de Janeiro: Guanabara Koogan, 2004.

FATURETO, A. M.; FUDOLI, J. U.; GÁRIOS, M. G. *Manual técnico do PPRA:* Programa de Prevenção de Riscos Ambientais. Belo Horizonte, 1996.

GONÇALES, N. S. L.; GONÇALES JR., F. L. Diagnóstico laboratorial. In: *II Consenso da Sociedade Paulista de Infectologia para Manuseio e Terapia da Hepatite C.* São Paulo: 2004, p. 27-29.

GONÇALVES, E. A. *Segurança e medicina do trabalho em 1.200 perguntas e respostas.* 3. ed. ampl., rev. e atual. São Paulo: LTr, 2000.

GRAHAM, A. J. A. *et al. Controle da infecção hospitalar:* manual prático. Trad. Valéria Biancalana Matucci. 4. ed. Rio de Janeiro: Revinter, 2004.

LEAVELL, H. R.; CLARK, E. G. *Preventive medicine for the doctor in his community:* an epidemiological approach. 3th ed. New York: MacGraw-Hill, 1965.

LEVY, B. S.; WEGMAN, D. H. *Occupational health:* recognizing and preventing work-related disease and injury. 4th ed. Philadelphia: Lippincott Williams & Wilkins, 2000.

MENDES, R. *Patologia do trabalho.* Rio de Janeiro: Atheneu, 2003. 2 v.

MICHEL, O. R. *Toxicologia ocupacional.* Rio de Janeiro: Revinter, 2000.

NIOSH. *Occupational exposure sampling strategy manual.* Disponível em: <http://www.cdc.gov/niosh/docs/77-173/pdfs/77-173.pdf> Acesso em: 25 ago. 2010.

OPPERMANN, C. M. *Manual de biossegurança para serviços de saúde.* Prefeitura Municipal de Porto Alegre, 2003.

ORGANIZAÇÃO INTERNACIONAL DO TRABALHO. Enciclopedia de salud y seguridad en el trabajo. Disponível em: <http://www.insht.es/portal/site/Insht/menuitem.1f1a3bc79-ab34c578c2e8884060961ca/?vgnextoid=a981ceffc39a5110VgnVCM100000dc0ca8c0RCRD&vgnextchannel=9f164a7f8a651110VgnVCM100000dc0ca8c0RCRD> Acesso em: 14 jan. 2010.

PATNAIK, P. *Guia geral:* propriedades nocivas das substâncias químicas. Trad. Ricardo Maurício Soares Baptista. Belo Horizonte: Ergo, 2003. 2 v.

PEREIRA, A. D. *Tratado de segurança e saúde ocupacional:* aspectos técnicos jurídicos, volume II: comentários às normas NR-7 a NR-12. São Paulo: LTr, 2005.

POSSIBOM, W. L. P. *Nrs 7, 9 e 17:* métodos para elaboração dos programas. São Paulo: LTr, 2001.

RESENDE, M. R. *Risco em profissionais.* Disponível em: <http://www.riscobiologico.org/pagina_basica.asp?id_pagina=69> Acesso em: 14 jan. 2010.

SAAD, I. F. S. D.; GIAMPAOLI, E. *Programa de Prevenção de Riscos Ambientais — NR-9 comentada.* 6. ed. São Paulo: Associação Brasileira de Higienistas Ocupacionais, 2005.

SÃO PAULO. Secretaria Municipal de Saúde. *Risco biológico — biossegurança na saúde.* Disponível em: <http://www.prefeitura.sp.gov.br/cidade/secretarias/upload/saude/arquivos/enfermagem/protocolo_biosseguranca.pdf> Acesso em: 15 jan. 2010.

SÃO PAULO (Cidade). Secretaria da Saúde. *Risco biológico, biossegurança:* recomendações gerais. Secretaria da Saúde. Coordenadoria de Atenção Básica. Coordenação de Desenvolvimento de Programas e Políticas de Saúde — CODEPPS. Coordenação de Vigilância em Saúde — COVISA — São Paulo: SMS, 2007.

SOCIEDADE BRASILEIRA DE PEDIATRIA. *Vacina contra hepatite B.* In: Projeto diretrizes. v. III. São Paulo/Distrito Federal: Associação Médica Brasileira e Conselho Federal de Medicina, 2005. p. 439-443.

________. *Vacina dupla (DT ou dT).* In: Projeto diretrizes. v. III. São Paulo/Distrito Federal: Associação Médica Brasileira e Conselho Federal de Medicina, 2005. p. 411-417.

SOCIEDADE BRASILEIRA DE PNEUMOLOGIA E TISIOLOGIA. II Consenso Brasileiro de Tuberculose — Diretrizes Brasileiras para Tuberculose. *J. Bras. Pneumologia,* São Paulo, v. 30, Suplemento 1, jun. 2004.

TAVARES, W.; MARINHO, L. A. C. *Rotinas de diagnóstico e tratamento das doenças infecciosas e parasitárias.* São Paulo: Atheneu, 2005.

TORLONI, M. *Programa de Proteção Respiratória.* São Paulo: FUNDACENTRO, 2002.

TORRES, S.; LISBOA, T. C. *Gestão dos serviços de higiene, limpeza e lavanderia em estabelecimentos de saúde.* 3. ed. São Paulo: Sarvier, 2008.

UNICAMP. *Manual de normas e procedimentos técnicos para a prevenção e controle de infecções hospitalares.* 3. ed. Campinas: Centro de Assistência Integral à Saúde, 2003.

VERONESI, R., FOCACCIA, R. *Tratado de infectologia.* São Paulo: Atheneu, 1996.

Anexo A — Ficha Epidemiológica de Acidente de Trabalho com Exposição a Material Biológico

República Federativa do Brasil
Ministério da Saúde

SINAN
SISTEMA DE INFORMAÇÃO DE AGRAVOS DE NOTIFICAÇÃO
FICHA DE INVESTIGAÇÃO **ACIDENTE DE TRABALHO COM EXPOSIÇÃO A MATERIAL BIOLÓGICO**

Nº

Definição de caso: Acidentes envolvendo sangue e outros fluidos orgânicos ocorridos com os profissionais da área da saúde durante o desenvolvimento do seu trabalho, onde os mesmos estão expostos a materiais biológicos potencialmente contaminados.
Os ferimentos com agulhas e material perfurocortante em geral são considerados extremamente perigosos por serem potencialmente capazes de transmitir mais de 20 tipos de patógenos diferentes, sendo o vírus da imunodeficiência humana (HIV), o da hepatite B (HBV) e o da hepatite C (HCV) os agentes infecciosos mais comumente envolvidos.

Dados Gerais

1 Tipo de Notificação — 2 - Individual

2 Agravo/doença — ACIDENTE DE TRABALHO COM EXPOSIÇÃO A MATERIAL BIOLÓGICO — Código (CID10) Z20.9

3 Data do Notificação

4 UF

5 Município de Notificação — Código (IBGE)

6 Unidade de Saúde (ou outra fonte notificadora) — Código

7 Data do Acidente

Notificação Individual

8 Nome do Paciente

9 Data de Nascimento

10 (ou) Idade — 1 - Hora 2 - Dia 3 - Mês 4 - Ano

11 Sexo — M - Masculino F - Feminino I - Ignorado

12 Gestante — 1-1ºTrimestre 2-2ºTrimestre 3-3ºTrimestre 4- Idade gestacional Ignorada 5-Não 6- Não se aplica 9-Ignorado

13 Raça/Cor — 1-Branca 2-Preta 3-Amarela 4-Parda 5-Indígena 9- Ignorado

14 Escolaridade — 0-Analfabeto 1-1ª a 4ª série incompleta do EF (antigo primário ou 1º grau) 2-4ª série completa do EF (antigo primário ou 1º grau) 3-5ª à 8ª série incompleta do EF (antigo ginásio ou 1º grau) 4-Ensino fundamental completo (antigo ginásio ou 1º grau) 5-Ensino médio incompleto (antigo colegial ou 2º grau) 6-Ensino médio completo (antigo colegial ou 2º grau) 7-Educação superior incompleta 8-Educação superior completa 9-Ignorado 10- Não se aplica

15 Número do Cartão SUS

16 Nome da mãe

Dados de Residência

17 UF

18 Município de Residência — Código (IBGE)

19 Distrito

20 Bairro

21 Logradouro (rua, avenida,...) — Código

22 Número

23 Complemento (apto., casa, ...)

24 Geo campo 1

25 Geo campo 2

26 Ponto de Referência

27 CEP

28 (DDD) Telefone

29 Zona — 1 - Urbana 2 - Rural 3 - Periurbana 9 - Ignorado

30 País (se residente fora do Brasil)

Dados Complementares do Caso

Antecedentes Epidemiológicos

31 Ocupação

32 Situação no Mercado de Trabalho
01- Empregado registrado com carteira assinada
02 - Empregado não registrado
03- Autônomo/ conta própria
04- Servidor público estatutário
05 - Servidor público celetista
06- Aposentado
07- Desempregado
08 - Trabalho temporário
09 - Cooperativado
10- Trabalhador avulso
11- Empregador
12- Outros
99 - Ignorado

33 Tempo de Trabalho na Ocupação — 1 - Hora 2 - Dia 3 - Mês 4 - Ano

Dados da Empresa Contratante

34 Registro/ CNPJ ou CPF

35 Nome da Empresa ou Empregador

36 Atividade Econômica (CNAE)

37 UF

38 Município — Código (IBGE)

39 Distrito

40 Bairro

41 Endereço

42 Número

43 Ponto de Referência

44 (DDD) Telefone

45 O Empregador é Empresa Terceirizada — 1- Sim 2 - Não 3 - Não se aplica 9- Ignorado

Acidente de trabalho com exposição a material biológico — Sinan Net — SVS — 27/09/2005

(frente)

Acidente com material biológico

46 Tipo de Exposição
1- Sim 2- Não 9- Ignorado
Percutânea | Pele íntegra | Outros ________
Mucosa (oral/ ocular) | Pele não íntegra

47 Material orgânico
1-Sangue 2-Liquor 3-Líquido pleural 4-Líquido ascítico 9-Ignorado
5-Líquido amniótico 6-Fluido com sangue 7-Soro/plasma 8-Outros:________

48 Circunstância do Acidente
01 - Administ. de medicação endovenosa
02 - Administ. de medicação intramuscular
03 - Administ. de medicação subcutânea
04 - Administ. de medicação intradérmica
05 - Punção venosa/arterial para coleta de sangue
06 - Punção venosa/arterial não especificada
07 - Descarte inadequado de material perfurocortante em saco de lixo
08 - Descarte inadequado de material perfurocortante em bancada, cama, chão, etc...
09 - Lavanderia
10 - Lavagem de material
11 - Manipulação de caixa com material perfurocortante
12 - Procedimento cirúrgico
13 - Procedimento odontológico
14 - Procedimento laboratorial
15 - Dextro
16 - Reencape
98 - Outros
99 - Ignorado

49 Agente
1-Agulha com lúmen (luz) 2 - Agulha sem lúmen/maciça 3 - Intracath 4 - Vidros
5 - Lâmina/lanceta (qualquer tipo) 6 - Outros 9 - Ignorado

50 Uso de EPI (aceita mais de uma opção) 1- Sim 2 - Não 9 - Ignorado
LUVA | Avental | Óculos | Máscara | Proteção facial | Bota

51 Situação vacinal do acidentado em relação à hepatite B (3 doses)
1-Vacinado 2-Não vacinado 9-Ignorado

52 Resultados de exames do acidentado (no momento do acidente - data ZERO)
1-Positivo 2-Negativo 3-Inconclusivo 4-Não realizado 9-Ignorado
Anti-HIV | HbsAg | Anti-HBs | Anti-HCV

Dados do Paciente Fonte (no momento do acidente)

53 Paciente Fonte Conhecida?
1-Sim 2 - Não 9- Ignorado

54 Se sim, qual o resultado dos testes sorológicos?
1-Positivo 2-Negativo 3-Inconclusivo 4 - Não Realizado 9-Ignorado
Hbs Ag | Anti-HBc
Anti-HIV | Anti-HCV

55 Conduta no momento do acidente 1- Sim 2- Não 9- Ignorado
Sem indicação de quimioprofilaxia | AZT+3TC+Indinavir | Vacina contra hepatite B
Recusou quimioprofilaxia indicada | AZT+3TC+Nelfinavir | Outro Esquema de ARV Especifique________
AZT+3TC | Imunoglobulina humana contra hepatite B (HBIG)

Conclusão

56 Evolução do Caso
1-Alta com conversão sorológica (Especificar vírus:________) 2-Alta sem conversão sorológica 3-Alta paciente fonte negativo
4- Abandono 5- Óbito por acidente com exposição a material biológico 6- Óbito por Outra Causa 9- Ignorado

57 Se Óbito, Data

58 Foi emitida a Comunicação de Acidente do Trabalho
1-Sim 2 - Não 3- Não se aplica 9- Ignorado

Informações complementares e observações

Investigador

Município/Unidade de Saúde | Cód. da Unid. de Saúde
Nome | Função | Assinatura

Acidente de trabalho com exposição a material biológico | Sinan Net | SVS 27/09/2005